T0074356

Giovanni Maio (Hg.)

Vertrauen in der Medizin

Giovanni Maio (Hg.)

Vertrauen in der Medizin

Annäherungen an ein Grundphänomen
menschlicher Existenz

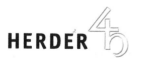

FREIBURG · BASEL · WIEN

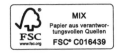

© Verlag Herder GmbH, Freiburg im Breisgau 2023
Alle Rechte vorbehalten
www.herder.de

Satz: Carsten Klein, Torgau
Herstellung: Hubert & Co. GmbH & Co. KG, Göttingen

Printed in Germany

ISBN Print 978-3-451-39457-7
ISBN E-Book (EPUB) 978-3-451-83010-5
ISBN E-Book (PDF) 978-3-451-83012-9

Inhalt

Vertrauen.
Wachstums- und Überlebensfaktor für Psyche und Körper

Joachim Bauer

Einleitung

Das Thema – »Vertrauen als Wachstums- und Überlebensfaktor für Psyche und Körper« – soll in drei Schritten angegangen werden. In einem ersten Schritt soll versucht werden, dem Phänomen des Vertrauens mit einigen allgemeinen, beschreibenden Betrachtungen näherzukommen. Da der Titel dieses Beitrages das Vertrauen mit dem Aspekt des Wachstums in Beziehung setzt, sollen im zweiten und dritten Teil der nachfolgenden Ausführungen die persönlichen Wachstumsmöglichkeiten angesprochen werden, die sich durch gegenseitiges Vertrauen auftun. Die Wachstumspotentiale des Vertrauens betreffen nicht nur die *äußeren* Verhältnisse, sondern auch die *innerpsychische* Situation der Beteiligten. Der zweite Teil dieses Beitrages soll sich daher mit den Veränderungen der inneren Situation befassen, die sich bei Menschen ereignen können, die sich vertrauensvoll aufeinander einlassen. Vertrauen kann das Selbst der Beteiligten in Bewegung bringen und verändern. In einem dritten Schritt soll der im zweiten Teil gewählte Ansatz weitergeführt werden. Ich möchte dort einen Blick auf den Beginn des Lebens und auf die Kindheit werfen und darlegen, dass das Vertrauen als Geburtshelfer und Wegbegleiter der Selbst-Entwicklung des Menschen bezeichnet werden kann.

1. Phänomenologie (beschreibende Betrachtung) des Vertrauens

Beim Vertrauen handelt es sich, allgemein gesprochen, um ein spezifisches, in sozialen Situationen im Allgemeinen und in zwischenmenschlichen Beziehungen im Besonderen anzutreffendes Verhältnis. Vertrauen kann sich nicht nur von einem zu einem anderen Menschen, sondern auch im Verhältnis zu Systemen entwickeln, zum Beispiel zum demokratischen Staat, zur Justiz, zur Stabilität des Geldwertes, zum Gesundheitssystem, zu den Bildungseinrichtungen eines Landes oder zur Verlässlichkeit der Informationsmedien. Vertrauen gegenüber Systemen wird nicht Thema meines Vortrages sein, obwohl Systeme – denken wir an die medizinische Versorgung oder an unsere Bildungseinrichtungen – für das Wachstum und Gedeihen des Menschen, im Falle des Gesundheitssystems auch für das Überleben große Relevanz haben. Vertrauen lässt sich differenzieren in reflexives (Risiken abwägendes), habituelles (gewohnheitsmäßiges) und »fungierendes« (persönliches, das eigene Selbst tangierendes) Vertrauen.[1] Zwischen diesen Spielarten des Vertrauens zu differenzieren macht Sinn, die drei Modi können jedoch ineinander übergehen oder miteinander kombiniert sein: Beim »fungierenden« Vertrauen, zum Beispiel in einer Liebesbeziehung, kann sich Habituation einstellen, ebenso wie – etwa im Falle auftretender Eifersucht – plötzlich auch Risikoabwägungen ins Spiel kommen können. Bei habituellem Vertrauen, etwa bei der Benutzung eines Busses des öffentlichen Nahverkehrs, können, je nach Fahrweise des Busfahrers, schlagartig Risikoabwägungen oder auch »fungierende« Elemente ins Spiel kommen. Die neuerdings von soziologischer

---

1 Endreß, M. (2015).

Seite zu hörende Behauptung, Niklas Luhmann habe in seinem klassischen Text zum Thema Vertrauen nur das reflexive, durch bewusste Risikoabwägungen gekennzeichnete Vertrauen abgehandelt, beruht, wie eine sorgfältige Lektüre seines Textes zeigt,[2] auf einem Irrtum. Die nachfolgende Betrachtung wird sich auf das interpersonelle Vertrauen beschränken, das sich zwischen – vorzugsweise zwei – Personen einstellen oder auch ausbleiben kann.

Wenn zwei Menschen miteinander zu tun haben, also in irgendeiner Weise Umgang miteinander pflegen, befinden sich beide, wenn ihr Verhältnis nicht in irgendeiner Weise geregelt ist, in einer prekären Situation. *Die Beteiligten spüren das auch dann, wenn ihnen dies nicht – oder nur ahnungsweise – bewusst ist.* Das untergründig Prekäre wird nicht nur dann deutlich, wenn wir, obwohl wir öffentliche Verkehrsmittel in der Regel sorglos benutzen, nachts an einer Bus-Haltestelle oder in der U-Bahn einem Fremden begegnen. Eine langjährig verheiratete Patientin hatte erlebt, dass sie bei einer mit ihrem Ehemann durchgeführten Gletschertour in eine Gletscherspalte stürzte und ihr Leben an der Sicherung durch ihren Ehemann hing. Dritte waren

---

2 Luhmann, N. (2014). Luhmann deckt hier nicht nur das reflexive, sondern auch das habituelle und das »fungierende« Vertrauen sehr wohl ab. Dies sei hier nur an zwei Beispielen – pars pro toto – veranschaulicht. Habituelles Vertrauen findet bei Luhmann Erwähnung: »Wer sich unbewaffnet unter Mitmenschen begibt, vertraut ihnen, ohne heutzutage ernstlich die Alternative zu erwägen, ein Schwert oder eine Pistole mit sich herumzuschleppen.« (Luhmann, N. (2014), 29) »Fungierendes« Vertrauen kommt ebenso zur Sprache: Luhmann spricht hier von der Möglichkeit, »dass das Vertrauensobjekt für die innere Struktur der Erlebnisverarbeitung eine unentbehrliche Funktion erfüllt und eine Erschütterung des Vertrauens sehr weitreichende Folgen für das Selbstvertrauen haben würde.« (Luhmann, N. (2014), 33) Der Irrtum, Luhmanns klassischer Text behandle nur das reflexive, kalkulierende Vertrauen, beruht vermutlich auch darauf, dass fälschlicherweise angenommen wird, Luhmann habe mit seinen expliziten Darlegungen zur Komplexitätsreduktion und Risikowahrnehmung nur bewusst vorgenommene, explizite Vertrauens-Interaktionen beschreiben wollen. Ein sorgfältiges Studium seines Textes zeigt, dass das nicht der Fall ist, sondern dass Luhmann davon ausgeht, dass die von ihm vorgenommenen Analysen auch (beziehungsweise weithin) implizit, unbewusst ablaufende Vorgänge beschreiben.

nicht anwesend. Die Ehe war, wie die meisten Ehen, nicht konflikt-
frei. Ihre Ausführungen zu diesem Ereignis ließen nicht nur erkennen, wie untergründig prekär jede zwischenmenschliche Beziehung
ist, sondern auch, wie »fungierendes« Vertrauen und Risikoabwä-
gung (im Falle der Patientin mit Blick auf künftige Touren) ineinander übergehen können. Der Grund für das nicht nur in solchen
Fällen, sondern grundsätzlich Prekäre an zwischenmenschlichen
Begegnungen ist nicht – wie Thomas Hobbes meinte – eine natürlich gegebene Bösartigkeit des Menschen. Nach übereinstimmender
Erkenntnis aller Experten der Sozialen Neurowissenschaften kann
davon keine Rede sein. Der an den Universitäten Mannheim und
Heidelberg tätige Andreas Meyer-Lindenberg, der weltweit zu den
renommiertesten Vertretern des Forschungsgebietes der Sozialen
Neurowissenschaften zählt, schrieb in einem Beitrag für die Zeitschrift »Science«: »Humans in general prefer prosocial, altruistic,
fair, and trusting behaviors, which have a genetic basis.«[3] Der tat-
sächliche Grund für das grundsätzlich Prekäre am zwischenmenschlichen Umgang ist also nicht, dass wir Mitmenschen regelhaft Böses
unterstellen müssten, sondern die *Freiheit* des anderen Menschen. Es
ist die Freiheit des Anderen, die jeden zwischenmenschlichen Umgang dann, wenn sie nicht in etwas eingebettet wäre, unberechenbar
machen würde. Dieses ›Etwas‹ ist das Vertrauen.

Vertrauen ist auf die Freiheit des anderen bezogen, wie Niklas Luhmann vor Jahren in seinem Klassiker über das Vertrauen
schrieb.[4] Vertrauen ist, rein deskriptiv formuliert, die Erwartung des

---

3 Meyer-Lindenberg, A. (2008), 779.
4 Vgl. Luhmann, N. (2014), 38: »Alle drei Strukturkomponenten der Vertrauensbeziehung […] bestätigen unsere Vermutung, daß es beim Vertrauen um die Reduktion von
   Komplexität geht, und zwar speziell um jene Komplexität, die durch die Freiheit des anderen Menschen in die Welt kommt.«

Vertrauenden, dass der Andere, als der Empfänger meines Vertrauens, seine Freiheit innerhalb einer von mir erwarteten Bandbreite handhaben wird. Diese Erwartung kann explizit und damit bewusst oder auch implizit und dann häufig zugleich unbewusst sein. Seine soziale Kontingenz, also seine Anhaftung an das erwartete zukünftige Verhalten eines anderen Menschen, unterscheidet das Vertrauen von der Hoffnung. Vertrauen ist einerseits mehr als Hoffnung. Andererseits kann Vertrauen der Person, die vertraut, aber auch nicht als »Gewissheitsäquivalent«[5] dienen, wie Luhmann das nannte. Vertrauen ist also immer mit einem (mehr oder weniger oder gar nicht bewusst wahrgenommenen) Risiko verbunden – nämlich mit dem Risiko des Vertrauensbruchs oder der Enttäuschung. Vertrauen ist ein Wagnis, es riskiert die Bestimmung des zukünftigen Geschehens innerhalb einer zwischenmenschlichen Beziehung. Insofern konstituiert Vertrauen ganz wesentlich das, was wir Beziehung nennen. Der Vertrauende geht (implizit / unbewusst oder explizit / bewusst) davon aus, dass sich das Handeln des anderen innerhalb einer Bandbreite abspielt, deren Grenzen durch die Erwartungen des Vertrauenden gesetzt werden. Ohne ein Minimum an Vertrauen könnten wir nicht nur keinen Schritt vor die Tür tun, nicht am Straßenverkehr teilnehmen, von einer nächtlichen Fahrt in einem öffentlichen Verkehrsmittel ganz zu schweigen. Wir könnten auch keine zwischenmenschlichen Beziehungen eingehen, seien sie geschäftlicher oder persönlicher Art.

Da das Vertrauen, wie schon gesagt, kein »Gewissheitsäquivalent« ist, ist es an implizit oder explizit unterstellte Voraussetzungen auf Seiten des Vertrauens-Empfängers gebunden, die wir uns etwas näher anschauen sollten. Eine erste, unverzichtbare Voraus-

---

5 Luhmann, N. (2014), 15.

setzung für die Vergabe von Vertrauen ist, dass sich der Vertrauende mit dem Empfänger oder den Empfängern seines Vertrauens in einer gemeinsamen Wirklichkeit weiß. Dies besagt, dass beide, Vertrauen gebende und Vertrauen empfangende Menschen, die Welt in ähnlicher Weise erleben und sich in einem Konsens darüber befinden, welche Handlungsweisen Sinn machen und welche nicht. Dass das Fehlen eines Konsenses über Wahrheit, Sinn und Werte Vertrauen erschweren kann, zeigen die Schwierigkeiten, die bei interkulturellen Begegnungen auftreten können, wobei sich diese, da wir alle Menschen sind, durchaus auch überwinden lassen. Ein nicht überwindbares Hindernis für die Entwicklung von Vertrauen sind völlig andere Welten, in denen sich zum Beispiel ideologisch verblendete oder fanatisierte Menschen befinden. Auch gegenüber Patienten, die von einer antisozialen Persönlichkeitsstörung oder einer akuten Psychose betroffen sind, kann kein Vertrauen entstehen. »Dem Chaos kann man nicht vertrauen«,[6] wie es Luhmann lakonisch formulierte. Vertrauen kann nur dort geschenkt werden, wo belastbare Anhaltspunkte dafür vorliegen, dass mein Gegenüber mit den Möglichkeiten, die sich ihm durch mein Vertrauen eröffnen, sich mir und anderen gegenüber verantwortungsvoll verhält. Mein Gegenüber muss sich einer gemeinsamen sittlichen Verantwortung verpflichtet wissen. Eine solche Abschätzung lässt sich nur vornehmen, wenn der Vertrauende Erfahrungen mit der Person des Vertrauensempfängers gemacht hat. Stellvertretend für eine solche Erfahrung durch mich selbst kann in besonderen Fällen auch die Erfahrung einer dritten Person sein, der ich vertraue und die mir die Vertrauenswürdigkeit meines Gegenübers stellvertretend garantiert.

---

6 Luhmann, N. (2014), 47.

Zu einer ersten Annäherung an das Phänomen des Vertrauens, wie ich sie hier zu unternehmen versuche, gehört die Erwähnung einer bedeutsamen praktischen Konsequenz des Vertrauens. Indem die Vertrauen schenkende Person ihrem Gegenüber vertraut, macht sie ihr das Angebot einer bestimmten gemeinsamen Zukunft. Während Vertrauen also einerseits den »Absprung in eine immerhin begrenzte und strukturierte Ungewißheit«[7] bedeutet, um noch einmal Luhmann zu zitieren, erschließt Vertrauen andererseits für beide Seiten gewaltige Handlungsmöglichkeiten. Ein solcher Zuwachs an Handlungsmöglichkeiten ergibt sich nicht nur daraus, dass die Vertrauenspartner unmittelbar miteinander kooperieren, sondern auch dadurch, dass das Vertrauen beiden Seiten – unabhängig voneinander – neue Freiräume und Möglichkeiten der persönlichen Entwicklung erschließt. Wie das? Indem man sich vertraut, erspart sich die vertrauende Person die Notwendigkeit, zur Sicherstellung eines erwartbaren Ablaufs der Dinge den Anderen engmaschig kontrollieren oder ständig die eigene Macht spüren lassen zu müssen. Auch für die Person, der Vertrauen geschenkt wurde, eröffnen sich neue Freiräume, die es ihr zum Beispiel ermöglichen, je nach Vermögen ihre Kreativität einzubringen und dabei die an sie gerichteten Erwartungen möglicherweise sogar zu übertreffen. *Vertrauen ermöglicht also Wachstum.*

Ungeachtet seiner positiven Aspekte bleibt Vertrauen – vor allem für den Vertrauenden, oft aber durchaus für beide Beteiligte – mit einem Risiko behaftet, unabhängig davon, ob dieses Risiko bewusst-reflektiert oder implizit-unreflektiert eingegangen wird. Enttäuschtes oder gebrochenes Vertrauen kann erhebliche Schäden zur Folge haben, nicht nur äußere, sozusagen praktische Schäden, sondern

---

7 Luhmann, N. (2014), 40.

auch die Psyche der beteiligten Personen betreffende innere Schäden – ein Aspekt, auf den im zweiten Teil meiner Ausführungen eingegangen werden soll. Zur Minimierung oder Vermeidung dieser Schäden muss die vertrauende Person ihre Risikobereitschaft unter Kontrolle halten. »Der Vertrauende muß sich einen Rest von Mißtrauen bewahren [...]«,[8] um nochmals Luhmann zu bemühen. »Das Vertrauen in Systeme als Ganzes kann, [...] entscheidend davon abhängen, daß an kritischen Stellen das Vertrauen unterbrochen und Mißtrauen eingeschaltet wird.«[9] Dieses Diktum gilt sowohl für das reflexive als auch für das habituelle und nicht weniger auch für das »fungierende« Vertrauen. Welches Unheil und welche geradezu immensen äußeren Schäden sich aus unkritischem Vertrauen ergeben können, ist in der internationalen Politik zu besichtigen.[10] Dass einige Akteure in den Jahren vor Beginn des Ukraine-Krieges unkritischer waren als andere, mag durchaus sein. Der Jagdeifer, mit dem sich alle politisch Beteiligten nach Beginn dieses Krieges aber nachträglich gegenseitig die Schuld für die zu große Vertrauensseligkeit gegenüber Russland zuzuschieben versuch(t)en, zeigt vor allem eines: nämlich wie unerträglich sich enttäuschtes Vertrauen anfühlen kann und wie furchtbar die faktischen Folgen sein können.

2. Zur inneren Situation der Vertrauenspartner

Wie eingangs angekündigt, soll sich der zweite Teil dieses Beitrages mit den Veränderungen der inneren Situation von Menschen be-

---

8 Luhmann, N. (2014), 125.
9 Luhmann, N. (2014), 124.
10 Als dieser Text verfasst wurde, war der von Russland in der Ukraine angezettelte Krieg gerade einige Wochen alt.

fassen, die sich vertrauensvoll aufeinander einlassen. In den Blick genommen werden sollen neben den persönlichen Wachstumsmöglichkeiten auch die Beschädigungen, die sich aus misslungenen Versuchen zu vertrauen ergeben können. Tatsächlich betrifft das Schenken und Empfangen von Vertrauen nicht nur die äußeren Umstände, in denen wir uns bewegen, und wirkt sich nicht nur auf diese aus. Damit wir uns auf einigermaßen sicherem Grund wissen, sollen hier einige neurowissenschaftliche Erkenntnisse ihren Platz finden, bevor wir uns dann anschauen, in welcher Beziehung das Vertrauen mit dem Inneren der Person, mit dem »Selbst« des Menschen steht. Der US-amerikanische Systembiologe Frank Krueger und der bereits erwähnte Andreas Meyer-Lindenberg haben die zahlreichen zum Thema Vertrauen vorliegenden neurowissenschaftlichen Einzelbefunde kürzlich in einem sogenannten neuro-psycho-ökonomischen Modell zusammengefasst.[11]

Am Zustandekommen von Vertrauen sind spezifische neurobiologische Strukturen beteiligt. Die Aktivierung der im Mittelhirn ansässigen neuronalen Belohnungssysteme belohnt den Menschen mit »Wohlfühl-Botenstoffen« (vor allem mit Dopamin). Dies geschieht vor allem dann, wenn gutes zwischenmenschliches Einvernehmen in Aussicht steht oder gegeben ist. Dies wiederum ist dann der Fall, wenn eine Person erlebt, dass ihr Vertrauen geschenkt wird, aber auch dann, wenn jemand die Voraussetzungen als gegeben ansieht, einem anderen Menschen Vertrauen zu schenken. Wenn Personen demgegenüber aber wahrnehmen müssen, dass ihnen nur geringes oder gar kein Vertrauen geschenkt wird, kommt es zu einer Aktivierung der vorderen Inselregion, die bei allen sozial aversiven Situationen ins Spiel kommt. Zu einer Aktivierung der Mandelker-

---

11 Krueger, F. / Meyer-Lindenberg, A. (2019).

ne – sie sind das neuronale Korrelat von Gefühlen der Angst und Aggression – kommt es im Zusammenhang mit Vertrauen dann, wenn das Vertrauensrisiko besonders hoch ist, aber auch dann, wenn ein Vertrauensbruch droht oder stattgefunden hat. Interessanterweise zeigen Menschen mit einer organischen Beschädigung der vorderen Inselregion oder der Angstsysteme eine pathologisch gesteigerte Vertrauensseligkeit.

Keine der genannten neurobiologischen Strukturen trifft eine Entscheidung, sie wirken lediglich an ihrem Zustandekommen mit. Als neuronaler Integrator dienen die sogenannten Selbst-Netzwerke, die ihren Sitz in der unteren und oberen Etage des Stirnhirns haben. Dort, im ventromedialen (»untere Etage«) sowie im dorsolateralen (»obere Etage«) Präfrontalen Cortex, befinden sich die neuronalen Korrelate des Selbstgefühls. Diese Netzwerke werden benutzt, wenn das Selbst eines Menschen die Entscheidung trifft, zu vertrauen oder nicht zu vertrauen. Das Selbst kommt nicht nur dann ins Spiel, wenn jemand Vertrauen schenkt, sondern auch bei denjenigen, denen vertraut wird – oder nicht vertraut wird. Um die Involvierung des Selbst näher zu betrachten, können wir die neuronalen Aspekte wieder verlassen und den Blick ganz auf die subjektive Seite des Erlebens richten.

Gelingende zwischenmenschliche Beziehungen sind ein neurobiologisch verankertes menschliches Grundbedürfnis. Ohne Vertrauen lässt sich dieses Bedürfnis nicht stillen. Zum Vertrauen gibt es auf Dauer daher keine vernünftige Alternative. Wer Vertrauen schenken will, dessen Verhalten muss vertrauensvoll sein und sich vertrauensvoll darstellen (diese Aussage meint hier nicht den Fall eines kalkulierenden oder täuschenden Vorgehens, obwohl auch ein solches selbstverständlich denkbar ist). Denken wir an die Situation zwischen Vorgesetzten und Mitarbeiterinnen und Mitarbeitern, zwischen guten Freundinnen oder Freunden, zwischen Eltern(teil) und Kind oder an die Beziehung zwischen Liebenden. Im Vorhinein angekündigte Kontrollen oder Sanktionen (mit Blick auf den Fall eines befürchteten Erweises fehlender Vertrauenswürdigkeit) können das Vertrauensverhältnis erheblich stören, ebenso aber auch eine im Vorhinein in Aussicht gestellte Belohnung für Vertrauenswürdigkeit. Aus Vertrauen würde dann ein reines Geschäft werden. Jede vertrauende Person wird also versuchen, einerseits wahrhaft vertrauensvoll zu sein und ihr Verhalten entsprechend darzustellen. Vernünftigerweise kann sie dessen ungeachtet aber nicht ganz darauf verzichten, die Vertrauenswürdigkeit ihres Gegenübers kritisch im Auge zu behalten. Beides muss vom Selbst der vertrauenden Person – oder, neurobiologisch betrachtet, vom neuronalen Integrator – gegeneinander abgewogen werden. Wenn ich *nach* einer solchen Abwägung nun also vertraue, vertraue ich nicht nur einem anderen Menschen, sondern immer auch der Urteilskraft meines Selbst! *Wenn eindeutige Indizien in der Folge erkennen lassen sollten, dass das geschenkte Vertrauen entweder von Anfang an ein Irrtum war, oder dass das Vertrauen nicht mehr aufrechterhalten werden kann, dann müsste man sich nicht nur eine Blamage oder einen eventuellen äußeren Schaden eingestehen. Weit schmerzhafter kann der angerichtete innere Schaden sein, nämlich eine Erschütterung des Selbst-Vertrauens und die gegenüber dem sozialen Umfeld empfundene Scham.*

Sich als vertrauende Person eine Fehleinschätzung eingestehen zu müssen, ist, weil sie den Kern des eigenen Selbst berührt, eine schmerzhafte Angelegenheit. Dies erklärt, warum man sich ein tatsächliches Scheitern des Vertrauens oft nur ungern oder gar nicht eingestehen möchte, und warum ein solches Eingeständnis oft hinausgezögert oder ganz verleugnet wird. Lässt man die Dinge, wie es nicht selten geschieht, dann einfach weiterlaufen, ohne Konsequenzen zu ziehen, dann vergrößert sich der äußere und innere Schaden weiter. Vertrauende befinden sich dann in einer Sackgasse der Verleugnung.

Das offene Eingeständnis, gescheitert zu sein, kann vom Vertrauenden als unerträgliche Schmach empfunden werden – vom Spott Dritter ganz zu schweigen. Eine Vertrauensbeziehung kann im Einzelfall – vor allem in sehr engen Beziehungen – eine noch tiefere Funktion haben: *Die Vertrauensbeziehung kann zu einem integralen Teil des Selbst der vertrauenden Person geworden sein, so dass ein Bruch des Vertrauens einen Zusammenbruch des Selbst nach sich ziehen kann. Umgekehrt kann eine blühende, sich bewährende Vertrauensbeziehung das Selbst einer Person, die Vertrauen schenkt, wachsen und erblühen lassen.*

Nachdem wir einige Dilemmasituationen von *Menschen, die Vertrauen schenken*, betrachtet haben, möchte ich jetzt einen Blick auf die innere Situation von *Personen richten, denen Vertrauen entgegengebracht wird*. Die Funktionsweise der neuronalen Belohnungssysteme richtet die Motivation des Menschen, wie schon erwähnt, auf gelingende zwischenmenschliche Beziehungen aus. Vertrauen angeboten zu bekommen, ist daher ein neurobiologisch verankertes Desiderat. Vertrauen kann aber bekanntlich nicht einfach verlangt werden. Eine erste grundlegende Voraussetzung, dass mir Vertrauen geschenkt wird, ist, dass ich mich anderen Menschen zeige, dass ich sozial ansprechbar bin und am sozialen Leben teilnehme. Sich zu zeigen – sich also sozial nicht zurückzuziehen oder zu verstecken – erfordert von Menschen, die sich nach dem Vertrauen anderer sehnen, eine eigene Vertrauens-Vorleistung. Bei dieser Vorleistung geht es darum, darauf zu vertrauen, dass die eigene Person bei anderen Menschen ein Mindestmaß von Akzeptanz findet. Wenn ungünstige Vorerfahrungen, auf die ich im dritten Teil meiner Ausführungen eingehen werde, es einem Menschen unmöglich machen, sich gegenüber anderen zu zeigen, verringert sich die Wahrscheinlichkeit, Vertrauen geschenkt zu bekommen. Zwischen der Angst, sich zu zeigen, und dem Mangel an erlebtem Vertrauen kann sich ein Teufelskreis entwickeln.

Gehen wir einmal davon aus, dass eine soziale Hemmung nicht vorliegt und sich ein Mensch seinen Mitmenschen zeigt. In diesem Falle ist jedes Handeln – implizit – immer auch eine Selbstdarstellung unter dem Gesichtspunkt der Vertrauenswürdigkeit. Dies ist uns in der Regel nicht bewusst. Es geht hier nicht darum, einen falschen Schein zu erzeugen und sich mit falschem Spiel Vertrauen zu erschleichen. Dies ist selbstverständlich möglich, ist hier aber nicht gemeint. Vielmehr sind Menschen implizit darum bemüht, von anderen als vertrauenswürdig wahrgenommen zu werden. Dies kann nur dann gelingen, wenn eine Person in der Lage ist, die Erwartungen anderer in sich wahrzunehmen und sie in das eigene Selbst einzubringen. Die Erwartungen signifikant Anderer gehen unmerklich in die eigene Selbstdarstellung ein, ohne dass dies bedeuten muss, die eigene Identität zu verbiegen. Es geht, dies sei nochmals betont, nicht um falschen Schein (Täuschungsversuche sind, wenn sie nicht sofort durchschaut werden, nicht nachhaltig und scheitern schnell): Die in das eigene Selbst eingelassenen Erwartungen anderer können ein transformierendes Potential entfalten, sie können das Selbst verändern.[12] Dies zeigt sich an der transformierenden Kraft des Zutrauens. Wenn wir einem jungen Menschen sagen: »Ich bin mir sicher, dass Dir dies oder jenes gelingt und dass Du in der Lage bist, dieses Vorhaben zum Gelingen zu bringen!«, dann kann dies sein Selbst verändern.

---

12 Bauer, J. (2019).

Zutrauen ist ein besonderer Aspekt des einer Person von anderen Menschen geschenkten Vertrauens. In diesem Sinne können die Erwartungen anderer Menschen eine Person wachsen lassen und zu einem Teil des eigenen Selbst werden. Dies wird dann auch in der Selbstdarstellung gegenüber anderen seinen legitimen Ausdruck finden. Vertrauen entgegengebracht zu bekommen, kann das Selbst eines Menschen also wachsen lassen. Der Einfluss, den das Zutrauen und Vertrauen auf den Vertrauensempfänger haben kann, hat allerdings eine Kehrseite, auf die bereits Niklas Luhmann hinwies: Geschenktes Vertrauen kann die hemmende Wirkung einer »Fessel«[13] entfalten. Die Fesselung kann durch die Verpflichtung zu Dankbarkeit begründet sein. Sie kann aber auch dadurch eintreten, dass der mit Vertrauen bedachte Mensch die Erwartung auf sich lasten spürt, dass er sich, um seine Verlässlichkeit nicht in Frage zu stellen, nun nicht mehr weiterentwickeln möge, sondern auf Dauer der bleiben möge, als der er im Moment der Beschenkung mit Vertrauen einst gesehen wurde.

Die bis hierher gemachten Ausführungen sollten aufzeigen, dass sich durch Vertrauen für beide Seiten, also sowohl für diejenigen, die vertrauen, als auch für die mit Vertrauen beschenkten Personen, Möglichkeiten eröffnen. Diese Möglichkeiten betreffen nicht nur die gewachsenen äußeren Handlungsoptionen, sondern schließen Veränderungen ein, die auf das Innere, auf das Selbst der Beteiligten zurückwirken. *Jemandem zu vertrauen, kann einen Menschen wachsen lassen und seiner Entwicklung dienen. Das Gleiche gilt für Personen, die mit Vertrauen beschenkt werden.* Im dritten Teil meiner Ausführungen möchte ich zeigen, dass die Wirkungen des Vertrauens über die bis hierher dargestellten noch hinausgehen, wenn wir die Rolle des Vertrauens in den ersten Lebensjahren betrachten.

---

13 Luhmann, N. (2014), 84.

3. Die Rolle des Vertrauens in den ersten Lebensjahren

Nirgendwo tritt uns die Alternative zwischen den Segnungen gegenseitigen Vertrauens einerseits und dem Alleingelassen-Sein, der sozialen Isolation und dem Horror der dadurch ausgelösten Angst so krass entgegen wie beim Säugling und beim heranwachsenden Kind. Die von mir bereits genannten neurobiologischen Teilkomponenten, vor allem die für Wohlbefinden sorgenden Motivationssysteme einerseits und die Angstsysteme andererseits, sind beim Säugling voll funktionstüchtig. Der Säugling ist ein fühlendes Wesen. Was ihm aber fehlt und erst in den ersten etwa drei Lebensjahren seine Funktion aufzunehmen beginnt, ist der neuronale Integrator. Säuglinge haben Gefühle, aber noch kein Selbst.[14] Die präfrontale Hirnregion, in der die Selbstnetzwerke im Laufe der ersten Lebensjahre ihren Platz einnehmen werden, ist zum Zeitpunkt der Geburt noch unreif. Mit allen Menschen teilen bereits Säuglinge jedoch das menschliche Grundbedürfnis, Verbundenheit und soziale Zugehörigkeit zu spüren. Da sich das Selbst erst noch formieren muss, dienen die bereits erwähnten neuronalen Subsysteme (Belohnungssystem, Angstsystem, Inselregion) als Adressaten und Antwortgeber dessen, was dem Säugling widerfährt. Vertrauen bedeutet, wie ich eingangs ausgeführt habe, die Erwartung, dass sich das Verhalten meines Gegenübers in einem bestimmten Korridor bewegt, so dass ich erwarten darf, vor unangenehmen Überraschungen oder vor Gefahren geschützt zu sein. Erinnern wir uns an einige der eingangs gemachten Feststellungen: Man kann nicht ohne jeden Anhaltspunkt, man kann nicht ohne jegliche Information vertrauen. Dies sollte im

---

14 Bauer, J. (2019).

Prinzip auch für das unbewusste, sich implizit entwickelnde Vertrauen des Säuglings gelten. Wie kann der Säugling implizit vertrauen
beziehungsweise vertrauen lernen? Wer gibt dem Säugling, der noch
kein Selbst besitzt, die Anhaltspunkte bzw. die notwendigen Informationen, dass er vertrauen kann? Die Antwort lautet: Es ist sein
eigener *Körper*, der ihn spüren lässt, ob Bezugspersonen so mit ihm
verfahren, dass es sich gut anfühlt. Wenn Letzteres der Fall ist, dann
kann und wird der Säugling lernen zu vertrauen.

Die wichtigsten Modi seiner Wahrnehmung sind für den Säugling körperliche Berührungen, die Stimme und der Blick. Zu Personen, die ihn liebevoll ansehen, ansprechen und berühren, während
sie zugleich seine körperlichen Bedürfnisse hinreichend zu deuten
und zu befriedigen wissen, entwickelt der Säugling das, was als Urvertrauen bezeichnet wird. Urvertrauen ist, im Gegensatz zu einem
in soziologischen Kreisen kursierenden Missverständnis,[15] nicht
angeboren, sondern das Ergebnis von gelingenden sozialen Interaktionen zwischen Säugling und Bezugsperson(en) in den ersten
Lebenswochen und -monaten. Angeboren ist die Fähigkeit und das
Bedürfnis des Säuglings, Urvertrauen zu entwickeln, nicht aber das
Urvertrauen selbst! Vernachlässigte oder traumatisierte Säuglinge
und Kleinkinder entwickeln kein Urvertrauen. Indem es seinen Bezugspersonen zu vertrauen lernt, entwickelt das Kind die Fähigkeit,
eine im Idealfall »sichere Bindung« zu fühlen. Diese wird das Kind
später befähigen, vertrauensvolle zwischenmenschliche Beziehung
einzugehen. Kinder, die in frühen Phasen ihrer Entwicklung kein
Vertrauen entwickeln konnten, entwickeln schwerwiegende Störungen. Jüngere Studien konnten spezifische Störungen des Vertrauens
als ein wesentliches Kennzeichen der Borderline-Persönlichkeits-

---

15 Liebsch, B. / Endreß, M., persönliche Mitteilung.

störung identifizieren (auf weitere wichtige Kennzeichen dieser Störung kann hier nicht eingegangen werden). Borderline-Störungen entwickeln sich meist als Folge kindlicher Traumatisierung. Erwachsene Patientinnen und Patienten zeigen eine Unfähigkeit, stabile zwischenmenschliche Beziehungen einzugehen. Eine im Wissenschaftsjournal »Science« publizierte Untersuchung fand heraus, dass die den Patienten früh im Leben widerfahrenen Erfahrungen auf die neuronalen Strukturen durchschlagen, die wir in Anspruch nehmen, wenn es auf die Fähigkeit ankommt zu vertrauen und die Vertrauenswürdigkeit unseres Gegenübers richtig einzuschätzen.[16]

Kehren wir zurück zur gesunden Entwicklung. Das Vertrauen zwischen Kind und Bezugsperson ist wechselseitig. Auch wenn es den Beteiligten in der Regel kaum oder gar nicht bewusst ist, ist mit der fürsorglichen Zuwendung zum Säugling und Kleinkind eine versteckte Erwartung verbunden, die jener Erwartung gleicht, die ins Spiel kommt, wenn Erwachsene einem anderen Menschen vertrauen. Das an den Säugling oder an das Kleinkind adressierte Vertrauen und die darin verborgenen Erwartungen sind auf die gedeihliche Entwicklung des Kindes gerichtet. *Diese Erwartungen öffnen dem Kind einen (vom Kind gefühlten) Möglichkeitsraum. Sie dürfen nichts Drängendes haben, es sollten zärtliche Erwartungen sein. Säuglinge und Kleinkinder brauchen solche liebevollen, in Vertrauen eingepackte Erwartungen, sie suchen geradezu danach.*[17]

Die Art, wie erwachsene Bezugspersonen zu Säuglingen und zu Kindern in Beziehung gehen, und die Resonanzen, die Säuglinge und Kleinkinder in Bezugspersonen auslösen, geben dem Kind zwei bedeutsame Auskünfte. Zum einen spürt das Kind an unserer Zu-

---

16 King-Casas, B. et al. (2008).
17 Siehe nochmals Bauer, J. (2019).

wendung, DASS es existiert. Ein nicht beachtetes Kind kann kein, jedenfalls kein stabiles Selbst-Gefühl entwickeln. Zum anderen gibt die Zuwendung der Bezugspersonen und das darin inkludierte Vertrauen dem Kind eine Auskunft, WER es ist, insbesondere welche Entwicklungsmöglichkeiten sich ihm auftun. Im Vertrauen versteckte liebevolle Erwartungen können das Kind wachsen lassen. Sie können – was vermieden werden sollte – das Kind natürlich auch unter Druck setzen oder einengen und in seiner Entwicklung behindern. Erinnern wir uns an den im zweiten Teil meiner Ausführungen gemachten Hinweis, dass Vertrauen die unerwünschte Wirkung einer Fesselung entfalten kann. Vertrauen darf den anderen, sei es ein Kind oder ein Erwachsener, nicht erdrücken oder überfordern. Die Angst davor darf aber – vor allem bei Kindern – nicht zu dem fatalen Fehler führen, an das Kind kein Vertrauen und keine liebevollen Erwartungen zu adressieren – ein Fehler, den sich einst die sogenannte antiautoritäre Erziehung geleistet hat. Vertrauen erfordert ein feines Gespür. *Für Kinder und Jugendliche ist Vertrauen ein unverzichtbarer Wachstumsfaktor.*

Schlussbemerkung

Vieles, was auszuführen noch wichtig gewesen wäre, wurde in diesem Beitrag bewusst ausgelassen. Welche Bedeutung spielt das Vertrauen für die Arzt-Patienten-Beziehung? Welche Folgen hat das Mitschwingen – oder das Fehlen – von Vertrauen bei der Mitteilung einer Diagnose für die Motivation eines Patienten, bei anstehenden Therapien mitzuwirken, vor allem aber, sich fortan um eine gesunde Lebensweise zu bemühen. Ein sehr gewichtiges aktuelles Problem, welches das Vertrauen berührt, ist das Eindringen von privaten Investoren in die medizinische Versorgung. Welchen Prioritäten folgen von privaten Investoren betriebene Kliniken? Was bedeutet dies für die Arbeit der dort dem Diktat der Gewinnmaximierung unterworfenen Ärztinnen und Ärzte, und welche Folgen hat dies für das Vertrauensverhältnis zwischen Patient und Arzt. Beunruhigend ist auch der seit einiger Zeit voll im Gang befindliche Aufkauf niedergelassener Praxen durch Investoren. Wie wird sich diese Entwicklung auf das Vertrauen auswirken, das Patientinnen und Patienten ihrer Ärztin oder ihrem Arzt im niedergelassenen Bereich entgegenbringen können?

Mir war es wichtig, mit meinem Beitrag eine phänomenologische Annährung an das Vertrauen zu wagen und die Potentiale darzustellen, welche dem Vertrauen mit Blick auf das persönliche Wachstum des Menschen zukommen. Menschen können sich ohne Vertrauen nicht entwickeln, nicht wachsen und letztlich auch nicht gesund bleiben.[18] Der hier vorgelegte Beitrag sollte deutlich machen, dass Vertrauen keine Schönwetterveranstaltung ist, sondern der ständigen kritischen Prüfung bedarf, ob hinreichende Voraussetzungen dafür vorliegen, Vertrauen zu schenken. Diese Voraussetzungen erst einmal zu schaffen, ist nicht weniger bedeutsam als die Fähigkeit, bei Vorliegen der notwendigen und hinreichenden Voraussetzungen dann tatsächlich auch vertrauen zu können. Wenn wir nicht lernen, die Voraussetzungen für Vertrauen zu schaffen und uns dann auch gegenseitig zu vertrauen, dann wird das Leben zu einer Qual. Global gesehen, stellt sich, wie uns die internationale Lage erkennen lässt, mit der Vertrauensfrage auch die Frage unseres Überlebens als Menschheit.

---

18 Bauer, J. (2021).

Literatur

Bauer, Joachim (2019): Wie wir werden, wer wir sind. Die Entstehung des menschlichen Selbst durch Resonanz. München: Karl Blessing.

Bauer, Joachim (2021): Das empathische Gen. Humanität, das Gute und die Bestimmung des Menschen. Freiburg / München: Herder.

Endreß, Martin (2015): Vertrauen. Bielefeld: Transcript.

King-Casas, Brooks et al. (2008): The Rupture and Repair of Cooperation in Borderline Personality Disorder. In: Science 321, 806–810.

Krueger, Frank / Meyer-Lindenberg, Andreas (2019): Toward A Model of Interpersonal Trust Drawn from Neuroscience, Psychology, and Economics. In: Trends in Neurosciences 42, 92–101.

Luhmann, Niklas (2014): Vertrauen. Ein Mechanismus der Reduktion sozialer Komplexität [1968]. Konstanz / München: UVK Verlagsgesellschaft.

Meyer-Lindenberg, Andreas (2008): Trust Me on This. In: Science 321, 778–780.

Wie kommt Vertrauen zustande?

Wilhelm Schmid

Da ich Philosoph bin, will ich mich gleich vorweg kritisch selbst fragen, ob ich als solcher zur Frage des Vertrauens etwas beizutragen habe. Gehört das nicht ins Feld der Psychologie, vor allem in die Unterabteilung Wirtschaftspsychologie? Sollte nicht auch die Politologie bereits im Grundstudium Kenntnisse dazu vermitteln? Möglicherweise, aber Philosophen verfügen über eine historische Erfahrung, die nicht zu verachten ist: Sie haben großes Vertrauen in die Wahrheit gesetzt, meist ihre eigene. Die Erfahrungen, die damit zu machen waren, haben dazu geführt, dass allzu forsche Behauptungen von Wahrheit nicht mehr sehr populär sind, weder in der Philosophie noch sonst wo. Eine Folgerung daraus ist, sich mehr in der Skepsis zu üben. Skepsis hat mit einem Mindestmaß an Misstrauen zu tun, doch dazu später mehr.

Erst einmal gilt alle Aufmerksamkeit dem verlorenen Vertrauen, beispielsweise bei Banken, die das Misstrauen ihrer Kunden beklagen, oder Pharmaunternehmen, die die Ablehnung von vertrauenswürdigen Insektenvernichtungsmitteln nicht verstehen. Auf dem alltäglichen umstrittenen Feld der Ernährung wissen viele nicht mehr, welchen Lebensmitteln überhaupt noch zu trauen ist. Im politischen Raum misstrauen viele junge Menschen allen, die den gravierenden Folgen der Klimaveränderung mit Nichtstun begegnen. Die Frage des Vertrauens berührt alle Bereiche des Lebens. Dass Vertrauen unverzichtbar ist, weiß jede und jeder. Dass ein allzu großes, ja blindes Vertrauen wesentlich am Entstehen von Vertrauenskrisen beteiligt ist, gestehen nicht alle sich ein. Es verhält sich eben nicht so einfach mit dem Vertrauen, das lehrt schon die alltägliche Erfahrung in menschlichen Beziehungen.

Die Beziehungen der Liebe, der Freundschaft und der Kollegialität leben vom Vertrauen. Wo ein Mindestmaß an Vertrauen möglich ist, kann es mehr Kooperation und viel Verlässlichkeit geben, die Kommunikation fällt leichter und aufwändige Kontrollen können entfallen. Das bringt für die Beteiligten größere Bewegungsspielräume und vielfältigere Möglichkeiten des Lebens. Wo hingegen nicht der kleinste Lichtblick an Vertrauen sich zeigt, wird das Leben schwer, der Bewegungsspielraum klein. Würde das um sich greifen, könnte sich jede bejahenswerte Form von Gemeinschaft und Gesellschaft auflösen. Eingeschlossen in ein Verlies, in dem jeder ständig vor jedem auf der Hut sein müsste, wären alle damit beschäftigt, sich wechselseitig zu verdächtigen, zu kontrollieren und zu verfolgen.

Wie eine Welt ohne jedes Vertrauen aussähe, ist bei dessen Irritation schon zu ahnen. Ich könnte keinen Bus, keinen Zug, kein Flugzeug mehr besteigen, denn ich müsste befürchten, nicht mehr zuverlässig ans Ziel gebracht zu werden. In der modernen Gesellschaft, deren kalte Funktionalität oft geschmäht wird, kann immerhin noch in relativ hohem Maße auf das zuverlässige Funktionieren von Menschen, Dingen und Systemen vertraut werden. Und doch kommt gerade dort, wo in einem solchen Maß auf Vertrauen gesetzt werden darf, auch dessen möglicher Verlust empfindlich ins Spiel, ausgelöst von der kleinsten Unstimmigkeit. Das Vertrauen scheint eine komplizierte Angelegenheit zu sein.

Was ist Vertrauen? Mich auf Andere, auf Dinge und Verhältnisse verlassen zu können. Darauf hoffen zu dürfen, dass vor allem die Macht, die Andere über mich ausüben können, nicht missbraucht wird, und dass mir und vertrauten Anderen nichts Schlimmes widerfährt, wenn aber doch, dass es gut zu bewältigen ist. Auf dieser Basis können Menschen sich in Beziehungen heikle und intime Dinge anvertrauen, ohne einen Missbrauch des Wissens darüber befürchten zu müssen. Aber kann ich auch einer »Abhördose« wie Alexa vertrauen?

Wem kann ich vertrauen und wem nicht? Diese Frage durchzieht das gesamte Leben, berührt sämtliche Bereiche und Ebenen des menschlichen Umgangs miteinander und bezieht sich auf Personen, Institutionen und Techniken. Sie betrifft Liebende und Freunde, Eltern und Kinder, Arbeitgeber und Arbeitnehmer, Manager und Mitarbeiter, Kollegen untereinander, Produzenten und Konsumenten, Bankberater und ihre Kunden, Ärzte und ihre Patienten, Kirchen und ihre Mitglieder, Parteien und ihre Wähler, Medien und ihre Nutzer, Staaten und ihre Bürger. Und aufs Neue stellt sich die Frage des Vertrauens bei Begegnungen und Informationen im virtuellen Raum.

Selbst dann, wenn grundsätzlich vertraut werden kann, verlangt die Frage nach weiterer Präzisierung: *In welcher Hinsicht kann ich vertrauen, in welcher nicht?* Denn auch der eigentlich verlässliche Mensch kann sich mit der Einhaltung von Terminen schwertun. Und wer im Fachlichen vertrauenswürdig ist, ist es nicht zwangsläufig auch im Privaten. Wer sich in einer Lebensphase als vertrauenswürdig erweist, ist es nicht unbedingt in einer anderen. Und so, wie in manchen Situationen die Offenheit vertrauenswürdig ist, ist es bei anderen Gelegenheiten eher die Verschwiegenheit.

Auffällig ist: Vertrauenswürdig wollen alle sein, in jeder Hinsicht. Offenkundig handelt es sich um einen besonderen Aspekt der allgemeinen Würde des Menschen, denn alle fühlen sich *gewürdigt*, wenn ihnen und der Sache, die sie vertreten, Vertrauen geschenkt wird, sowie *entwürdigt*, wenn nicht. Schon bei Kindern ist das so: »Du vertraust mir nicht!« So beklagen sie sich bei den Eltern, die nur mal nachsehen wollten, ob das Kind seine Hausaufgaben gemacht hat. Mangelndes Vertrauen macht unglücklich, denn es bringt eine fehlende Wertschätzung zum Ausdruck, zumindest wird es so verstanden. Vertrauen hingegen macht glücklich, denn es lässt einem Menschen die Wertschätzung zukommen, die er oder sie für angebracht hält. Noch besser, wenn das Vertrauen Ausdruck einer außerordentlichen Hochschätzung ist. Ein Verzicht auf Machtausübung kann damit verbunden sein, etwa einem Mitarbeiter zu vertrauen und seiner Freiheit und Eigenverantwortung Raum zu geben.

Das Vertrauen, das einem Menschen geschenkt wird, wirkt wie ein Muntermacher. Es stärkt dessen Vertrauen in sich selbst und seine Fähigkeiten ungemein. Er traut sich etwas zu und macht die Erfahrung, selbst etwas bewirken zu können. Das *passiv* erhaltene Vertrauen wird in ein *aktives*, eigenständiges umgewandelt und sorgt für einen Motivationsschub ersten Ranges. Es ermöglicht auch, sich Anderen zu öffnen, eigene Einstellungen zu überdenken, Probleme anzugehen und überhaupt große Anstrengungen auf sich zu nehmen, ausgestattet mit Kräften, die nicht mehr nur die eigenen sind. Sehr viel Mut, Zuversicht und Kreativität wird auf diese Weise frei. Das neu gewonnene Selbstvertrauen befördert wiederum das aktive Vertrauen gegenüber Anderen, das diesen nun als passiv erhaltenes zur Verfügung steht und deren Selbstvertrauen stärkt …, ein *Perpetuum mobile*.

Aber wie ist der Anfang dazu zu machen? Dass Menschen überhaupt vertrauen können, kommt auf verschiedenen Wegen zustande.

1. Durch *Widerspiegelung*. Vertrauen entsteht, wenn Menschen in sich das Vertrauen widerspiegeln, das sie bei Anderen wahrnehmen, vornehmlich bei Eltern, Geschwistern, Freunden, Idolen, auch Vorgesetzten und sonstigen Autoritäten. Möglich ist außerdem die Vorstellung von einem Vertrauen

Gottes, solange der Glaube an ihn nicht erschüttert ist. Aus Widerspiegelung geht das Grundvertrauen und viel gerühmte »Urvertrauen« hervor.

2. Durch *Erfahrung*. Ist mir nichts Schlimmes widerfahren oder konnte ich es, wenn doch, gut bewältigen, ist meine Zuversicht groß, dass dies auch weiterhin so bleiben wird. Erfahrung gibt auf der anderen Seite auch den Ausschlag dafür, dass Andere *mir* vertrauen, denn einem erfahrenen Menschen wird vieles zugetraut und anvertraut. Er kennt die Regelmäßigkeiten und Unregelmäßigkeiten des Lebens und der Dinge und weiß wahrscheinlich gut damit umzugehen.

3. Durch *Prüfung*. Zusätzlich oder ersatzweise zu diesen beiden Arten der Entstehung von Vertrauen kann ein Prozess der Prüfung in Gang gesetzt werden. Er dient dazu, über fragliche Menschen, Dinge und Verhältnisse Auskünfte einzuholen, Zeugnisse heranzuziehen, Gutachten erstellen zu lassen und im direkten Gespräch einen Eindruck zu gewinnen, ob vertraut werden kann.

4. Durch einen *Sprung*. Auch noch so penible Prüfungen bringen keine letzte Gewissheit über künftige Erfahrungen, sodass zuletzt nur der Sprung ins Vertrauen übrigbleibt. Er fällt leicht, wenn bisher schon gute Erfahrungen gemacht worden sind und der Mensch, um den es geht, sympathisch erscheint. Er fällt besonders leicht, wenn der Andere dem Selbst Zuwendung, Zuneigung, Interesse und Verständnis entgegenbringt, aber es ist nicht immer leicht zu erkennen, ob das echt ist. Möglich ist außer dem unwillkürlichen auch der *willentliche* Sprung ins Vertrauen, der so genannte Vertrauensvorschuss als Wette auf die Zukunft: »Jetzt vertraue ich einfach mal!« Ich *schenke* Vertrauen. Viele Beziehungen werden so begründet.

Anfänglich und immer von Neuem sind es Besonderheiten der Haltung und des Verhaltens eines Menschen, die Vertrauen erwecken: Der offene Blick, die verhaltene Gestik, die sonore Stimme, die sorgfältige Formulierung, das Zuhörenkönnen, das Eingehen auf Wünsche. Das Vertrauen wird größer durch Einfühlung, Anerkennung, Ermutigung, Bestärkung, die einem Menschen geschenkt werden. Es wächst auch, wenn ein Anderer mich um Hilfe bittet und sich mir anvertraut, oder durch seine eigene Hilfsbereitschaft. Dort kann ich vertrauen, wo eine Orientierung an Werten und die Konzentration auf eine Sache erkennbar ist, wo ein gutes Erinnerungsvermögen Verlässlichkeit verbürgt, und auch dort, wo die Nähe eines Menschen beruhigend wirkt und dessen Humor erwarten lässt, dass nichts Schlimmes droht.

Gemeinsamkeiten sind hilfreich: Demselben Geburtsjahrgang anzugehören, ähnliche Erfahrungen gemacht zu haben, dieselbe Musikrichtung zu mögen, gleiche Interessen zu hegen, mit den gleichen Schwierigkeiten befasst zu sein. Vertrauen wächst und gedeiht auf dem Boden sorgsam behandelter Beziehungen, die ihre Tragfähigkeit im Laufe der Zeit unter Beweis stellen. Es geht einher mit Gewohnheit, Selbstverständlichkeit, Verlässlichkeit, Beharrlichkeit, Berechenbarkeit, Wahrhaftigkeit, durchschaubaren Entscheidungsprozessen und einer Entsprechung von Worten und Taten, Behauptungen und Tatsachen. Wenn Regeln, Absprachen und Verabredungen eingehalten werden, nicht nur einmalig, sondern wiederholte Male, verfestigt sich Vertrauen. Wo aber auf keine Absprache Verlass ist, steht es in Frage. Auf dieser Basis kann Vertrauen zum Medium werden, das die Verhältnisse zwischen Menschen regelt und ihre persönliche Entwicklung fördert.

Als entscheidend erweist sich, dass Vertrauen vorzugsweise *mit der Zeit* entsteht: Es braucht Geduld und Ausdauer, um Anlass zur

Vermutung zu geben, dass vertraut werden kann. Erst im Laufe der Zeit entsteht die Gewissheit, dass aus vergangenen Erfahrungen auf künftige geschlossen werden darf. Das ist allerdings ein Element, das von der Grundstruktur der Moderne gerade *nicht* begünstigt wird. Sie will von alten Geschichten nichts wissen, es zählt nur das Neue und Neueste, das aber zwangläufig unbekannt und somit beunruhigend ist. Ein Anbieter macht mein altes Handy madig, das sich bewährt hat. Ich soll das neueste kaufen, aber was ist, wenn es nicht gut funktioniert? Dass häufig Produkte auf den Markt gebracht werden, die noch nicht ausgereift sind, führt zu einem strukturellen Verlust von Vertrauen.

Alle Versuche, Vertrauen zu schaffen, finden an den Eigenheiten dieser Zeit ihre Grenzen. Mit systemimmanenter Notwendigkeit werden daher immer neue flehentliche Appelle erforderlich, doch Vertrauen zu haben: in die Liebe, die Politik, die Marktwirtschaft, die Konjunktur, die Zukunft, die Redlichkeit von Unternehmen, die Technik, die gentechnisch veränderten Lebensmittel ... Die Dringlichkeit der Appelle und ihre schiere Zahl vermitteln einen Eindruck davon, welche Bedeutung dem Vertrauen zukommt – und dass es wohl gute Gründe dafür gibt, es nicht gedankenlos zu gewähren. Vertrauen wird zur knapper werdenden gesellschaftlichen Ressource, mit spürbaren Konsequenzen für das individuelle Leben.

Kaum einem fällt noch auf, dass die eigene Haustür nach der Auflösung vormoderner Vertrauensverhältnisse kein Zugang zur Welt mehr ist, der immer offenstehen kann, sondern eine hochgezogene Zugbrücke der heimischen Burg gegen die anonyme Bedrohlichkeit der modernen Zeit darstellt. Schmerzlicher ist, dass insbesondere die Beziehung zwischen zweien nach der Befreiung von alten Zwängen kein Bund fürs Leben mehr sein kann, sondern nur noch einer »bis auf Weiteres«, die Verabredungsapp *Tinder* lockt schon.

Auf die aufkommende Verunsicherung reagieren nicht wenige Menschen, indem sie wider besseres Wissen blind vertrauen, mit fatalen Folgen, wenn das Vertrauen enttäuscht wird.

Wo so viele vertraute Beziehungen zerbrechen, leidet auch die des Einzelnen zu sich selbst. Das moderne Problem fehlender Beharrung und somit mangelnder Vertrauensbasis gräbt sich tief in das Individuum ein und wird in ihm selbst am stärksten erfahrbar. Die misstrauische Selbstüberwachung, die im Laufe der abendländischen Kulturgeschichte erlernt worden ist und in der Selbstoptimierung neu auflebt, verstärkt diesen Effekt noch. Lange konnte das Selbstvertrauen eines Menschen eine Funktion seines Gottvertrauens sein, so lange nämlich, wie er sich als Kind Gottes verstehen konnte, von ihm akzeptiert, in welcher Verfassung auch immer, von ihm geführt, wohin auch immer.

Aufgrund des Befreiungsprojekts aber steht dem modernen Menschen dieser metaphysische Rückhalt nicht mehr zur Verfügung, und sobald der Überhang an traditionellem Vertrauen, das aus vormoderner Zeit noch weit in die Moderne hineinragte, abbricht, stürzt er ins Nichts. Eine *Identität*, ein Sich-selbst-gleich-Bleiben, wie es unter vormodernen Bedingungen noch ohne weiteres möglich war, wird in der modernen Zeit des ›Immer-Neuen‹ von Grund auf unmöglich. An ihre Stelle tritt das Paradigma der *Flexibilität*, der Veränderung, die ständig stattfinden muss und jedem Einzelnen abverlangt, sich den je aktuellen Gegebenheiten anzupassen. Das aber hat zur Folge, nicht mehr so recht zu wissen, wer oder was das eigene Selbst ist, also auch auf sich selbst nicht mehr vertrauen zu können. Vertrauensvolle Beziehungen zu anderen kommen auf diesem wankenden Grund nicht mehr zustande.

Der Ansatzpunkt zu einer Stärkung des Vertrauens auf dem Weg in eine veränderte Moderne ist jedoch ebenfalls beim eigenen Ich zu finden, schon weil ich nicht über Andere, nur über mich selbst umstandslos und ohne Verzug verfügen kann. Bei aller Bereitschaft zu Veränderungen kann ich Punkte meiner Beharrung definieren. So wird anstelle der verlorenen Identität eine verlässliche *Integrität* möglich. Sie verbürgt eine ausreichende Festigkeit meiner selbst, grundsätzlich veränderbar, ohne ständig verändert zu werden, mit mehr Spielraum für unterschiedliche Aspekte des Ich als bei einer Identität, die ja nicht von ungefähr immer »multipler« werden muss.

Selbstvertrauen entsteht dort, wo Selbstgewissheit ist. Selbstgewissheit wächst dort, wo ein klar definiertes Selbst ist, das seine inneren Zusammenhänge bewahrt, um sie von Zeit zu Zeit neu zu überdenken. Mit der Einübung entsprechender Gewohnheiten kann ich meine eigene Zuverlässigkeit und Beharrlichkeit stärken, um sie dann auf die Beziehungen zu Anderen zu übertragen. Mit wachsendem Selbstvertrauen wächst die Fähigkeit, Anderen zu vertrauen und deren Vertrauen zu gewinnen. Die Gefahr der Abhängigkeit vom Vertrauen Anderer verringert sich, und das Vertrauen, das mir von Anderen entgegengebracht wird, findet nun den nötigen Gegenhalt: Ich kann es aushalten, dass mir vertraut wird, und empfinde es nicht mehr als unerträgliche Last, der ich mich nicht gewachsen fühle.

Alle Arbeit an mir selbst zielt darauf, den Anteil vertrauensvoller Beziehungen der Liebe, der Freundschaft und der Kollegialität in meinem Leben zu erhöhen. Sinnvoll erscheint auch, das *funktionale* Vertrauen, dass Menschen zuverlässig ihre Funktion erfüllen, in ein menschlich zugewandtes, *kooperatives* Vertrauen zu verwandeln, wo immer es möglich ist, schon weil dann vieles besser funktioniert. Das bedeutet, Andere als Menschen statt als Funktionäre zu sehen. Niemand will gerne als bloße Maschine wahrgenommen werden, ich selbst auch nicht.

Mit einer Stärkung des menschlichen Vertrauens ist das Grundproblem, das die Moderne systematisch produziert, auf ein lebbares Maß zu reduzieren. Denn es gibt eine signifikante Konjunktur des *Misstrauens*, die mit dem Prozess des Fortschritts einhergeht. Misstrauen ist keine Erfindung der Moderne, es ist ein altes Phänomen, das aber von Zeit zu Zeit seine Erscheinungsform variiert. War es einst die Willkür der Macht und mitunter auch des Rechts, die misstrauisch machte, so ist es in der Moderne die unablässig drohende Veränderung, die dafür sorgt, dass auf bewährte Verhältnisse, die aus Erfahrung Vertrauen verdienen, nicht mehr gebaut werden kann: Schon morgen wird alles wieder ganz anders sein.

Vertrauen entsteht neu, wenn die Arbeit daran als eigene Aufgabe begriffen wird, die ebenso viel Aufmerksamkeit beansprucht wie jede andere Art von Arbeit. Wichtig dafür ist jedoch das Wissen, wie verloren gegangenes Vertrauen zurückgewonnen werden kann: nicht in einem einzigen Moment, nur mit längerem Atem, beginnend bei der Arbeit an mir selbst, die mein Wohlwollen für Andere, dann deren Wohlwollen für mich wieder möglich macht. Ich will Anderen wohl, indem ich mich um Verständnis für ihre Sichtweisen bemühe und ihnen wiederholt gerade dort entgegenkomme, wo es ihnen besonders wichtig ist. Diese Arbeit endet nie, denn Vertrauen wird nicht ein für alle Mal erworben. Ein angehäuftes »Vertrauenskapital« kann, wie jedes andere Kapital, jederzeit wieder verspielt werden.

Die neue Arbeit am Vertrauen zielt nicht mehr darauf, das Ideal völliger *Vertrauensseligkeit* zu erreichen. Es kommt darauf an, sich selbst und Andere nicht ins Gefängnis eines blinden Vertrauens einzuschließen, das keinerlei Abweichung und keine überraschende Entwicklung mehr erlauben würde. Ein allzu großes Vertrauen öffnet nur dessen Missbrauch Tür und Tor, denn dem, der nie misstraut, kann alles zugemutet werden. Ungute Entwicklungen, die keiner gewollt hat, werden ausgerechnet von guten Menschen befördert, die keinerlei Argwohn hegen. Der eigentliche Auslöser der weltweiten Finanzkrise von 2008 war das blinde Vertrauen vieler Menschen in die Banken, denen niemand mehr auf die Finger sah, sodass sie aberwitzige Geschäfte machen konnten. Der eigentliche Grund dafür, dass Corona zu einer Pandemie werden konnte, war das blinde Vertrauen darauf, dass so etwas nicht geschehen wird, trotz frühzeitiger Warnungen von Virologen und Epidemiologen. Der eigentliche Grund für die Entfesselung des sinnlosen Krieges gegen die Ukraine war das blinde Vertrauen vieler vor allem in der deutschen Wirtschaft und Politik, dass Wandel durch Handel in Form von Energielieferungen ungute Entwicklungen unmöglich macht.

Der *Sinn des Misstrauens* erschließt sich, wenn es für einen Moment »weggedacht« wird: Wäre es wirklich ein besseres Leben, eine bessere Welt, wenn es keinerlei Misstrauen gäbe, also alle Menschen sich und Anderen stets vertrauen könnten und niemand gegen niemanden etwas im Schilde führen würde? Eine Welt, in der es ausgeschlossen wäre, jemals hintergangen zu werden, könnte eine harmlose, langweilige Welt mit einem Leben ohne jede Spannung sein, das zugleich sehr bedroht wäre: Die kleinste Irritation würde unversehens und unverhältnismäßig auf den Zusammenhalt des Ganzen durchschlagen. Die Kontrasterfahrung, die den Wert des Vertrauens erst fühlbar macht, würde ersatzlos entfallen. Die Kreativität, zu der keineswegs nur das Vertrauen, sondern auch das Misstrauen antreibt, würde versiegen, ebenso die Motivation, die sich dem Misstrauen eines Anderen verdankt, »es ihm mal zu zeigen«. Eine Auseinandersetzung mit dem »Kleingedruckten« des Lebens fände nicht mehr statt, denn das Vertrauen sieht großzügig darüber hinweg, während das Misstrauen stets die vermeintlichen

Kleinigkeiten im Blick hat, in denen das große Ganze auf dem Spiel steht.

Angesichts dessen drängt sich der Eindruck auf, dass es *inhuman* ist, absolutes Vertrauen vorauszusetzen, um sodann jeden Haarriss in einer Beziehung als absoluten Vertrauensbruch abzustrafen. *Human* ist es hingegen, grundsätzlich von einer Basis des Vertrauens auszugehen und gelegentliche Einbußen und Enttäuschungen mit einzukalkulieren. Wenn alle Blicke sich nur darauf richten, verlorenes Vertrauen zurückzugewinnen, gerät die Bedeutung des Misstrauens leicht außer Blick. Misstrauen hat dort Sinn, wo es am Platz ist. Es ist dort am Platz, wo Vertrauen Dummheit wäre.

Zu praktizieren ist das minimale Misstrauen am besten in Form von *Vorsicht*, um Probleme frühzeitig wahrzunehmen und rechtzeitig Antworten auf Herausforderungen vorzubereiten: Vorsicht etwa beim Verleihen von Dingen, denn das Vertrauen auf Rückgabe ist meist fehl am Platz. Vorsicht bei der Preisgabe intimer Informationen in Beziehungen, erst recht im digitalen Raum, denn wenn es Gelegenheit zum Missbrauch gibt, wird sie irgendwann auch genutzt. Vorsicht, wenn es angeblich »nur um die Sache geht«, denn es geht nie nur um Sachen, immer auch um Personen, und diesen meist um Macht. Vorsicht, wenn ein Mensch behauptet, es gehe ihm niemals um Macht, denn gerade ihm geht es um nichts Anderes. Vorsicht auch, wenn einer zu viel vom Vertrauen spricht: Er könnte ein Interesse daran haben, mich einzuschläfern. Vorsicht, wenn eine ganze Flut von Vertrauensbeweisen hereinbricht: Es handelt sich wohl um einen Versuch zur Überwältigung. Vorsicht letztlich gegenüber einer Kultur, die das Misstrauen theoretisch missachtet, praktisch aber befördert, mit immer neuen Versprechungen, die sich als uneinlösbar erweisen: Immerwährender Fortschritt, Aufhebung aller Widersprüche, universelles Glück, alles wird total positiv. Wo es Anlass zum Misstrauen gibt, ist blindes Vertrauen reiner Leichtsinn.

Sinnvoll erscheint demgegenüber, einen maßvollen Pegel des Misstrauens aufrechtzuerhalten, schon um die Anfälligkeit für Enttäuschungen abzumildern und das Bewusstsein für den Wert des Vertrauens zu stärken. Ein *Mindestmaß an Misstrauen* erscheint angebracht, da das Vertrauen die vielfältigen Beziehungen zwischen Menschen keineswegs nur vereinfacht, nicht immer also »ein Mechanismus der Reduktion sozialer Komplexität« ist, wie der Soziologe Niklas Luhmann 1968 meinte. Beziehungen werden vielmehr schwieriger, wenn ein allzu großes Vertrauen unliebsame Konsequenzen nach sich zieht, die mit ein wenig Misstrauen zur rechten Zeit zu verhindern gewesen wären. Nicht nur ein zu großes Misstrauen macht Stress, sondern auch ein unangebrachtes Vertrauen.

Entscheidend ist, das richtige Maß zu finden: Ein *Untermaß* an Misstrauen ist Leichtsinn, ein *Übermaß* löst jede bejahende Beziehung auf. Im langen Prozess der Erfahrung und Besinnung entsteht erst ein Gespür dafür, in welcher Situation bei welchem Gegenüber welches Maß an Vertrauen und Misstrauen angemessen ist. Vertrauen kann das Leben erleichtern, aber ein wohldosiertes Quantum an Misstrauen sorgt dafür, dass die Erleichterung nicht unversehens das Leben erschwert. Vertrauen hat weiterhin Sinn, wenn das Misstrauen nicht gänzlich missachtet wird.

Im Alltag ergänzt eine *gesunde Skepsis* das Vertrauen, auch ohne konkreten Anlass, um im Zweifelsfall nicht »aus allen Wolken zu fallen«, sondern das Leben wieder selbst in die Hand zu nehmen. Die Skepsis verhindert das Übermaß an Vertrauen, das sich plötzlich in ein Übermaß an Misstrauen verkehrt. Auch ein sehr großes Vertrauen muss kein restloses sein. Die Pflege der Skepsis erfordert kein ständiges, aufwändiges Kontrollieren, nur ein beiläufiges, unaufdringliches Draufschauen in verlässlicher Regelmäßigkeit. Auf die Dinge und Verhältnisse von Zeit zu Zeit »ein Auge zu haben«, ist eine Methode, für ihre Verlässlichkeit Sorge zu tragen.

Wünschenswert wäre ein *Grundvertrauen*, das grundsätzlich gilt, aber einen Hauch von Misstrauen mit umfassen kann: ein Grundvertrauen auch zwischen zweien, das groß genug ist, um sich wechselseitig sehr viel Freiraum gewähren zu können. Dann muss nicht mehr ständig um die Beziehung gefürchtet werden, da bei aller erhofften Zuverlässigkeit eine gelegentliche Unzuverlässigkeit nicht gänzlich aus dem Rahmen fällt. Die kleine Unwahrheit, die der gewöhnlichen Polarität des Lebens zuzurechnen ist, muss die Beziehung nicht mehr von Grund auf in Frage stellen. Worte und Taten müssen sich nicht mehr immer »eins zu eins« entsprechen. So werden auch unter modernen Bedingungen wieder die vertrauensvollen Beziehungen möglich, die Menschen fürs Leben brauchen.

Vom Vertrauen in ärztlicher Praxis

Gerd B. Achenbach

Sehr verehrte Damen, verehrte Herren –
wie das Volkssprüchlein weiß: Den Letzten beißen die Hunde. Ich hoffe auf Ihr Mitempfinden …

Zum Ausgleich versichere ich Ihnen mein Mitgefühl, wenn nach mittlerweile dreizehn außerordentliche Zuhörertugenden abverlangenden Vorträgen nun auch noch der philosophische Praktiker Ihre strapazierte Aufmerksamkeit beansprucht.

Eigentlich sollte es der Auftrag für den Beschließer eines solchen wissenschaftlichen Vortragsreigens sein, ohne nun nochmals Eigenes unterzumischen im Sinne bescheidener Dienstbarkeit bloß zusammenzufassen, zu rekapitulieren und zu erinnern und womöglich manches bunt Verstreute in einem Gesamtbild zu bündeln, das sich dann getrost als praxisdienliches Memorial mit nach Hause nehmen ließe.

Doch ein solches mnemotechnisch hilfreiches Happy End ist weder mir noch Ihnen vergönnt, denn der Veranstalter hat ein ausgeführtes, druckfertiges Typoskript erwartet, das ich deshalb auch mithabe und an das ich mich halten werde.

Wobei wohl zunächst einmal eine Rechtfertigung meines Vortrags*titels* erforderlich ist, denn mit ihm habe ich mir eine behutsame Korrektur des offiziellen Tagungstitels erlaubt.

Ich sage Ihnen, was mich zu dieser Korrektur bewogen hat. Es ist die Überzeugung, Vertrauen sei tatsächlich primär *in der ärztlichen Praxis* zuhause und weniger »in der Medizin« – sofern es statthaft wäre, zwischen Medizin und ärztlicher Praxis in analoger Weise zu differenzieren wie zwischen wissenschaftlicher Theologie und seel-sorgerlicher Tätigkeit.

Mit anderen Worten: Es mag wohl ein »Vertrauen *in die* Medi-zin« geben, etwa im Sinne des Luhmann'schen Systemvertrauens, oder so, wie wir vom Vertrauen »in die Wissenschaft« sprechen; doch von einem »Vertrauen *in der* Medizin« könnte zunächst wohl nur die Rede sein, insofern beispielsweise von Vertretern medizini-scher Disziplinen über das Vertrauen in der ärztlichen Praxis nach-gedacht wird. Das liefe dann freilich auf »*Theorien* des Vertrauens« hinaus – mit der Gefahr, wie Martin Hartmann einmal notierte, »in der trockenen Luft der theoretischen Abstraktion«[1] zu verbleiben.

Es sei denn, wir fragten nach dem Verhältnis der Medizin *als Wis-senschaft* zum Vertrauen, also etwa: welche Stelle das Vertrauen *in der Medizin als Wissenschaft* einnimmt.

Nun? Welche?

Ich denke, die paradox anmutende, gleichwohl präzise Antwort müsste lauten: Die neuzeitliche Wissenschaft – und mit ihr die ihr zugehörige Medizin – vertraue aufs Misstrauen. Dasselbe ex nega-tivo: Ließe sich ihr *als Wissenschaft* auch nur eine Spur von Vertrau-ensseligkeit nachweisen, hieße das, ihr die Wissenschaftlichkeit zu bestreiten.

Was die wissenschaftsbasierte Medizin betrifft, dürfte es genü-gen, an die legitimatorisch bedeutsame Rolle von Doppelblindver-suchen zu erinnern oder an die rigorosen Anforderungen, die an die Heilungsversprechen neuer medizinischer Behandlungsmethoden gestellt werden, ehe sie als approbiert gelten dürfen und die Zulas-sung erhalten. Das heißt: Damit wir der medizinischen Wissenschaft trauen können, ist das Misstrauen in ihr institutionell integriert.

---

1 Hartmann, M. / Offe, C. (2001), 8.

Doch dann spielen Vertrauen und Misstrauen außerdem eine Rolle dort, wo unterschiedliche Auffassungen der Medizin aufeinandertreffen, zumal dann, wenn diesen Unterschieden weltanschaulich fundamentale Differenzen zugrunde liegen, so etwa zwischen der wissenschaftlich kontrollierten Medizin auf der einen und heilkundlichen Traditionen auf der anderen Seite. Da trifft dann das Vertrauen auf eine dem Misstrauen verpflichtete Wissenschaft hier auf das wissenschaftsskeptische Vertrauen auf erfahrungsgestützte Überlieferungen dort, wobei sich beide Seiten durch ihr wechselseitiges Misstrauen der »anderen Medizin« gegenüber zugleich im eigenen Paradigma stabilisieren oder – was auf dasselbe hinausläuft – zum organisationsinternen Selbstvertrauen finden. Wobei solches Selbstvertrauen dann sekundär auf beiden Seiten wiederum zu deren Selbstsicherheit beiträgt.

Vertrauensbezüglich dürfte allerdings noch eine andere und weitere Differenz interessant und beachtenswert sein, die sich ergibt, sobald wir jene zwei weltanschaulich kontroversen Auffassungen von Krankheitsabwehr und Gesundheitsvorsorge im Blick auf ihre jeweilige Klientel betrachten. Denn hier meine ich zu sehen: Auf Erfahrung und Tradition gründende Heilverfahren seien entschieden mehr auf das *Vertrauen* der Patienten in diese Heilverfahren angewiesen als die wissenschaftsbasierte Medizin, die sich primär auf begründetes und damit legitimierendes *Wissen* stützt, was den behandelnden Arzt – jedenfalls vergleichsweise – von der Vertrauensbereitschaft seines Patienten unabhängiger macht. Um mir mit einem wohlbekannten Wort auszuhelfen: Während sich der Heilkundige das überlieferte Herrenwort ausleihen könnte: »Dein Glaube hat dir geholfen«, wird der wissenschaftliche Mediziner im Gegensatz dazu geneigt sein zu meinen, das verordnete Mittel, der indizierte Eingriff, die absolvierte Therapie habe geholfen.

Ein Unterschied, der in den differenten Eindrücken der jeweiligen Patientengruppen zum Ausdruck kommt, insofern in der ersteren, die bei sogenannten alternativen Heilpraktiken Hilfe sucht, häufig das Empfinden angetroffen wird, am Heilungserfolg *beteiligt* gewesen zu sein, während in der zweiten, zweifellos noch immer mitgliederstärkeren Gruppe, die sich schulmedizinischer Behandlung anvertraut, im Vergleich dazu eher das Empfinden vorherrscht, die Gesundung, wenn sie denn eintritt, sei fremdbewirkt: also das Mittel, der Eingriff, die Verordnung hätten es bewirkt.

So weit bis dahin die wenigen vorausgeschickten Überlegungen zum Vertrauen »*in der* Medizin«, soweit sie der *science community* zugehört.

Ich hoffe nun, Sie sehen mir diesen kurzen Ausflug in ein Terrain, das ich eigentlich meiden wollte, nach. Denn wirklich habe ich mir ja anderes vorgenommen, so wie es im Titel angekündigt ist. Und dem will ich jetzt, so gut es gelingen mag, gerecht zu werden versuchen.

Und zwar so, dass ich in einem ersten Abschnitt einen gewissermaßen »auch denkbaren Zugang« zum Thema Vertrauen erwäge, von dem ich hoffe – schöner: den ich im Vertrauen darauf wage –, er werde im Verlaufe der zurückliegenden Tagung noch nicht *die* Beachtung gefunden haben, die er – als *beiläufiger, ebenfalls reizvoller* allemal – gleichwohl verdiente.

Also: Wie wir hörten, haben zahlreiche Wissenschaften in den zurückliegenden Jahren jeweils auf ihre Weise zu einem differenzierten *theoretischen* Verständnis des Vertrauens beigetragen. Die Konjunktur dieses Interesses begann, soweit ich sehe, mit Luhmanns kleiner, aber diskussionsanstoßenden Schrift über das Vertrauen als »Mechanismus der Reduktion sozialer Komplexität« von 1968.

Nota bene: Dass dieses Werk ausgerechnet 1968 herauskam, ließe sich als Zeitansage und Zeitenbruch deuten, als womöglich erster erfolgreicher Einwand gegen die seinerzeit vorherrschende revolutionsgeneigte Frankfurter Sozialphilosophie, die nie darauf verfallen wäre, die sozial-stabilisierende Funktion des Vertrauens zu bedenken. Dies – und so viel – nur als Andeutung.

Inzwischen aber wurden nach Luhmann die unterschiedlichsten Aspekte des Themas von Soziologen, Politologen, Ökonomen, Pädagogen, Psychologen und dann auch Historikern[2] und anderen vorgetragen, und dies alles so verdienstvoll wie beachtenswert.

Zugleich wird sich nur schwerlich behaupten lassen, mit all diesen Bemühungen um Klärung sei das Phänomen des Vertrauens übersichtlicher oder einschätzbarer geworden. Vielmehr hat sich das untersuchte Vertrauen – statt einzig theoriefügsam übermäßige Komplexität zu reduzieren – mehr und mehr als seinerseits höchst »komplexe« Realität erwiesen.[3]

Womöglich wirkt hier ein sonderbares Gesetz, das in einer phantastischen Erzählung Michael Endes so beschrieben wird: Je mehr wir uns dem Gegenstand nähern, desto weiter rückt er von uns fort in die Ferne.

Vielleicht ist das aber auch das innere Gesetz aller Wissenschaft: Auch sie schafft bekanntlich überproportional neue Komplexität, während sie Komplexität zu reduzieren vorgibt.

Oder es verhält sich so: Sobald wir ein so flüchtiges Phänomen wie Vertrauen mit Bestimmungen und Definitionen einzufangen und festzuhalten versuchen, entwindet es sich. »Hoffentlich!«, möchte man ergänzen.

---

2 Da der historische Gesichtspunkt auf dieser Tagung weniger vertreten ist, erlaube ich mir auf die vorzügliche Sammlung von Texten hinzuweisen, die von Ute Frevert herausgegeben wurde: Frevert, U. (Hg.) (2003): Vertrauen. Historische Annäherungen.
3 Wie dies besonders von Hartmann, M. (2011) herausgestellt wurde.

Mit einem nochmals anderen, älteren, nämlich mythologischen Bild: Manche Dinge, die wir theoretisch in den Griff zu nehmen hoffen, erweisen sich als Abkömmlinge der Hydra, der, wie überliefert, zwei Köpfe nachwuchsen, sobald ihr einer der vielen, die ihren Rumpf schrecklich zierten, abgeschlagen wurde. Um damit fertig zu werden, war schon ein Herakles nötig, wie erzählt wird. Allerdings ist ein solcher, vermute ich, nicht unter uns.

Doch nochmals: Das alles ist gut so, das ist der uns allen vertraute Gewinn der Bildung. Und zumal der Philosoph ist zufrieden, denn seine Sache ist nicht, wie Robert Spaemann formulierte, »die Lösungen leichter, sondern die Aufgaben schwerer zu machen.«[4]

Nun gibt es aber – außer dem theoretischen, genauer vielleicht: dem theoriebildenden – noch einen anderen Weg, der uns mit dem Vertrauen, und was es mit ihm auf sich hat, vertraut machen kann: und das ist das Erzählen. Und diesen Weg wählte und ging der von mir so vorzüglich geschätzte Michel de Montaigne, der dem Phänomen im ersten Buch seiner »Essais« die Geschichte widmete, überschrieben: »Wie einerley Rathschläge ganz verschiedenen Erfolg gehabt«.[5]

Darin kolportiert der Herr vom Berge nun keineswegs eine, sondern gleich eine Handvoll Geschichten, in denen es jeweils um geplante Anschläge ging, von denen allerdings die ausersehenen Opfer rechtzeitig erfahren hatten. So Augustus, dem Nachrichten von der Verschwörung des Cinna hinterbracht wurden. Die Verschwörer, hört er, hätten sich nicht nur vorgenommen, ihn einfach zu ermorden, sondern der Plan sei, ihn regelgerecht »wie ein Opferthier«[6] zu zerlegen. Was jetzt?

---

4 Spaemann, R. (2001), 78.
5 Ich zitiere im Folgenden nach der alten Übersetzung von Johann Daniel Tietz: Montaigne, M. (1992), 193–212 (XXIII. Hauptstück).
6 Montaigne, M. (1992), 197.

Augustus überlegt ... Da tritt Livia, seine Gattin, als Ratgeberin auf. Durch Strenge und Unnachsichtigkeit habe er in solchen Fällen noch nie etwas ausgerichtet, sagt sie und zählt namentlich alle Widersacher auf, die bereits ausgeschaltet wurden. Und was war das Ergebnis? War der eine beseitigt, fand sich ein anderer, der neue Attentatspläne aussheckte. Ihr Rat: Wage den Versuch und sieh zu, ob du mit Milde und Großmut nicht weiterkommst. Der junge Cinna sei überführt. Was, wenn Augustus ihm vergebe? Werde Cinna ihm dann noch schaden können? Übrigens vergisst sie nicht hinzuzufügen: Zeige er sich großmütig und verzeihe er dem jungen Rebellen, sei, wie immer die Sache ausgehe, jedenfalls für den Nachruhm des Kaisers gesorgt.

Augustus hört's und »war sehr vergnügt«,[7] nimmt den Rat der Gattin an, ruft den Aufrührer zu sich, stellt ihn zur Rede, beschenkt ihn mit einem bedeutenden Amt und kommentiert die Schenkung mit der Bemerkung: Lass uns sehen, wer vertrauenswürdiger ist, »ich, da ich dir das Leben schenke; oder du, da du es geschenkt bekömmst.«[8]

Um es kurz zu machen: Augustus hat sich mit seinem Vertrauen das Vertrauen des Cinna erworben und Cinna seinerseits das Vertrauen, das der Cäsar in ihn setzte, nicht enttäuscht. Sie wurden Freunde. So weit diese Geschichte.

Doch wer jetzt meinte, was für ein schönes Resultat und die Moral von der Geschichte sei verstanden, wäre ein schlechter Leser des Gascogners. Denn so einfach liegt der Fall nicht.

Also erzählt Montaigne – neben etlichen anderen überlieferten Geschichten – nun auch die eines ihm ehedem persönlich bekann-

---

7   Montaigne, M. (1992), 197.
8   Montaigne, M. (1992), 199.

ten Befehlshabers einer großen Stadt, der sich, als aufgebrachter Pöbel einen Aufstand entfachte, »unter den aufrührerischen Haufen«[9] wagte – wohl nach dem Motto: »Wehret den Anfängen!« –, dem das Abenteuer allerdings schlecht bekam, »denn er wurde jämmerlicher Weise ermordet.«[10]

Was nun? Ist Augustus das Beispiel und Vorbild – oder sollen wir die Lehre aus der unglücklichen Geschichte jenes Stadtkommandanten ziehen und sagen, wer sich in Gefahr begibt, kommt darin um? Vielleicht nach dem Motto: Vertrauen schön und gut, doch Vorsicht ist besser, also seid auf der Hut?

Montaigne weiß, dass »gemeiniglich nach seinem Tode«[11] gerade so über jenen Kommandanten gesagt wurde, er hätte vorsichtiger sein, in seiner Burg bleiben und abwarten sollen, bis der Spuk vorüber sei.

Doch Montaigne widerspricht: Nicht das sei sein Fehler gewesen, sondern vielmehr, »daß er sich allzu demütig und feige bezeigt«[12] und die hochgekochte Wut mit Nachgeben zu beschwichtigen suchte, statt die Menge mit mutiger Entschlossenheit in ihre Schranken zu weisen. Und mehr noch: Wenn er schon den »mehr tapfern als verwegenen Entschluß«[13] gefasst habe, sich »mitten in dieses ungestüme Meer unbesonnener Leute zu wagen«,[14] dann hätte er auch die Courage haben müssen, der Meute unter allen Umständen standzuhalten. Er aber, als er das aufgebrachte Volk auf sich eindringen sah, verlor die Fassung und versuchte, dem Mopp zu entkommen und sich in Sicherheit zu bringen, was den schlechten Aus-

---

9 Montaigne, M. (1992), 208.
10 Montaigne, M. (1992), 208.
11 Montaigne, M. (1992), 208.
12 Montaigne, M. (1992), 208.
13 Montaigne, M. (1992), 209.
14 Montaigne, M. (1992), 209.

gang heraufbeschwor. Denn so hetzte er sich die Aufrührer erst recht auf den Hals und es war aus mit ihm.

Was lehrt uns nun diese *doppelte* Geschichte? Was für den einen ratsam war, war es noch lange nicht für den anderen. Nicht jeder darf gleichermaßen vertrauen, denn die eigentliche Frage ist, wie viel der Betreffende *sich selbst* vertrauen darf.

Womit Montaigne auf seine Weise eine Maxime bestärkt, die wir dem wenig jüngeren Herzog de La Rochefoucauld verdanken – ein abgründig kluges Wort zum Vertrauen:

> *» Selbstvertrauen ist die Quelle*
> *des Vertrauens zu andern. «* [15]

Und so viel ist sicher: Insofern es jenem Kommandanten an Selbstvertrauen fehlte, vertraute er auch der aufgebrachten Menge nicht, sondern misstraute ihr in Wahrheit, was ihm zum Verhängnis wurde. Denn gefürchtet wird, wer ohne Furcht ist. Und auch nur der darf sich und anderen vertrauen.

Michel de Montaigne packt das Problem an der rechten Stelle: Man muss die Dinge auf die Spitze treiben, damit man sieht, woran man mit ihnen ist. Denn das Geheimnis des Vertrauens ist – wenn man einen so offensichtlichen Zusammenhang ein Geheimnis nennen darf: Nur der, der das Äußerste nicht fürchtet, der selbst dem Schlimmsten, was passieren könnte, letztlich dem Tod, ruhig und gefasst ins Auge sehen kann, ist in der Lage zu vertrauen, und nur von dem werden wir berechtigt sagen, er habe Selbstvertrauen. Wer sich hingegen »zitternd, zweifelhaft und ungewiß bezeiget«,[16] ver-

---

15 La Rochefoucauld, F. (1973), 102.
16 Montaigne, M. (1992), 208.

rät, dass er in Wahrheit nicht vertraut, nicht vertrauen kann, nicht darf. Warum? Er bangt um sich selbst.

Ich weiß, in moderaten Zeiten und abgesicherten Umständen, wie sie uns zur Selbstverständlichkeit wurden, wirken solche Geschichten extravagant und ein wenig »überzogen« – dennoch: Oftmals verraten die Verhältnisse ihre wahre Verfassung nur, sobald man sie »auf die Spitze treibt«, wie die Redensart lautet. Und wer der Redensart nicht traut, mag es mit der abgrundtiefen Weisheit Kierkegaards versuchen, und am besten gleich in jener Fassung, die ihr Carl Schmitt mitgab:

> »*Die Ausnahme ist interessanter als der Normalfall. Das Normale beweist nichts, die Ausnahme beweist alles.*«[17]

Montaigne hatte dies bereits verstanden, und Jahrhunderte später hat nach derselben Logik das Genie Kafka mit seiner letzten, Fragment gebliebenen Erzählung »Der Bau« die womöglich letztgültige, existentielle Parabel verfasst, die unserem Thema in die äußerste Tiefe nachsteigt. Und in der Tiefe spielt sie auch. Ein Tier, das im Erdreich seinen Bau anlegt, um gegen jegliche Art Feind in Sicherheit zu sein. Immer ausgeklügeltere Vorrichtungen sollen dieses Tier, das nicht vertrauen kann, vor Angriffen schützen. Doch – so die grausame Dialektik – je mehr es sich in Sicherheit zu bringen trachtet, desto unsicherer wird es. Kracauer hat Kafkas Erzählung lapidar wie folgt kommentiert:

> »*Die Maßnahmen der Existenzangst gefährden die Existenz.*«[18]

---

17 Schmitt, C. (1922), 22. Schmitt bezieht sich dabei ausdrücklich, allerdings ohne Namensnennung, auf Søren Kierkegaard (1961), 80.
18 Kracauer, S. (1977), 257.

Doch nun die Frage: Lehren uns solche Geschichten etwas über die Bedeutung des Vertrauens im ärztlichen Umgang mit den Patienten? Antwort: Ja.

Das möchte ich in einem zweiten und zugleich letzten Teil zeigen, der jetzt allerdings ausdrücklich nach dem Verhältnis von Arzt und Patient, Patient und Arzt fragt. Und die leitende Hinsicht dabei wird die nach dem Vertrauen in dieser Beziehung sein.

Mit diesem Begriff – dem der »Beziehung« – ist übrigens die Brücke schon geschlagen, die uns mit unserem Thema verbindet, insofern jene Fraktionen, die sich für angehende Ärzte an einigen Universitäten um die »vertrauensbasierte Kommunikation« zwischen dem Patienten und seinem Arzt kümmern, ihr Engagement heute gern unter dem Titel »Beziehungsmedizin« annoncieren. Und in der Tat: Was diese Beziehung angeht, so entscheidet über deren »Qualität« – das wäre das auszeichnende Wort, das der *technische* Verstand dafür zur Verfügung hat –, so entscheidet über deren »heilende Wirkung« – dies der Sprachgebrauch der *Beziehungstrainer* –, so entscheidet über deren »Güte« – sage ich – nicht zuletzt, nein, in erster Linie das Ausmaß, die Tiefe und Fraglosigkeit des verbindlichen, beide verbindenden Vertrauens.

Selbstverständlich werden wir solche Bemühungen, junge Studierende der medizinischen Fächer durch dafür ausgebildete Trainer auf die – wie es heißt – besonderen »kommunikativen Anforderungen« in der Praxis und am Klinikbett vorzubereiten, begrüßen.

Doch – was geschieht da? Man engagiert zu diesem Zweck Laienschauspieler, die als »Simulations-Patienten« den angehenden Medizinern ihr Leid klagen – ein Leid, das sie freilich weder »haben« noch empfinden, das ihnen vielmehr zu schauspielern beigebracht wurde –, und die Probanden, die üben sollen, mit diesen Klagen gesprächsprofessionell umzugehen, bemühen sich nun, beobachtet von den »Peers« und »Supervisoren«, um das ordentliche Anamnesegespräch oder, falls erforderlich, um eine hilfreiche Patientenaufklärung.

Nochmals: Das klingt so weit recht schön und lobenswert. Doch es hat einen Haken – und was an diesem Haken hängenbleibt, ist das Vertrauen. Denn Vertrauen lässt sich nicht simulieren, Vertrauen geht am Schein zugrunde, Vertrauen setzt entschieden darauf, ja, hängt daran, dass wir *sind*, was wir *scheinen*. Und dort, in diesem so gut gemeinten ›Medizintheater‹? Während die simulierenden, angeblichen Patienten bereits Laienschauspieler sind, werden die Studierenden unter der Hand durch diese Übung zu Laienschauspielern gemacht. Und schlimm: Die meisten werden es gar nicht bemerken.

Die lernen, wie ihrem Gegenüber *der Eindruck* vermittelt wird – ich sollte schärfer formulieren: *der Anschein* –, sie seien an ihrem Gegenüber interessiert; sie lernen, auf ihre »Körpersprache« zu achten; studieren Gesten ein, die Zugewandtheit und natürlich die obligatorische »Empathie« ausdrücken sollen und so weiter und so fort. Doch »in Wahrheit« – und an solchem »in Wahrheit« hängt alles Vertrauen –, »in Wahrheit« gilt: solch eingeübtes, antrainiertes Verhalten »drückt nichts aus« – schon gar nicht, was der Fall ist –, sondern es »täuscht vor«. Selbstverständlich lassen sich solche im Kern »technischen« Dinge erlernen, so wie der Schauspieler lernt, Gefühle vorzuspielen. Doch »trauen« wir einem gespielten, simulierten Gefühl?

Nochmals der Haken: Die Adepten lernen etwas vorzumachen. Sie lernen, dem Gegenüber den Eindruck zu vermitteln, sie *seien* an ihm interessiert.

Wie aber lernen sie, sich tatsächlich für diesen Menschen da, der vor ihnen sitzt, zu interessieren?

Und sehen Sie, *das* ist die Frage, um die es geht, auf die es an-kommt, und das ist nun *keine technische* Frage mehr. Zugleich aber ist dies die Frage, zu der die Profis unter den Verständigungsfachleuten und Beziehungstrainern nichts beizutragen haben. Was sie bieten, ist im Vergleich dazu – und im Bild gesprochen – Kosmetik, aufpolierte Schale, gewissermaßen bloß das Outfit, von dem Beckett dachte wie vom »guten Stil«: der nehme sich aus wie die fein gebundene Kra-watte überm Kehlkopfkrebs.

Die fein gebundene Krawatte über dem Kehlkopfkrebs ... – ein denkbar starkes Bild für den *Schein,* der betrügt. Dem aber trauen wir nicht, das unbestechliche Auge fällt nicht darauf herein. Und wo es sich getäuscht sieht, beginnt es zu misstrauen.

Doch zum Betrug, der in solchen Vorbereitungsübungen »Sys-tem« ist – um rasch einen Irrtum auszuschließen: nicht der Schau-spieler auf der Bühne betrügt, der Arzt, der schauspielert, betrügt, indem er vorspielt, was nicht der Fall ist ... –, zurück: zum einstu-dierten Betrug kommt etwas anderes, nochmals Wichtigeres von Be-lang hinzu: Die »instrumentelle« Rationalität, die da Regie führt, »bezweckt« in Wahrheit gar kein wechselseitiges Vertrauen in der Patienten-Arzt-Beziehung, sie will vielmehr einzig den Patienten sti-mulieren, dem Arzt zu vertrauen. Die Logik ist dieselbe, die in den Dienstleistungsbranchen der Wirtschaft herrscht, die nach Techni-ken fragt, mit denen sich das Vertrauen des umworbenen Konsu-menten erwerben lasse.

Wenn in einem auf Seriosität bedachten Hamburger Wochenblatt unter der Rubrik »Wissen« ein großformatig-mehrseitiger Artikel zu jenen Praktiken an einigen medizinischen Hochschulen unter der Überschrift »Die Heilkraft des Vertrauens«[19] zu lesen war, dann

---

19 Albrecht, H. (03.08.2006).

ist da, wie selbstverständlich, nicht an die Heilkraft des Vertrauens gedacht, das der Arzt seinem Patienten entgegenbringt, sondern in nachgerade gedankenloser Einseitigkeit an die Zweckmäßigkeit, die, wie von zahlreichen Studien bestätigt, dem Vertrauen des Patienten zu seinem Arzt zukomme. Vertrauen aber – um noch einmal die Wendung »in Wahrheit« zu bemühen –, Vertrauen entsteht in Wahrheit nur dort, wo dem Vertrauenden vertraut wird, und mancher findet zum Vertrauen erst, traut sich erst zu trauen, wenn er erfährt, der andere, dem er vertrauen möchte, vertraue ihm. Freilich muss solches vorgeleistetes, das Vertrauensverhältnis erst ermöglichende Vertrauen seinerseits vertrauenswürdig sein, also nicht vorgemacht, also ungespielt, vielmehr glaubwürdig, wie es heißt, ehrlich, authentisch mit modischem, mit altfränkisch anmutendem Wort: aufrichtig.

Was dies freilich heißen sollte, heißen könnte: ein Arzt vertraut seinem Patienten – das eröffnete ein derart weites Feld, dass ich mich darin – zumal im Rahmen eines solchen Vortrags – notwendig verlaufen würde. Ich möchte es hier also bei einer Andeutung belassen, einem Wink nur.

Gemeint ist damit nicht bloß, der Arzt halte den Bericht des Patienten für glaubwürdig, er gestehe dessen Rapport zumindest zu, »subjektiv« wahr zu sein. Es hieße mehr: Die Frage taucht auf, inwieweit der Arzt der Heilkraft, dem Selbstheilungsvermögen seines Patienten – seiner »Natur« in einem durch und durch individualisierten Sinn genommen – das Vorrecht einräumt, gewissermaßen das Erstrecht, dem er nach altüberlieferter Vorstellung allenfalls in zweiter Hand und im Bewusstsein seiner stets begrenzten Möglichkeiten, sofern dies nötig ist, zu Hilfe kommt. Das hieße, dem Patienten vertrauen, und – so viel wage ich als ärztlicher Laie zaghaft zu vermuten – auch von diesem Vertrauen, das den Arzt in seiner Praxis leitete, ließe sich nachweisen, dass es Heilkräfte anregt.

Erlauben Sie mir als Vater, der acht Kinder hat heranwachsen sehen, zur Illustration einen kurzen Einschub. Für die ersten meiner Kinder hatten wir noch einen Kinderarzt mit dem schönen Nachnamen Otto, mit dem ich jeweils das folgende Arrangement getroffen hatte: Ich bat ihn, wenn ich mit einem Kleinchen bei ihm in der Praxis auftauchte, lediglich zu entscheiden, ob das Kind mit der Krankheit, an der es laborierte, selbst werde fertig werden können, ja oder nein, und nur, wenn ohne Eingriff von außen wirkliche Gefahr drohe, ein Mittel zu verordnen oder zu tun, was nötig sei. Dieser phantastische Arzt ließ sich auf diese Verabredung ein, und alle Kinder sind gestärkt aus ihren Krankheiten hervorgegangen. So viel dazu.

Doch schauen wir uns das Verhältnis des Patienten zu seinem Arzt in der ärztlichen Praxis – vertrauensbezüglich – noch einmal an, und dies mit philosophischer Ruhe, soviel uns dies die verbleibende Restzeit vergönnt.

Der Arzt bietet »Sprechstunden« an. »Sprechstunde«! Was für ein hübsches, zumal auskunftswilliges Wort. Der große, 33-bändige Grimm verzeichnet dazu: »stunde, wo einer zu sprechen ist, besonders bei ärzten, anwälten u.s.w.«.[20]

In korrektem Deutsch: Die Stunde, »in der einer zu sprechen ist« ... »Jemanden sprechen« – bemerken Sie die sonderbare Wendung, die ein genaueres, semantisch sensibilisiertes Ohr heraushört? Jemanden sprechen! – Sollte das einschränkungslos dasselbe sein und meinen wie das geläufigere »*mit* jemandem sprechen«? Nein, keineswegs! Sondern die Weisheit der Sprache – die allerdings die Weisheit erfordert, auf sie zu hören ... –, die Weisheit der Sprache weiß es besser, und zwar so: Wer auslobt, er sei zu sprechen, und deshalb Sprechstunden anbietet, der erklärt, er sei *ansprechbar*.

---

20 Grimm, J. / Grimm W. (1919), Sp. 6.

Hören Sie außerdem hindurch, wie sich in diesem feinen Wort, der bekundeten *Ansprechbarkeit*, eine vornehme *Passivität* ankündigt – vorsichtiger formuliert fürs Erste: *eine abwartende, zuwartende Haltung*, »Empfangsbereitschaft« mit elegantem Wort, eine Verfassung der *Empfänglichkeit?* Ja, mit einem Anklang an gegenwärtige Präferenzen und eine liebgewordene Gesinnung darf ich sogar sagen: Da lässt sich eine im schönsten, altüberlieferten Sinne *weibliche Haltung* hören, da gibt sich *ein zarter, femininer Zug* zu erkennen, eine Wesensart, die gewinnt, indem sie *sich* gewinnen lässt, die einnimmt, indem *sie sich* hingibt.

Und wenn Sie ganz genau hinhören, dann entdecken Sie in dieser Wendung sogar noch einen anderen, weiteren Zug, der ehedem dem Weibe zugeordnet wurde, und dies entschieden anders als dem männlich Männischen: Ich meine die Betonung des *Seins* im Gegensatz zum *Tun*. Ich *bin* zu sprechen, heißt es, und: ich *bin* ansprechbar. Das ist eine Aussage *zu mir*, der ich *bin*, und nicht die Betonung dessen, was ich *tue*.

Gehen wir einen Schritt weiter: Wer zusagt, er sei zu sprechen, sagt im schlichten, zugleich anspruchsvollsten Sinn: er sei für den, der ihn sprechen wolle, *da*. Doch was wiederum heißt das: für einen anderen *da* zu *sein?*

Zuerst einmal: Für seine Fragen bin ich da. Denn begibt sich wohl einer in die Sprechstunde eines anderen, ohne seinerseits eine Frage, in der Regel sogar viele Fragen an den zu haben, den er zu sprechen hofft? Und im Falle des Besuches beim Arzt nun, der in diesem Verhältnis oftmals zugleich der Vertraute – das heißt der ins Vertrauen Gezogene – ist, da gilt nicht selten: Der Besucher »hat« nicht nur Fragen, wie man Handgreifliches zur Hand hat, sondern womöglich hat er bange Fragen »auf dem Herzen«. Das Herz aber ist oftmals ein verschlossenes, ein scheues Organ, das sich keineswegs jedem offenbart, schon gar nicht einem kalten Verstand, und vor dem nüchtern-beobachtenden, nichts als sachlichen Blick sucht sich manches Herz schamhaft zu verbergen. Denn wie es hieß: Es spricht das Herz allein zum Herzen, was wir als Vertrauensformel auffassen dürfen.

Mit anderen Worten: Wenn überhaupt, erschließt sich das scheue Herz dort, wo es vertraut, wo es vertrauen *darf*. Und was der eine »auf dem Herzen hat«, muss sich der andere »zu Herzen gehen lassen«, was nur die altfränkisch-poetische Variante der im Grunde schlichten Einsicht ist, wonach Empfindungen nicht »analysiert«, sondern mitempfunden werden wollen.

Mitempfinden, Mitgefühl, Einfühlungsvermögen – drei Begriffe von unüberhörbarer Familienähnlichkeit, denen darüber hinaus freilich noch die »Sympathie« zuzugesellen wäre, diese vier mithin bekunden ihre innerliche Nähe zum Vertrauen, ja, sie dürften zu ihren primären Ausdrucksformen gehören. Vertrauensvoll teilen wir Empfindungen mit, und der, dem wir sie anvertrauten, empfindet sie mit uns mit.

Das heute fast einhellig gepriesenen Kunstwort »Empathie«, diese unglückliche Übernahme aus dem Griechischen, ἐμπάθεια (empátheia), das (von den Lobrednern des Begriffes unbemerkt) auf seinem Weg zum Neugriechischen die Bedeutung »Voreingenommenheit, Feindseligkeit, Gehässigkeit« annahm, lasse ich hier aus Pietätsgründen beiseite.

Ich hatte gesagt, wer die Sprechstunde des Arztes aufsuche, habe nicht selten »etwas auf dem Herzen«, und das Erste dürfte in aller Regel sein, dass er ihm mitteilen möchte, was ihn überhaupt bewog, den Arzt aufzusuchen.

Einmal ganz abgesehen davon, dass viele gar nicht dazu kommen, auch nur »ein Sterbenswörtchen« von ihrer innersten Not loszuwerden, weil sie sich im »Sprechzimmer« ihrerseits in aller Regel sogleich einer routinierten Befragung ausgesetzt sehen, die nur noch abgefragte Antworten zulässt, also selbst von diesem alltäglichen Elend in den ärztlichen Konsultationszimmern einmal abgesehen, dürfte die keineswegs geringe Schwierigkeit für manchen Patienten die bange Hoffnung sein, überhaupt sagen zu können, woran er leidet, was ihm Sorgen bereitet, vielleicht was ihn bedrückt, womöglich was ihm fehlt. Doch damit mag es sich verhalten, wie immer es will – eines ist in allen diesen Fällen das eine, das wohl immer im Spiel ist und diesem Spiel seinen Ernst verleiht: Der Patient wird sich erhoffen, bei dem, den er zu sprechen sucht, Verständnis für seine Lage oder Verfassung zu finden – und das heißt für ihn: zuerst einmal die Worte dafür zu finden, den wirklich sprechenden Ausdruck, der dem Arzt vermittelt, wie es um ihn steht. Es ist ja noch nicht viel damit getan, dass ein Mensch von seinem Elend berichten, im anspruchsvolleren Sinn »erzählen« will, er muss dies auch vermögen. Der berühmte Schluss des Goethe'schen »Tasso« findet dafür die poetische Form:

> »*Die Träne hat uns die Natur verliehen,*
> *Den Schrei des Schmerzens, wenn der Mann zuletzt*
> *Es nicht mehr trägt – Und mir [dem Dichter] noch über alles –*
> *Sie ließ im Schmerz mir Melodie und Rede,*
> *Die tiefste Fülle meiner Not zu klagen:*
> *Und wenn der Mensch in seiner Qual verstummt,*
> *Gab mir ein Gott zu sagen, wie ich leide.*«[21]

---

21 Goethe, J. W. von (1952), 166.

Ja, sehen Sie, einem Tasso dürften Sie nicht allzu oft begegnen in Ihrer Praxis. Wohl aber Menschen, die über dessen dichterisches Vermögen gerade *nicht* verfügen, weshalb sie auf die Hoffnung angewiesen sind, der, den sie aufsuchen, um ihn zu sprechen, werde ihnen zu Wort verhelfen – äußerstenfalls: er werde sie selbst dann verstehen, wenn sie nur zu stammeln vermochten und zuletzt »in ihrer Qual verstummt[en]«. Wer jedoch erlebt, dass ihm vertraut wird, empfindet sich selbst dann verstanden, wenn er sich nicht verständlich zu machen verstand. Und wieder darf ich sagen: So viel dazu.

Doch nun lassen Sie mich zum Abschluss ein letztes Mal auf das Verhältnis von Patient und Arzt eingehen. Ich sage, wohl bemerkt: »Patient und Arzt«, nicht: »Arzt und Patient«. Auf die Reihenfolge kommt es an, denn es ist der Patient, der den Arzt aufsucht, um ihn zu sprechen, und nicht umgekehrt der Arzt den Patienten.

Das zu betonen ist alles andere als überflüssig, denn wohin Sie in der einschlägigen Literatur zum Thema schauen, Sie treffen durchweg das Schema an: »Der Arzt und sein Patient«. Umgekehrt aber wäre es richtig, also vom Patienten und »seinem Arzt« zu sprechen. Warum? Weil der Arzt für den Patienten da ist, der Patient hingegen nicht für den Arzt – sofern wir einmal den ökonomischen Aspekt beiseitelassen, denn einzig unter dieser sekundären Perspektive ließe sich sagen, auch der Patient sei für den Arzt da.

Belassen wir es also unter Verwendung des besitzanzeigenden Fürworts bei der Wendung »Der Patient und *sein* Arzt« und fragen wir zum Schluss nach den Interessen, die hier den Ausschlag geben, denn davon muss die Rede sein, wenn wir auf die Bedeutung des Vertrauens in der Beziehung des Patienten zu seinem Arzt zu sprechen kommen möchten. Hier gilt: Das leitende, vorrangige, so berechtigte wie berechtigende Interesse in dieser Beziehung ist einzig das Interesse des Patienten, und zwar dies so prinzipiell, dass der

Patient erwarten darf, *sein* Interesse sei zugleich das seines Arztes, der Arzt also werde ganz und gar und ohne Abstrich nicht im Sinn eigener Interessen handeln und entscheiden, sondern einzig im alleinigen Interesse des Patienten, der ihm als »seinem« Arzt vertraut. Ja, denn dies ist im genauen Sinn *die Basis des Vertrauens*, das die Grundlage einer guten Patienten-Arzt-Beziehung ist. Und das Vertrauen ist in der Tat *so sehr* die Grundlage in diesem Verhältnis, dass sich nun schlussfolgernd sagen lässt: Es ist erst dieses unwankende Denken und Handeln des Arztes im Interesse seines Patienten, das schließlich auch – doch erst in zweiter Hand – im Interesse des Arztes ist.

Womit ich nahezu ans Ende und zum Schluss gekommen wäre, stünde nicht noch die Rechtfertigung jener außerordentlichen Geschichten meines Freundes Michel de Montaigne aus, die ich vorhin so ausführlich zu Worte habe kommen lassen. Sie erinnern sich an die »steile These«, wie meine Kinder jetzt sagen würden, wonach das Selbstvertrauen die Quelle des Vertrauens zu anderen sei, also an jene aphoristische Wendung, die zwar aus der Feder des Herzogs La Rochefoucauld stammt, doch auf den Punkt bringt, was uns Montaigne als Bündel mehrerer Geschichten überliefert?

Da mochte der Eindruck entstanden sein, seine exempla, die allemal auf Leben oder Tod hinausliefen, seien wohl doch etwas zu extravagant, als dass sie uns etwas über das Vertrauen lehren könnten, wie es in der alltäglichen ärztlichen Praxis seine Stelle hat.

Doch wie steht es damit? Welcher andere Beruf – da der des Henkers außer Mode geraten ist – stünde in einem so intimen Verhältnis zu Fragen von Leben und Tod wie der des Arztes?

Was aber dieses Letzte betrifft, das Finale, die Sterblichkeit, den Tod, der einer tiefen Einsicht des Philosophen Paul Ludwig Landsberg nach »seine intime Dialektik« hat, indem »er für uns *anwesend ist in Abwesenheit*«[22] – mit anderen Worten: Er ist anwesend auch dort, wo er noch nicht herein- und auftrat … –, könnte es wohl sein, der Arzt, sofern er ein guter Arzt wäre,[23] bedürfe auch noch und letzten Endes des Vertrauens darauf, dass es in der Welt, im Leben im Großen und Ganzen und mit uns Menschen alles in allem bedacht seine Richtigkeit habe – was mit ungeheuerlicher Konsequenz die Anerkennung des Todes einschließt? Und zuvor schon des Leidens – in manchen Fällen womöglich der Krankheit selbst?

Wie sollte denn der Arzt in seinem Umgang mit seinen Patienten zu dem erforderlichen Selbstbewusstsein kommen, wäre er mit dem Faktum, dass wir Sterbliche sind, unversöhnt, bliebe der Tod der »absolute Feind«? Ist es doch immer und ausnahmslos der Tod, der das letzte Wort behält, jedenfalls über uns, sofern wir Weltkinder sind. Was es heißen könnte – wie die Unseren einst dachten –, dass wir zugleich *Himmelskinder* seien, steht auf einem anderen Blatt, und nicht hier auf den von mir mitgebrachten Blättern.

Literatur

Achenbach, Gerd (2011): Aussichten auf ein Ende des kalten Krieges im Reich der Medizin. In: P. F. Matthiessen (Hg.): Patientenorientierung und Professionalität. Bad Homburg: Südost Verlag.

Achenbach, Gerd (2014): Über Vertrauen. In: Ders.: Vom Richtigen im Falschen. Auf Wegen philosophisch inspirierter Lebenskönnerschaft. Köln: Dinter, 49–55.

Achenbach, Gerd (2015): Der Patient und sein Arzt. Unprofessionelle Bemerkungen zu einer im besten Fall mehr als bloß »professionellen« Beziehung. In: Ärztekammer Nordrhein. Kommunikation 108, 67–92.

Albrecht, Harro (2006): Die Heilkraft des Vertrauens. In: Die Zeit 32 (03.08.2006).

---

22 Landsberg, P. L. (1973), 14.
23 Vgl. dazu Dörner, K. (2001), eine Arbeit, der ich mich in vieler Hinsicht verbunden weiß.

Dörner, Klaus (2001): Der gute Arzt. Lehrbuch der ärztlichen Grundhaltung. Stuttgart: Schattauer.

Frevert, Ute (Hg.) (2003): Vertrauen. Historische Annäherungen. Göttingen: Vandenhoeck & Ruprecht.

Goethe, Johann Wolfgang von (1952): Torquato Tasso [1790]. Werke. Hamburger Ausgabe in 14 Bänden, Bd. 5, hg. von E. Trunz. Hamburg: Wegner.

Grimm, Jakob / Grimm, Wilhelm (1919): Deutsches Wörterbuch in 16 Bänden. Band 10, Abteilung 2, Teil 1. Leipzig: Hirzel.

Hartmann, Martin / Offe, Claus (2001): Vertrauen. Die Grundlage des sozialen Zusammenhalts. Frankfurt am Main: Campus Verlag.

Kierkegaard, Søren (1961): Die Wiederholung. In: Werke, Bd. 2, hg. von L. Richter. Reinbek: Rowohlt, 7–83.

Kracauer, Siegfried (1977): Franz Kafka. In: Ders.: Das Ornament der Masse. Frankfurt am Main: Suhrkamp, 256–270.

Landsberg, Paul Ludwig (1973): Die Erfahrung des Todes. Frankfurt am Main: Suhrkamp.

La Rochefoucauld, François de (1962): Reflexionen oder moralische Sentenzen und Maximen. In: F. Schalk (Hg.): Die französischen Moralisten. Leipzig: Dieterich.

Luhmann, Niklas (2014): Vertrauen. Ein Mechanismus der Reduktion sozialer Komplexität [1968]. Konstanz / München: UVK Verlagsgesellschaft.

Montaigne, Michel de (1992): Essais. Zürich: Diogenes Verlag.

Schmitt, Carl (1922): Politische Theologie. Vier Kapitel zur Lehre von der Souveränität. Berlin: Duncker & Humblot.

Schweer, Martin (Hg.) (1997): Interpersonales Vertrauen. Theorien und empirische Befunde. Opladen / Wiesbaden: Westdeutscher Verlag.

Spaemann, Robert (2001): Grenzen. Zur ethischen Dimension des Handelns. Stuttgart: Klett-Cotta.

Vertrautheit und Vertrauen. Zur affektiven Grundlage gemeinsamer Realität[1]

Thomas Fuchs

Einleitung

Unsere alltägliche Sicht der Wirklichkeit beruht nicht nur auf den sinnlichen und handelnden Erfahrungen, die wir mit den Dingen und anderen Menschen machen. Sie beruht auch auf Überzeugungen und Annahmen, die wir nicht persönlich überprüft haben oder gar nicht überprüfen können, sondern für die wir uns auf Berichte, Zeugnisse und Informationen anderer verlassen müssen. Sie gehören zu dem, was man auch den Common sense nennen kann, also selbstverständlich geteilten Überzeugungen, die ein Grundvertrauen in andere voraussetzen. Ja der größte Teil unseres alltäglichen Weltwissens beruht auf einem solchen unhinterfragten Common sense: dass die Erde rund ist; dass sie auch vor 100 Jahren schon existiert hat; dass Menschen ein Gehirn haben; dass sie nicht aus eigener Kraft fliegen können; dass es Bakterien und Viren gibt, und so weiter.

In seinen »Kindergeschichten« erzählt Peter Bichsel[2] von Menschen, die an dem selbstverständlichen *Common sense* zu zweifeln beginnen. Ein alter Mann entschließt sich eines Tages, immer weiter geradeaus nach Osten zu gehen, um zu sehen, ob er irgendwann von

---

1 Revidierte Fassung eines unter dem Titel »Vertrautheit und Vertrauen als Grundlagen der Lebenswelt« erschienenen Aufsatzes (Phänomenologischen Forschungen 21 (2016), 101–118).
2 Bichsel, P. (1997).

der anderen Seite zu seinem Tisch zurückkehren werde, ob also die Erde tatsächlich rund sei. Ein anderer kommt zu dem Schluss, dass es Amerika in Wahrheit gar nicht gebe, und man den vermeintlich dorthin Reisenden unterwegs unter dem Siegel der Verschwiegenheit nur eine Geschichte erzähle, die sie dann berichten: »Auf jeden Fall erzählen alle dasselbe, und alle erzählen Dinge, die sie vor der Reise schon wussten; und das ist doch sehr verdächtig.«[3]

Verdächtig – das bedeutet, dass Menschen an gemeinsamen lebensweltlichen Annahmen zu zweifeln beginnen. Die heute zunehmend verbreiteten Verschwörungstheorien haben hier ihre Grundlage – wir können nie absolut gewiss sein, dass man uns die Wahrheit gesagt hat. Gab es die Mondlandung wirklich? War der Angriff auf das World Trade Center vielleicht von den USA selbst inszeniert? – Wie Peter Bichsels Protagonisten können wir vieles bezweifeln und selbst nachprüfen, müssen dieses Bemühen aber früher oder später doch wieder abbrechen und zum Vertrauen zurückkehren. Ja, wer wirklich an allem zweifeln wollte, käme nicht nur an kein Ende, er könnte nicht einmal damit beginnen. »Das Spiel des Zweifelns setzt selbst schon die Gewissheit voraus«,[4] schrieb Wittgenstein, und sei es auch nur den Glauben, dass ich mit meiner Sprache etwas Sinnvolles aussagen kann.

Wer auch daran zweifelt und eine Privatsprache zu entwickeln versucht wie eine andere von Peter Bichsels Figuren (»Ein Tisch ist ein Tisch«[5]), der wird nicht nur den Mitmenschen, sondern am Ende auch sich selbst unverständlich. Und was es anrichtet, wenn Sprache systematisch zur Täuschung und Lüge verwendet wird, die sich als ununterscheidbar von Wahrheit ausgibt, können wir

---

3 Bichsel, P. (1997), 34.
4 Wittgenstein, L. (1970), 115.
5 Bichsel, P. (1997), 18–27.

gegenwärtig an Protagonisten der internationalen Politik erkennen. Trump ebenso wie Putin zerstören die Realitätsreferenz und den Wahrheitsgehalt der Sprache, also das grundlegende Vertrauen, das wir in Sprechakte haben müssen, damit wir überhaupt miteinander kommunizieren können.

Woher stammt dieses grundlegende Vertrauen? Dieser Frage möchte ich im Folgenden nachgehen. Ich gehe dabei von der Annahme aus, dass unsere alltägliche Lebenswelt nicht allein auf kognitiv erfassten Regularitäten und Annahmen, sondern auch auf affektiv geprägten Einstellungen beruht; und dass die Vertrautheit mit der Welt und das Vertrauen in andere untrennbar miteinander verknüpft sind. Dem entspricht der sprachliche Zusammenhang von Vertrautheit und Vertrauen, ähnlich dem von *familiarity* und *family* im Englischen oder *familliarité* und *famille* im Französischen. Vertrautheit mit der Welt und Vertrauen in andere, so lässt sich thesenhaft formulieren, sind gleichursprüngliche und nicht voneinander zu trennende Grundlagen der Lebenswelt. Diese These möchte ich im Folgenden näher ausführen und begründen. Dazu werde ich phänomenologische Analysen mit entwicklungspsychologischen Befunden verknüpfen und abschließend einen Blick auf einige psychopathologische Phänomene des Vertrauensverlusts werfen.

1) Vertrautheit und Vertrauen

Edmund Husserl, der Begründer der Phänomenologie, hat auf seiner Suche nach den Tiefenschichten der gemeinsamen Lebenswelt den »Weltglauben« oder die »Urdoxa« ausgemacht, nämlich unsere fraglose Annahme, dass die Welt grundsätzlich so weiter existieren und verlaufen werde wie bisher; er spricht auch vom »Und so weiter«.[6] Es ist die grundlegende Verlässlichkeit, von der Faust beim Erwachen dankbar spricht: »Du, Erde, warst auch diese Nacht beständig [...] / In Dämmerschein liegt schon die Welt erschlossen«.[7]

Merleau-Ponty hat dem später den »Wahrnehmungsglauben« (*foi perceptive*) hinzugefügt: »Wir sehen die Sachen selbst, die Welt ist das, was wir sehen: Formulierungen dieser Art sind Ausdruck eines Glaubens, der dem natürlichen Menschen und dem Philosophen gemeinsam ist, sobald er die Augen öffnet; sie verweisen auf eine Tiefenschicht stummer Meinungen, die unserem Leben inhärent sind.«[8] Dieser Glaube schließt zugleich die intersubjektive Gültigkeit der Wahrnehmung ein: Wir gehen immer davon aus, dass auch andere sehen könnten, was wir sehen. »Diese nicht zu rechtfertigende Gewissheit einer gemeinsamen sinnlichen Welt ist der Sitz der Wahrheit in uns«.[9]

Gehen wir weiter: Zur Wahrnehmung gehören die grundsätzliche Konstanz und Verlässlichkeit der Dinge. Ein verlässlicher Gegenstand ist das, was sich in die Zukunft projizieren lässt und dabei bestimmte Erwartungen induziert.[10] Wenn ich ein Glas zu Boden fallen sehe, nehme ich sein Zerbrechen und das dabei entstehende Geräusch vorweg – würde es lautlos fallen, wäre ich völlig überrascht. Gegenstand ist aber auch, was mir verlässliche Möglichkeiten des Handelns bietet – ich kann das Glas ergreifen, rechne mit seinem Gewicht und Widerstand, kann es mit Wasser füllen, und so weiter. Dies wiederum verweist auf eine noch grundlegendere Ver-

---

6 »Die reale Welt ist nur in der beständig vorgezeichneten Präsumption, dass die Erfahrung im gleichen konstitutiven Stil beständig fortlaufen werde« (Husserl, E. (1974), 258).

7 Goethe, J. W. von (1976), 148.

8 Merleau-Ponty, M. (1986), 17.

9 Merleau-Ponty, M. (1986), 28.

10 Husserl, E. (1976).

trautheit, nämlich die mit meinem eigenen Leib. Denn der Leib ist das Medium aller selbstverständlichen Beziehungen zur Welt, und er nimmt als habitueller Leib all die Gewohnheiten und Fähigkeiten an, auf die wir uns dann im Umgang mit Dingen und Situationen selbstverständlich verlassen.

Nun war meine These, dass das Grundvertrauen in die Welt untrennbar verknüpft ist mit dem *Vertrauen in andere*, auf dem unsere alltäglichen sozialen Beziehungen beruhen. Was verstehen wir unter Vertrauen? Es ist zunächst eine Einstellung positiver Erwartung, die wir hinsichtlich des Wohlwollens, der Aufrichtigkeit und Verlässlichkeit anderer hegen. Mehr noch: Diese Einstellung setzen wir in unseren Interaktionen auch wechselseitig voraus. Wer vertraut, der vertraut auch darauf, dass der andere seinerseits ihm vertraut. In der Sprache der soziologischen Systemtheorie bedeutet Vertrauen eine reziproke »Erwartungserwartung«.[11] Damit bildet es den impliziten gemeinsamen Hintergrund, vor dem die Äußerungen und Handlungen des Interaktionspartners in einem bestimmten Licht erscheinen, nämlich so, dass wir ihm keine verborgene Absicht, Verstellung oder Täuschung unterstellen, sondern von einer Kongruenz zwischen Äußerem und Innerem ausgehen. Man kann Vertrauen auch als eine interpersonelle *Atmosphäre* des Wohlwollens und der Zuversicht beschreiben, die zwischen den Beteiligten herrscht.

Freilich, Vertrauen ist widerlegbar, und wir können es nie von vorneherein hinreichend begründen. Damit Vertrauen überhaupt möglich ist, muss es daher in der Gemeinschaft, in der wir leben, immer schon als fraglose Praxis etabliert sein. Die meisten alltäglichen Interaktionen setzen es als selbstverständlichen Hintergrund voraus, ob wir in ein Taxi steigen ohne die Sorge, der Fahrer könne

---

11 Luhmann, N. (2001); Endreß, M. (2002).

uns womöglich kidnappen, oder ein Restaurant aufsuchen ohne die Furcht, dort vergiftet zu werden. Wir haben nie danach gefragt, worin solche Sicherheiten begründet sind. Erst enttäuschtes oder aus anderen Gründen verlorenes Vertrauen und das daraus resultierende Misstrauen lassen zwischen dem Verhalten und den Absichten der anderen eine Kluft aufbrechen. Wie bei einem Gestaltwechsel erscheinen ihre Äußerungen nun in einem ganz anderen, zweideutigen oder hintergründigen Licht, ja sie können als Verstellung geradezu das Gegenteil von dem bedeuten, was sie auszudrücken scheinen. Während Vertrauen wie beschrieben eine Atmosphäre der positiven wechselseitigen Resonanz herstellt, erzeugt Misstrauen eine Atmosphäre des Unbehagens, der Bedrohlichkeit oder auch Unheimlichkeit.

Noch eine weitere Dimension gehört zum fraglosen Untergrund sozialer Beziehungen: Es sind die mit den Angehörigen einer gemeinsamen Kultur geteilten Grundannahmen und Gewissheiten, die Wittgenstein als »*bedrock of unquestioned certainties*«[12] bezeichnete, als das harte Gestein am Grund des Flussbettes des Wissens. Gemeint sind alle Wahrheiten, die wir nie selbst überprüft, ja oft noch nicht einmal explizit formuliert haben, an denen zu zweifeln jedoch sinnlos ist, da sie zum gemeinsamen Weltbild einer Kultur gehören. Dass es Amerika gibt, dass in Rom der Papst lebt, dass die Erde rund ist – davon war zu Beginn schon die Rede. Wir glauben all dies, weil alle es glauben und nichts dagegen spricht, aber damit stellt sich die Frage nach der Glaubwürdigkeit gemeinsamen Wissens. Wir vertrauen den anderen, auch wenn wir wissen, dass sie selbst oft nur ein tradiertes Wissen weitergeben, das sie zum geringsten Teil überprüft haben und persönlich bezeugen können. Aber wir glauben ih-

---

12 Wittgenstein, L. (1970), 32 ff.

nen, dass sie es glauben. Wie Wittgenstein schreibt, habe ich mein Weltbild nicht, »[...] weil ich mich von seiner Richtigkeit überzeugt habe [...]. Sondern es ist der überkommene Hintergrund, auf dem ich zwischen wahr und falsch unterscheide«.[13]

2) Oikeíosis: Die Beheimatung in der Welt

Doch woher stammen Vertrautheit und Vertrauen, wenn wir uns nie bewusst dazu entschlossen haben? Beide haben eine gemeinsame Wurzel, nämlich in der ursprünglichen Erschließung der Welt, die in die früheste Kindheit zurückreicht, und die ich mit einem Begriff der stoischen Ethik als »οἰκείωσις« (Oikeíosis)[14] bezeichnen möchte. Abgeleitet vom griechischen οἶκος (oikos, »Haus«, »Wohnung«, »Heimat«, »Familie«), wörtlich also »Einhausung«, »Beheimatung« oder auch »Aneignung«, beschreibt der Begriff im stoischen Verständnis zunächst die Selbstaneignung der Person einschließlich der Aneignung des eigenen Leibes, dann die zunehmende Erweiterung des persönlichen Eigenraums auf die konzentrischen Sphären der Familie, der Angehörigen, Nachbarschaft, Gesellschaft, schließlich der Menschheit insgesamt, der sich der vernünftige Mensch zugehörig fühlt.[15]

Ich verstehe unter Oikeíosis allerdings weder einen rein individuellen noch einen vernunftgesteuerten Prozess, sondern das primäre, sowohl leibliche als auch zwischenleibliche Vertrautwerden mit der gemeinsamen Welt. Der sprachliche Zusammenhang von Wohnung und Gewohnheit (im Englischen *habit* und *to inhabit*) verweist auf

---

13 Wittgenstein, L. (1970), 94.
14 Vgl. Fuchs, T. (2000), 311 ff.
15 Bees, R. (2004); Forschner, M. (2008).

einen Prozess, in dem die zugleich leibliche, räumliche und zeitliche Erfahrung von Konstanz und Wiederholung eine zunehmende Vertrautheit mit der gewohnt-bewohnten Umwelt herstellt. Damit verbunden sind die Atmosphären von Beheimatung, Wohnlichkeit oder Sicherheit. Dieser Aneignungsprozess ist nun von Anfang an in die zwischenleiblichen und affektiven Interaktionen mit den primären Bezugspersonen eingebettet. Betrachten wir diese Prozesse der Oikeíosis etwas näher.

Zunächst stehen dem kleinen Menschenkind als »physiologischer Frühgeburt«[16] seine eigenen leiblichen Fähigkeiten nicht von vorneherein zur Verfügung; sein sensomotorisches Körper- und Aktionsschema ist nur rudimentär entwickelt. Erst in wiederkehrenden Erfahrungen von spontaner Bewegung und wahrgenommener Antwort der Umgebung gewöhnt sich der Säugling nach und nach an seinen Körper und lernt ihn gleichsam zu »bewohnen«, das heißt auch zunehmend zu beherrschen. Im gleichen Zug entwickelt sich aber auch die leibliche Aneignung der Welt, das Vertrautwerden mit den Formen, Farben, Klängen und Gerüchen der Dinge ebenso wie das Erlernen des handelnden Umgangs mit ihnen. In dem Maß, wie das Kind leiblich geschickt zu agieren lernt, erlernt es auch den Gebrauch und die spezifische Aneignung der Dinge seiner Umwelt. Sie werden ihm buchstäblich »zuhanden«, das heißt, in der geschickten Handhabung in das eigene Körper- und Aktionsschema eingegliedert.

Grundlage für diese Aneignung von Leib und Welt ist das implizite oder *Leibgedächtnis*.[17] Dieses verkörperte Gedächtnis lässt sich als die Gesamtheit von Gewohnheiten und Fähigkeiten definie-

---

16 Portmann, A. (1944).
17 Fuchs, T. (2000 / 2012).

ren, die uns durch das Medium des Leibes zur Verfügung stehen, ohne dass es dazu einer gezielten Aufmerksamkeit oder Erinnerung an frühere Erlebnisse bedarf. Wiederholte oder gezielt eingeübte Bewegungssequenzen haben sich inkorporiert und sind uns »in Fleisch und Blut übergegangen«, etwa der aufrechte Gang, das Sprechen und Schreiben oder der geschickte Gebrauch von Instrumenten. Aufgrund seiner einzigartigen Plastizität ist der menschliche Leib lebenslang in der Lage, sich neue Umwelten, Situationen oder Gegenstände zu erschließen und vertraut zu machen. Das einmal erworbene leibliche Können realisiert sich im selbstverständlichen Umgang mit Situationen und Dingen und liegt dem Gefühl des »ich kann« zugrunde, also dem Vertrauen auf die eigenen leiblichen Vermögen.

Zum Leibgedächtnis gehört wesentlich ein *zwischenleibliches Gedächtnis*, nämlich für den vertrauten Umgang mit anderen. In den dyadischen Interaktionen mit der Mutter oder anderen Bezugspersonen erlernt der Säugling bereits in den ersten Lebensmonaten typische Schemata des Umgangs, etwa »von Mama gestillt« oder »hochgehoben werden«, »mit Papa schaukeln«, und so weiter. Daraus entsteht das, was Stern *implizites Beziehungswissen* nennt:[18] ein präreflexives leibliches Wissen, wie man mit anderen umgeht – wie man mit ihnen Vergnügen hat, Freude ausdrückt, Aufmerksamkeit erregt, Ablehnung vermeidet und so weiter. Es ist ein zeitlich organisiertes, gewissermaßen »musikalisches« Gedächtnis für die Rhythmik, die Dynamik und auch die Emotionen, die in der Interaktion mit anderen mitschwingen.

Konstante zwischenleibliche Geborgenheit, Zuwendung und Wärme der Mutter begründen schließlich auch das, was Erikson

---

18 Stern, D. N. (1998).

»Urvertrauen«[19] genannt hat, und was in Bowlbys Bindungstheorie als »sichere Gebundenheit«[20] wiederkehrt. Es ist das Vertrauen darauf, von anderen grundsätzlich angenommen und geliebt zu sein, nicht verlassen zu werden, später dann ihrem Vorbild folgen und ihren Worten Glauben schenken zu können. Zugleich bedeutet es die grundlegende Erfahrung der Welt als eines freundlichen, bewohnbaren und vertrauten Ortes. Aller später erworbene Glauben, alle fraglos übernommenen Gewissheiten, alles Vertrauen in andere beruhen letztlich auf diesem Urvertrauen der ersten Lebensjahre. Entsteht es nicht oder nur unzureichend, so bleiben alle späteren positiven Erfahrungen und Beziehungen immer vorläufig, ungesichert und misstrauensanfällig. Statt des Urvertrauens entwickelt sich so etwas wie ein »Urmisstrauen«.

Ein Beispiel für die welterschließende Wirkung des Urvertrauens findet sich in dem Phänomen, das die Entwicklungspsychologie als »soziale Bezugnahme« (social referencing) bezeichnet: Konfrontiert man ein etwa 9 Monate altes Kind mit einem neuen, Unsicherheit oder Angst auslösenden Objekt, etwa einem piepsenden und sich auf das Kind zubewegenden Roboter, so wird es zuerst nach den Eltern sehen, um zu merken, ob sie ängstlich oder freudig auf das Objekt reagieren, und sich dann in seiner Reaktion nach ihnen richten.[21] Dies illustriert das fraglose Vertrauen in die Bezugspersonen, das dem Kind die Welt vertraut werden lässt. Ähnlich verhält es sich mit den Situationen der geteilten Aufmerksamkeit (joint attention) und der kooperativen Praxis, die sich vom Ende des ersten Lebensjahres an entwickeln:[22] Die gemeinsame Ausrichtung auf Objekte,

---

19 Erikson, E. H. (1950), 243.
20 Bowlby, J. (1969).
21 Hornik, R. et al. (1987); Hirshberg, L. M. / Svejda, M. (1990).
22 Tomasello, M. (2002).

mit dem Bewusstsein, dass auch der Erwachsene sie im Blick hat, das Zeigen auf Gegenstände und ihre Handhabung mit dem Ziel, gemeinsam etwas zu erreichen oder herzustellen, all das ist eingebettet in die vertrauensvolle Beziehung des Kindes zu den Erwachsenen und überträgt gewissermaßen dieses Vertrauen auf die Vertrautheit, welche die Umwelt für das Kind erhält.

Die Oikeíosis ist damit von Anfang an zwischenleiblich, sozial und zugleich kulturell geprägt: Teller, Löffel, Stuhl, Spielsachen, Kleidung, Schuhe – nahezu alles, was der kindliche Leib sich vertraut macht, sind kulturelle Gegenstände und entsprechend vorgeprägte Vollzüge. Jeder Schritt der Auslegung der Welt beruht damit auf einem Vorrat von sedimentierten Erfahrungen anderer. Die praktische Vertrautheit mit der Welt bildet sich im Austausch mit den Mitmenschen heraus, und diese Vertrautheit bleibt umgekehrt immer auf sie bezogen. Alles was wir wahrnehmen und womit wir handelnd umgehen, ist immer auch das potenziell von anderen Wahrnehmbare oder Handhabbare, also Teil der gemeinsamen Welt.

Diese primäre Oikeíosis bildet nun auch die Grundlage für die spätere, sprachlich vermittelte Einführung in die Kenntnisse, Normen und Lebensformen der gemeinsamen Welt. »Das Kind lernt, indem es dem Erwachsenen glaubt. Der Zweifel kommt nach dem Glauben«,[23] wie Wittgenstein schreibt, und: »Der Schüler glaubt seinen Lehrern und den Schulbüchern«.[24] Darin liegt keine falsche Autoritätsgläubigkeit, denn die Einführung in das kulturell sedimentierte Wissen der Lebenswelt erlaubt es überhaupt erst, dieses Wissen auch in Frage zu stellen. Zweifellos bedeutet der Common sense auch eine Einschränkung, doch ohne das »Grundgestein fragloser

---

23 Wittgenstein, L. (1970), 160.
24 Wittgenstein, L. (1970), 263.

Gewissheiten« (Wittgenstein) und deren Verwurzelung im Urvertrauen hätte auch der Zweifel nichts Greifbares, woran er ansetzen könnte.

Zusammengefasst vollzieht sich die *Oikeiosis* in der frühen Kindheit in zwischenleiblichen Erfahrungen und Interaktionen. In ihnen erfährt sich der Säugling als wahr- und angenommen von seinen Bezugspersonen und kann so, eingebettet in die Atmosphäre des Urvertrauens, mit den Dingen und Situationen umzugehen lernen. Vertrautheit mit der Welt und Vertrauen in andere sind gleichursprüngliche und nicht voneinander zu trennende Grundlagen der Lebenswelt.

3) Verlust von Vertrauen und Vertrautheit in der Psychopathologie

So weit einige Überlegungen zur Phänomenologie und Genese von Vertrautheit und Vertrauen. Für den Psychiater liegt es nun nahe, eine Vielzahl von psychopathologischen Phänomenen als Verlust von Vertrautheit und Vertrauen und damit als Formen der *Entfremdung* zu interpretieren. Ich gebe dazu einige Beispiele:

Die *Posttraumatische Belastungsstörung* nach einem lebensbedrohlichen Unfall, nach Vergewaltigung oder Folter hat ihre Wurzel nicht nur in der wiederkehrenden Erinnerung an das Ereignis, sondern immer auch in einer Erschütterung des Urvertrauens in die Welt: Das Trauma hat das Gefühl eines wehrlosen Ausgesetztseins, einer allgegenwärtigen, atmosphärisch gespürten Bedrohung hinterlassen. »Wer der Folter erlag«, schreibt Jean Améry, selbst Überlebender nationalsozialistischer Folter, »kann nicht mehr heimisch werden in der Welt [...] (Das) mit der Tortur eingestürzte Weltvertrauen wird nicht wiedergewonnen«.[25] »Sofern überhaupt aus der Erfahrung der Tortur eine über das bloß Albtraumhafte hinausgehende Erkenntnis bleibt, ist es die einer großen Verwunderung und einer durch keinerlei spätere menschliche Kommunikation auszugleichenden Fremdheit in der Welt.«[26]

Ein verwandtes Beispiel stellt die *Posttraumatische Verbitterungsstörung* dar:[27] Hier ist es die Enttäuschung des grundlegenden Vertrauens in eine gerechte Welt, die die Betroffenen nicht zu bewältigen vermögen. Eine erlittene Unbill, Schmach, Gewalt oder andere Form von Traumatisierung wird als zutiefst ungerecht, beleidigend und demütigend erlebt, ohne dass die Möglichkeit einer Anerkennung und Wiedergutmachung des Unrechts besteht. Gefühle der Bitterkeit, Wut und Ohnmacht vergiften das Leben der Betroffenen. Mit Michael Kohlhaas gab Kleist die klassische Beschreibung eines Menschen, der das Vertrauen in die Gerechtigkeit verloren hat und sich entschließt, die Rache selbst in die Hand zu nehmen.

Verschwörungstheorien

Eine besonders aktuelle Verunsicherung des Vertrauens liegt den Verschwörungstheorien zugrunde. »Nichts ist, wie es scheint«, »nichts geschieht durch Zufall«, und »alles hängt mit allem zusammen«: Durch diese drei Grundannahmen werden Verschwörungstheorien in der gegenwärtigen Politologie charakterisiert.[28] Schon eine schlichte Geste wie die berühmte »Raute« von Angela Merkel

---

25 Améry, J. (1997), 73.
26 Améry, J. (1997), 72.
27 Linden, M. et al. (2004).
28 Barkun, M. (2013); Butter, M. (2018).

Thomas Fuchs

erscheint dann nicht mehr als einfache Handbewegung, sondern
nimmt Zeichencharakter an für etwas Hintergründiges, vielleicht
die Zugehörigkeit zu einem Geheimbund oder Ähnliches. In der
Konsequenz kann es dann nur noch um das Ziel gehen, dieses »Da-
hinter«, die eigentlichen Bedeutungen und Agenten zu entschlüs-
seln. Die Drahtzieher werden häufig durch die Denkfigur des »cui
bono?« ausgemacht: Wem nützt es, wer hat einen Vorteil davon?

Schon aus diesen ersten Charakteristika wird erkennbar, dass
den Verschwörungstheorien ein tiefgreifender Verlust des Vertrauens in den Common sense und in die gemeinsame Realität zugrunde liegt. Verschwörungsideen blühen immer dann auf, wenn Unsicherheit, Ängste und Zweifel an etablierten Systemen wachsen und
traditionelle Deutungsmuster nicht mehr greifen.[29] Sie entspringen
dem Bedürfnis, eine undurchschaubare, als bedrohlich empfundene
Krisenlage erklärbar zu machen, ihre Komplexität zu reduzieren und
ihre schwer erträgliche Zufälligkeit zu bewältigen, indem sie als intentional und gezielt verursacht gedeutet wird.

Was beispielsweise in Corona-bezogenen Verschwörungstheorien verleugnet wird, ist offensichtlich die Kontingenz, also die Zufälligkeit und Unvorhersehbarkeit, mit der ein unsichtbares Virus
plötzlich zu einer weltweiten tödlichen Gefahr geworden ist. Die
resultierende Verunsicherung und Desorientierung führt zu dem
Versuch, ein kohärentes Weltbild wiederherzustellen, nämlich durch
eine umfassende Umdeutung der Realität: Die anfängliche Erfahrung von Kontingenz und Ohnmacht kehrt sich um in die Gewissheit, die geheimen Machenschaften der Mächtigen durchschaut zu
haben. Es ist eben nicht zufällig, was da in unserem Land geschieht,
sondern wohlgeplant, hinterhältig organisiert und heimtückisch aus-

29 Butter, M. (2018).

geführt. So können im Geheimen wirkende Personen oder Gruppen als Verantwortliche eines Geschehens angesehen werden, das sonst kontingent und undurchschaubar bliebe. Diese vermeintliche Einsicht bietet nicht zuletzt Möglichkeiten zur Gegenwehr, und damit stellt sie die eigene Handlungsfähigkeit und Kontrolle zumindest bis zu einem gewissen Grad wieder her.

Die Funktion der neuen Realitätsdeutung ist also letztlich die Reduktion einer bedrohlichen Hyperkomplexität. Um diese Entlastungswirkung nicht zu gefährden, immunisieren sich Verschwörungsgläubige im weiteren Verlauf systematisch gegen widersprechende Evidenzen. Sie erklären anderslautende Informationen als gezielte Täuschungen der Eliten oder als »Fake News«. Das verlorene Vertrauen in etablierte Medien und ihre Informationen lässt sich nicht wiederherstellen – es bilden sich Echokammern und Parallelwelten, mit denen in zentralen Fragen keine gemeinsame Realität mehr herzustellen ist. Wenn man sich nicht einmal mehr darüber verständigen kann, ob es das Coronavirus gibt oder ob Russland die Ukraine angegriffen hat oder umgekehrt, so zeigt dies auf beklemmende Weise, dass die Verständigung über eine gemeinsame Realität auf ein basales Vertrauen angewiesen ist.

Schizophrenie

Schließlich will ich noch eine Erkrankung hervorheben, die wie keine andere als Verlust leiblicher und lebensweltlicher Vertrautheit verstanden werden kann, nämlich die *Schizophrenie*. Zumal in den frühen Stadien der Krankheit erleben die Patienten einen allmählichen Verlust des impliziten Wissens, Könnens und Sich-Verstehens auf die Welt, das an das Medium des Leibes gebunden ist. Der Psychiater Wolfgang Blankenburg hat dies als »Verlust der natürlichen Selbstverständlichkeit«[30] beschrieben. Die neuere phänomenologische Psychopathologie hat dafür den Begriff der »Entkörperung« *(disembodiment)* geprägt.[31] Sie besteht in einer schleichenden Entfremdung leiblicher Gewohnheiten und Handlungsabläufe, die gerade das Selbstverständliche und Alltägliche immer fragwürdiger erscheinen lässt.

> »Wenn ich etwas tun will wie etwa Wasser trinken, dann muss ich das im Detail durchgehen – einen Becher finden, hinübergehen, den Hahn aufdrehen, den Becher auffüllen, trinken«.[32]

> »Zeitweise konnte ich keinen Handgriff mehr machen, ohne darüber nachzudenken, wie ich das mache.«[33]

Die selbsttätigen, habituellen Leistungen des Leibes zerfallen und müssen durch bewusste Planung und Ausführung ersetzt werden. Die Entfremdung erstreckt sich aber auch auf die Vertrautheit der Lebenswelt:

> »Ein Patient denkt über selbstverständliche Dinge nach: Warum ist das Gras grün, warum haben die Ampeln drei Farben?«[34]

> »Manchmal habe ich schon über Worte nachgedacht, warum jetzt >Stuhl< >Stuhl< heißt zum Beispiel, oder solche Sachen.«[35]

---

30 Blankenburg, W. (1971), 62.
31 Stanghellini, G. (2004); Fuchs, T. (2005a).
32 Chapman, J. (1966), 239. (Übers. d. Verf.).
33 de Haan, S. / Fuchs, T. (2010), 330.
34 Parnas, J. / Handest, P. (2003), 250.
35 de Haan, S. / Fuchs, T. (2010), 330.

Auch hier erkennen wir den Verlust vertrauter Bedeutsamkeiten, der in eine grundlegende Fragwürdigkeit der Welt mündet. Die folgende Kasuistik gibt eine längere Entwicklung wieder:

Ein 32-jähriger Patient berichtet, er sei im Alter von etwa 16 Jahren zusehends unsicherer geworden, ob seine persönlichen Dinge wirklich noch die eigenen oder insgeheim von anderen ausgetauscht worden seien. Wenn er sich z. B. Bücher kaufte, war er nicht mehr sicher, ob der Verkäufer sie nicht heimlich durch andere ersetzt hatte; so musste er sie weggeben und wieder neue kaufen. Wenn er Dinge auf seinem Schreibtisch liegen ließ, kamen ihm später Zweifel, ob sie nicht inzwischen ausgetauscht worden waren. Zusehends sei das Vertrauen in seine Umgebung verloren gegangen.

Die Entfremdung manifestiert sich bei diesem Patienten zunächst in einem Misstrauen in die Zugehörigkeit seines Eigentums. Die Verlässlichkeit der persönlichen Dinge ist für ihn deshalb von existenzieller Bedeutung, weil die Kontinuität der äußeren Umgebung die gespürte eigene Brüchigkeit kompensieren soll. Doch die Vertrautheit der Dinge lässt sich nicht mehr herstellen, und die persönliche Umgebung erscheint zunehmend entfremdet. Ich setze die Kasuistik fort:

Während des Studiums, mit 21 Jahren, konnte er auch seinen eigenen Aufzeichnungen aus der Vorlesung nicht mehr trauen. Schließlich begann er zu zweifeln, ob seine eigenen Arme oder die von jemand anderem die Arbeit machten, mit der er gerade beschäftigt war. Er musste seine Arme sorgfältig von den Händen bis zum Körper verfolgen, um sicherzugehen, dass er selbst das sei, und habe immer wieder nach hinten gesehen, ob da nicht jemand anderes stand, der sie bewegte. Nun begann er die einfachsten Handlungen anzuzweifeln. Jeder Handgriff sei nun zu einer Mathematikaufgabe geworden, über die er mit größter Konzentration habe nachgrübeln müssen. So blieb er in den alltäglichsten Abläufen stecken und geriet in zunehmende Verzweiflung.[36]

Wie sich zeigt, geht schließlich auch das Gefühl der Urheberschaft für die eigenen Bewegungen verloren, das Grundvertrauen des »Ich kann«, und die gewohnten Handlungseinheiten lösen sich auf. Die Vertrautheit mit dem eigenen Leib und seinem selbstverständlichen Können zersetzt sich. Um den Verlust auszugleichen, muss der Patient jede Bewegung bewusst vorbereiten und ausführen, indem er seinen Körper wie ein äußeres Instrument benutzt. Doch selbst dann kann er noch nicht sicher sein, ob die Bewegung nicht von jemand anderem ausgeführt wurde.

Bei der folgenden schizophrenen Patientin kommt es zu einer Entfremdung der Wahrnehmung selbst, einem Verlust des »Wahrnehmungsglaubens«, der schließlich in einen Verfolgungswahn mündet:

>»Es kam mir immer unwirklicher vor, wie ein fremdes Land … Dann kam mir die Idee, das ist doch gar nicht mehr deine alte Umgebung … es könnte ja gar nicht mehr unser Haus sein. Irgendjemand könnte mir das als Kulisse einstellen. Eine Kulisse, oder man könnte mir ein Fernsehspiel einspielen. … Dann hab ich die Wände abgetastet … Ich habe geprüft, ob das wirklich eine Fläche ist … «[37]

---

36 Bürgy, M. (2003), 9 ff.
37 Klosterkötter, J. (1988), 64 f.

Die Entfremdung der Wahrnehmung lässt nur noch Kulissen bestehen, während wir sonst wahrnehmend immer die Dinge selbst in ihrer Konstanz und Verlässlichkeit erfassen. Die fundamentale Erschütterung des Wirklichkeitsglaubens und der damit verknüpfte »ontologische Zweifel« kann nur im Wahn aufgefangen werden: Die Patientin war schließlich überzeugt davon, dass eine Geheimdienstorganisation sie zu Versuchszwecken missbrauche und ihr über Strahlen Scheinbilder in das Gehirn projiziere.

Generell entwickelt sich der paranoide Wahn auf der Basis verlorenen Grundvertrauens und der Auflösung fragloser Gewissheiten – in der Atmosphäre des Unheimlichen, die Jaspers auch als »Wahnstimmung«[38] bezeichnete. Ähnlich wie bei Verschwörungstheorien wird im Wahn die grundlegende Selbstverunsicherung auf äußere Bedrohungen projiziert und damit vermeintlich »durchschaubar« gemacht. Das Abgründige erhält einen neuen Sinn – den Wahnsinn: Ihm zufolge entspringt die Undurchschaubarkeit und Unheimlichkeit des Geschehens gerade einer verborgenen Absicht. An die Stelle des radikalen Zweifels der Wahnstimmung tritt die wahnhafte Gewissheit – freilich um den Preis eines Verlusts der gemeinsamen Wirklichkeit. Der fixierte, keiner intersubjektiven Korrektur mehr zugängliche Wahn ersetzt so den verlorenen Common sense der gemeinsamen Welt.

---

38 Jaspers, K. (1973), 82.

Resümee

Ich habe die These entwickelt, dass die Vertrautheit mit der Welt und Vertrauen in andere gleichursprüngliche und nicht voneinander zu trennende Grundlagen der Lebenswelt darstellen. Die »Urdoxa« oder der Weltglaube ist das Grundvertrauen in den Fortgang der Welt; der eigene Leib vermittelt uns die Vertrautheit mit Situationen und Gegenständen, die wir wahrnehmen oder handhaben. Und der alltägliche Umgang mit anderen beruht auf einem basalen Vertrauen in die Konstanz und Verlässlichkeit der sozialen Welt, das sich als »Urvertrauen« der Urdoxa zur Seite stellen lässt. Beide beruhen auf einer ursprünglichen Erschließung der Welt, die ich als Oikeíosis beschrieben habe. Sie vollzieht sich in der frühen Kindheit in leiblichen und zwischenleiblichen Erfahrungen, wie sie die Säuglingsforschung im Einzelnen beschreibt. Eingebettet in die affektive Resonanz und Atmosphäre des Urvertrauens vermag das Kind sich auch die Welt vertraut zu machen. Wenn die Lebenswelt, in den Worten Husserls, das »Universum vorgegebener Selbstverständlichkeiten«[39] ist, so liefert die Analyse der verkörperten Interaktionen eine Theorie der Verankerung, Sedimentierung und Stabilisierung der Lebenswelt im Individuum, nämlich intersubjektiv konstituiertes Vertrautheitswissen.

In psychischen Erkrankungen ist das basale Vertrautsein und Vertrauen in die Welt in unterschiedlicher Weise beeinträchtigt. Die tiefgreifendste Entfremdung erfahren Patienten in der Schizophrenie, die als »Verlust der natürlichen Selbstverständlichkeit« alle Bereiche des Erlebens erfassen kann und im Wahn schließlich zu einer Auflösung der intersubjektiven Konstitution der Lebenswelt führt.

---

39 Husserl, E. (1976), 183.

Was Vertrautheit und Vertrauen auf einer existenziellen Ebene bedeuten, können wir wohl nirgends so deutlich erkennen wie an der
Schizophrenie, in der das Subjekt in seinem Leib und in der gemeinsamen Welt nicht mehr zuhause ist.

Literatur

Améry, Jean (1997): Jenseits von Schuld und Sühne. Bewältigungsversuche eines
Überwältigten. Stuttgart: Klett-Cotta.

Barkun, Michael (2013): A culture of conspiracy. Oakland, CA: University of
California Press.

Butter, Michael (2018): Nichts ist, wie es scheint. Über Verschwörungstheorien.
Berlin: Suhrkamp.

Becchio, Christina / Bertone, Cesare / Castiello, Umberto (2008): How the gaze
of others influences object processing. In: In Trends in Cognitive Sciences 12
(7), 254–258.

Bees, Robert (2004): Die Oikeiosislehre der Stoa. I. Rekonstruktion ihres Inhal-
tes. Würzburg: Königshausen und Neumann.

Bichsel, Peter (1997): Kindergeschichten. Frankfurt am Main: Suhrkamp.

Blankenburg, Wolfgang (1971): Der Verlust der natürlichen Selbstverständlichkeit. Ein Beitrag zur Psychopathologie symptomarmer Schizophrenien. Stuttgart: Enke.

Bowlby, John (1969): Attachment and Loss. Vol. 1: Attachment. London: Hogarth. [dt. (1982): Bindung. Eine Analyse der Mutter-Kind-Beziehung. München: Kindler].

Bürgy, Martin (2003): Zur Phänomenologie der Verzweiflung bei der Schizophrenie. In: Zeitschrift für klinische Psychologie, Psychiatrie und Psychotherapie 51 (1), 1–16.

Chapman, James (1966): The early symptoms of schizophrenia. In: British Journal of Psychiatry 112 (484), 225–251.

Endreß, Martin (2002): Vertrauen. Bielefeld: Transcript.

Erikson, Erik H. (1950): Kindheit und Gesellschaft. Stuttgart: Klett.

Fonagy, Peter / Allison, Elizabeth (2014): The role of mentalizing and epistemic
trust in the therapeutic relationship. In: Psychotherapy 51 (3): 372–380.

Forschner, Maximilian (2008): Oikeiosis. Die stoische Theorie der Selbstaneignung. In: B. Neymeyr / J. Schmidt / B. Zimmermann (Hg.): Stoizismus in der

europäischen Philosophie, Literatur, Kunst und Politik: eine Kulturgeschichte von der Antike bis zur Moderne. Bd. 1. Berlin / New York: de Gruyter, 169–192.

Fuchs, Thomas (2000): Leib, Raum, Person. Entwurf einer phänomenologischen Anthropologie. Stuttgart: Klett-Cotta.

Fuchs, Thomas (2001): The tacit dimension. Commentary to W. Blankenburg's »Steps towards a psychopathology of common sense« Philosophy, Psychiatry & Psychology 8 (4), 323–326.

Fuchs, Thomas (2005a): Corporealized and disembodied minds. A phenomenological view of the body in melancholia and schizophrenia. Philosophy, Psychiatry & Psychology 12 (2), 95–107.

Fuchs, Thomas (2005b): Delusional mood and delusional perception – A phenomenological analysis. Psychopathology 38 (3), 133–139.

Fuchs, Thomas (2008): Das Gedächtnis des Leibes. In: Ders.: Leib und Lebenswelt. Neue philosophisch-psychiatrische Essays. Kusterdingen: Die Graue Edition, 37–64.

Fuchs, T. (2010): Das Unheimliche als Atmosphäre. In: K. Andermann / U. Eberlein (Hg.): Gefühle als Atmosphären. Neue Phänomenologie und philosophische Emotionstheorie. Berlin: Akademie Verlag, 167–182.

Fuchs, Thomas (2012): The phenomenology of body memory. In: S. Koch et al. (Hg.): Body Memory, Metaphor and Movement. Amsterdam: John Benjamins, 9–22.

Fuchs, Thomas (2016): Self across time: The diachronic unity of bodily existence. Phenomenology and the Cognitive Sciences 15 (i. E.).

Goethe, Johann Wolfgang von ([10]1976): Faust II [1832]. Werke. Hamburger Ausgabe in 14 Bänden, Bd. 3, hg. von E. Trunz. München: C.H. Beck.

Hirshberg, Laurence M. / Svejda, Marilyn (1990): When infants look to their parents: I. Infants' social referencing of mothers compared to fathers. Child Development 61 (4), 1175–1186.

Hornik, Robin / Risenhoover, Nancy / Gunnar, Megan (1987): The effects of maternal positive, neutral, and negative affective communications on infant responses to new toys. In: Child Development 58 (4), 937–944.

Husserl, Edmund (1939): Erfahrung und Urteil. Untersuchungen zur Genealogie der Logik, hg. von L. Landgrebe. Prag: Academia Verlag.

Husserl, Edmund (1950): Ideen zu einer reinen Phänomenologie und phänomenologischen Psychologie. I. Allgemeine Einführung in die reine Phänomenologie. Husserliana Bd. III/1. Den Haag: Nijhoff.

Husserl, Edmund (1952): Ideen zu einer reinen Phänomenologie und phänomenologischen Philosophie II. Phänomenologische Untersuchungen zur Konstitution. Husserliana Bd. IV. Den Haag: Nijhoff.

Husserl, Edmund (1974): Formale und transzendentale Logik. Husserliana Bd. XVII. Den Haag: Nijhoff.

Husserl, Edmund (1976b): Die Krisis der europäischen Wissenschaften und die transzendentale Phänomenologie. Husserliana Bd. VI. Den Haag: Nijhoff.

Klosterkötter, Joachim (1988): Basissymptome und Endphänomene der Schizophrenie. Berlin / Heidelberg / New York: Springer.

Linden, Michael et al. (2004): Die posttraumatische Verbitterungsstörung (PTED). Abgrenzung einer spezifischen Form der Anpassungsstörungen. In: Nervenarzt. 75 (1), 51–57.

Luhmann, Niklas ([11]2001). Soziale Systeme [1984]. Frankfurt am Main: Suhrkamp.

Merleau-Ponty, Maurice (1986): Das Sichtbare und das Unsichtbare [1964], hg. und mit einem Nachwort versehen von C. Lefort, übers. von R. Giuliani / B. Waldenfels. München: Fink.

Parnas, Josef / Handest, Peter (2003): Phenomenology of Anomalous Self-Experience in Early Schizophrenia. In: Comprehensive Psychiatry 44 (2), 121–134.

Portmann, Adolf (1944): Biologische Fragmente zu einer Lehre vom Menschen. Basel: Schwabe.

Stanghellini, Giovanni (2004): Disembodied spirits and deanimated bodies: The psychopathology of common sense. Oxford: Oxford University Press.

Stern, Daniel N. (1998): The process of therapeutic change involving implicit knowledge: Some implications of developmental observations for adult psychotherapy. In: Infant Mental Health Journal 19 (3), 300–308.

Tomasello, Michael (2002): Die kulturelle Entwicklung des menschlichen Denkens. Zur Evolution der Kognition. Frankfurt am Main: Suhrkamp.

Wittgenstein, Ludwig (1970): Über Gewissheit. Frankfurt am Main: Suhrkamp [Originalschrift (1969): On Certainty, hg. von G. E. M. Anscombe / G. H. v. Wright. Oxford: Basil Blackwell].

Die therapeutische Bedeutung des Vertrauens

Matthias Girke

Vertrauen zählt zu den zentralen Qualitäten der therapeutischen Beziehung und beeinflusst den Heilungsverlauf. Als Ärzte wünschen wir uns Handlungsempfehlungen im Sinne einer evidenzbasierten Medizin; Patienten müssen dieser aber erst ihr Vertrauen schenken und suchen nach einer »vertrauensbasierten Medizin«. So können die Angaben zum Effekt und Risiko (number needed to treat, number needed to harm) in der Arzneitherapie als auch schwer lesbare und mit Informationen überfüllte Beipackzettel die Vertrauensfrage auslösen. Transparenz kann Vertrauen erzeugen und den Glauben (griech. πίστις, gleichbedeutend mit Vertrauen) an die Wirksamkeit erzeugen. Auf der anderen Seite überfordert sie oftmals den Patienten, der sich deswegen – trotz aller vorliegenden Evidenz – »vertrauensvoll« an seinen Arzt wendet. Insofern ist Vertrauen existenziell für die Medizin und die Behandlung des Patienten. Eine »vertrauensbasierte Medizin« stellt den Patienten in den Mittelpunkt. Demgegenüber fokussiert eine auf den pathogenetischen Befund zentrierte Medizin relevante Parameter (zum Beispiel Targeted Therapies, zielgerichtete Krebstherapien), spricht von einer »personalisierten Medizin« und verliert doch leicht den Blick auf das gesamte Wesen des Erkrankten. So bemerkte ein Patient nach erfolgreicher intensivmedizinischer Behandlung: »Es wurde viel für mich getan, ich wurde aber nicht gemeint.«[1] Er erlebte die intensivmedizinischen Maßnahmen organbezogen und nicht persönlichkeitszentriert. Es stellt sich

---

1   Hannich, H. J. ([8]2017), 1134–1140.

demzufolge die Frage nach einer Medizin, die den Patienten nicht nur evidenzbasiert behandelt, sondern auch »meint«. In der Konzeption David Sacketts von der Evidenzbasierten Medizin[2] ist diese Perspektive enthalten: Wenn zur externen, studienbasierten Evidenz die interne und damit die klinische Expertise des Behandelnden kommt und sich diese an den Wertvorstellungen des Patienten orientiert, kann Vertrauen entstehen. Vertrauen zu einem Behandler, zu einem Team, einer Praxis oder zu einer Station, manchmal auch zu einer Klinik braucht reale menschliche Begegnung. Patienten müssen sich selbstverständlich auf die reguläre Funktion ihres Herzschrittmachers verlassen. Vertrauen ist allerdings mehr als Verlässlichkeit, die oftmals »unpersönlichen« Gegenständen zukommt. Wir verlassen uns auf viele, hoffentlich fehlerfrei ablaufende Funktionen einer zunehmend technisierten und mehr und mehr roboterisierten Medizin, ohne ein Vertrauen im eigentlichen Sinne zu entwickeln. Dieses bildet sich in der menschlichen Begegnung und setzt Vertrauensfähigkeit des Patienten und Vertrauenswürdigkeit des Behandlers voraus. Dies gilt auch vice versa: Der Behandler braucht eine Vertrauensfähigkeit in den Patienten, anderenfalls käme es zum Beispiel zu endlosen absichernden Aufklärungsgesprächen bei medizinischen Eingriffen und Behandlungen. Und es braucht die Vertrauenswürdigkeit des Patienten, um in ein ausgewogenes Verhältnis zwischen Absicherungsmedizin und Therapie zu kommen. Bei fehlender Vertrauensfähigkeit des Behandlers und nicht ausreichend erkennbarer Vertrauenswürdigkeit des Patienten kann es zur Überdiagnostik und juristisch absichernden Maßnahmen kommen, die letztlich den Patienten aus dem Mittelpunkt drängen.[3]

---

2   Sackett, D. L. et al. (1996), 71–72.
3   Fritz, Z. / Holton, R. (2019), 31–35.

Qualitäten vertrauensvoller therapeutischer Beziehung

Drei meist implizit gestellte Fragen bestimmen patientenseits das Vertrauensverhältnis. Die erste ist: »Werde ich gesehen und verstanden?« Patienten kommen oftmals mit einer Vielzahl von Beschwerden, denen sie eine unterschiedliche Wertigkeit beimessen. Wenn diese sich von der Einschätzung des Behandlers deutlich unterscheidet, wird die Vertrauensentwicklung gestört. Beispielsweise gehen onkologisch tätige Ärzte oftmals davon aus, dass der Schmerz das vorrangige Symptom des krebskranken Menschen sei. Doch viel häufiger ist es die Müdigkeit, die dieser als besonders belastend erlebt, wie wir aus Studien wissen. In der Kommunikation treffen sich dann unterschiedliche Perspektiven, mit der Konsequenz fehlenden Vertrauens. Des Weiteren lebt in vielen, auch palliativen Patienten ein Gesundungswunsch. Sie möchten nicht nur eine Symptomkontrolle erfahren und medikamentös gut eingestellt und damit »parametrisiert« werden, sondern suchen eine Unterstützung in ihren salutogenetischen Ressourcen. So hofft auch der palliative Patient auf eine Wundheilung, möchte sich dadurch leiblich noch einmal als »ganz« erleben, und ebenso auf eine Verbesserung anderer Beschwerden durch die Aktivierung des eigenen Heilungspotenzials. Die in der Bevölkerung weit verbreitete Suche nach integrativen Ansätzen in der Medizin hängt nicht mit Ablehnung der gebräuchlichen therapeutischen Verfahrensweisen zusammen, sondern ist Ausdruck des Interesses an therapeutischer Unterstützung des salutogenetischen Potenzials, auch bei fortgeschrittener Tumorerkrankung. Der Patient empfindet bereits durch die Begrifflichkeiten von Anti-Phlogistika, Anti-Diabetika, Anti-Rheumatika, Anti-Depressiva eine Medizin des »Anti« und damit der Hemmung pathophysiologischer und zur Erkrankung führender Prozesse. Angloamerikanische Bezeichnungen wie »Painkiller« rücken diese Denkweise der Medizin in die Nähe kriegerischer Auseinandersetzung, wo es darum geht, etwas zu »töten« oder zumindest zu »bekämpfen«.

Zu dieser ersten Frage gehört im Weiteren die Empfindung des Verstandenwerdens. Kann der Behandler so zuhören, dass sich ihm die inneren, seelischen Anliegen und Dimensionen offenbaren und dadurch auch die Bereitschaft des Patienten entsteht, ihn tiefer blicken zu lassen? Bei zahlreichen schweren Erkrankungen ringen Patienten mit großen inneren Herausforderungen. Sie bestehen oftmals in einer Furcht und Angst vor dem Krankheitsverlauf. Hinzu treten Sorgen, die sich häufig durch zahlreiche öffentlich verfügbare Informationen hinsichtlich Krankheitsentwicklung und -prognose bilden. Auch die erlebte Krankheitsprogression flößt Angst ein und lässt den Patienten auf eine vertrauensvolle therapeutische Beziehung hoffen, in der diese Themen angesprochen werden können. Viele Patienten berichten von einer tiefgreifenden Ablehnung, unter Umständen auch Hass auf die Erkrankung. Er hat sich augenscheinlich ungebeten in die eigene Biographie gestellt und wird diese nun unweigerlich prägen, wenn nicht gar verkürzen. Manchmal wird bis in die letzte Lebensphase von diesem Hass gegenüber der Erkrankung gesprochen. Schließlich entstehen viele Zweifel hinsichtlich des Verlaufs, aber auch der eigenen inneren Kompetenz, diese Herausforderungen zu meistern. Furcht, Hass und Zweifel begleiten viele Schwellen im menschlichen Leben, die durch schwer zu überwindende Herausforderungen oder auch existenzielle Gefährdungen entstehen und den Menschen wie an einen Abgrund seiner Existenz führen. Wird diese Auseinandersetzung in der Seele des Patienten wahrgenommen und thematisiert? Wird jenseits der medizinischen Behandlung diese Not gesehen und in unterschiedlicher Weise auf-

gegriffen? Erst dann wird sich eine vertrauensvolle Beziehung ergeben. Anderenfalls bleibt der Patient mit seinen Sorgen allein und
»nicht gesehen«.

Im Zusammenhang chronischer Erkrankungen kommt es oftmals zu erstaunenswerten inneren Entwicklungen, die als »inneres
Wachstum« oder auch »posttraumatic growth« bezeichnet werden.
Sie sind Ausdruck der Selbstwerdung in und durch die Erkrankung,
weisen auf die Autogenese hin. Wir wertschätzen immer wieder he-
rausragende Entwicklungsschritte eines Patienten, die ihn über sich
hinauswachsen lassen. Sterbende sind in diesem Sinne »Voraus-
gehende«, die über Erfahrungen und Befähigungen verfügen, die
wir als Behandler in dieser Weise nicht haben. Aus einer zu Beginn
asymmetrischen therapeutischen Beziehung mit Wissensvorsprung
des Arztes entsteht zunehmend eine paritätische und schließlich
eine zum Patienten und seinem Wesen aufschauende. Dann fühlt
sich der Erkrankte als Wesen und damit in seiner Würde gesehen,
mit der Folge einer Vertiefung des Vertrauens.

Die zweite Frage bezieht sich auf das »Bin ich gemeint?«. Eine
leitlinienbasierte Medizin komprimiert verfügbares Wissen und hilft
in der evidenzbasierten Patientenbehandlung. Allerdings braucht
sie eine Anpassung an die individuelle Situation des Patienten. Der
Medizintheoretiker und Neurologe Peter Matthiessen (1944–2019)
sprach in diesem Zusammenhang von einer »Anverwandlung« des
Allgemeingültigen zum individuell Notwendigen.[4] Diese Herausforderung trägt zur Vertrauensbildung bei. Der Patient hofft, dass
er nicht »algorithmisch« therapiert wird, sondern in den Behand-
lungsentscheidungen mit seinen Gesichtspunkten und Werten auf-
genommen ist. Medizin ist unter diesem Aspekt nicht nur Wissen-

---

4 Matthiessen, P. F. (2006), 137.

schaft, sondern umfasst eine ethisch-moralische Dimension. »Wie finde ich das Gute?« Nicht nur das Wirksame, welches von Rudolf Steiner (1861–1925) bereits zur Zeit der Begründung der Anthroposophischen Medizin thematisiert wurde, ist eine zentrale Frage der Medizin.[5] Hierfür haben Patienten ein Sensorium und gründen ihr Vertrauen auf die Erfahrung: »Ich bin im diagnostischen und Behandlungsablauf gemeint.«

Die dritte patientenseitige und Vertrauen schaffende Frage bezieht sich auf die Benevolenz, das erlebte therapeutische Engagement, den »Heilerwillen« des Behandlers. Der Patient spürt die Imponderabilien, die medizinische Maßnahmen begleiten. Er bemerkt, ob der Behandler hinter der Therapie steht und sie mit innerem Engagement durchführt, oder ob zum Beispiel das erhöhte LDL-Cholesterin lediglich zur Verschreibung eines Cholesterinsynthesehemmers führt, die wie »automatisch« und ohne menschliche Beteiligung erfolgt. Im therapeutischen Handeln wird patientenseits auch bemerkt, ob Hoffnung besteht. Vertrauensvolles therapeutisches Handeln muss in den Maßnahmen einen »Sinn« sehen und diese dadurch mit Hoffnung verbinden. »Hoffnung ist eben nicht Optimismus. Es ist nicht die Überzeugung, daß etwas gut ausgeht, sondern die Gewißheit, daß etwas Sinn hat – ohne Rücksicht darauf, wie es ausgeht.«[6] So formulierte es der tschechische Schriftsteller und Politiker Vaclav Havel (1936–2011). Wenn Hoffnung nicht wahrgenommen wird, so hat es Konsequenzen für den Verlauf, auf die bereits sinngemäß der Arzt Christoph Wilhelm Hufeland (1762–1836) hinwies: Der Patient musste sterben, weil der Arzt schon lange gestorben ist. Ein Patient spürt die Hoffnung, die the-

---

5 Selg, P. (2018).
6 Havel, V. (1987), 220.

rapeutisches Handeln begleitet, und gründet darauf sein Vertrauen. Dieses verändert auch sein Befinden und scheint zum Beispiel die Schmerzsymptomatik positiv zu beeinflussen.[7]

Neben der sich vor dem Hintergrund dieser drei Fragen entwickelnden Vertrauensfähigkeit geht es genauso um die Vertrauenswürdigkeit. Sie wird vom Patienten dem Behandler gegenüber empfunden, wenn dieser von sich absehen und empathisch den anderen sehen kann. Als Medizin »vom Anderen aus«[8] bezeichnet es Klaus Dörner. Wir kennen ethisch herausfordernde Situationen, in denen beispielsweise das notwendige Mengengerüst zum Erreichen eines Zusatzentgeltes im abrechungspauschalierten, das heißt DRG-gesteuerten Krankenhaus um weniges verfehlt wird. Führt es nun zu einer kurzen, wenngleich medizinisch nicht gerechtfertigten Verlängerung der Beatmungszeit auf der Intensivstation oder zu anderen Eingriffen, die mengenmäßig zu erfüllen sind? Ethik und medizinischer Alltag können hier konflikthaft aufeinandertreffen. Das Vertrauensklima zum Patienten, aber auch dasjenige in einer Station und in der therapeutischen Zusammenarbeit wird durch eine Haltung vertieft, die vom anderen aus denkt. Vertrauenswürdigkeit hat nicht nur eine fachliche, sondern auch eine moralische Dimension.[9]

Insofern handelt es sich beim Vertrauen um ein Resonanzphänomen, in dem sich Menschen in ihrer Begegnung einander anvertrauen. Der Patient vertraut sich seinem Behandler an, dieser muss, um vertrauenswürdig zu sein, mit seiner gesamten Kompetenz beim Patienten anwesend und damit ihm nahe sein. Aus einem neutralen Gegenüber entwickelt sich ein vertrauensvolles Miteinander, aus

---

7   Reynolds Losin, E. A. R. / Anderson, S. R. / Wager, T. D. (2017), 787–799.
8   Dörner, K. (2003), 63.
9   McCulloug, L. B. / Coverdale, J. H, / Chervenak, F. A. (2020), 828–832; Holland, S. / Stocks, D. (2017), 260–274.

dem Kontakt entsteht die Begegnung. Der Patient wird gesehen, gemeint und mit zugewandtem Heilerwillen behandelt.

Devolution und Evolution von Vertrauen

Vertrauen ist keine fixe Größe, sondern kennt Entwicklung und Metamorphose. Vertrauen kann verloren gehen und gleichermaßen sich auch wieder neu bilden – so wird es in der therapeutischen Begleitung der Patienten erfahren.

Zu Beginn einer, beispielsweise, Tumorerkrankung besteht ein Vertrauen zum eigenen Leib und seinen Funktionen. Der Tumor wird als lokales Problem in einem sonst »vertrauenswürdigen« Leib empfunden. Im weiteren Verlauf schränkt sich dieses Leibvertrauen oftmals ein: Durch autonomisiertes Wachstum, Metastasierung des Tumors, durch Ablagerung von Flüssigkeit in den Beinen, in verschiedenen Körperhöhlen wird der Leib »fremd«. Krankheit wird als Desintegration leiblicher Funktionen erlebt, Heilung wird im Sinne ihrer Re-Integration erhofft. Aber nicht nur dieses Leibvertrauen vermindert sich unter einer schwerwiegenden Erkrankung. Es geht auch um ein schwindendes Gesundungsvertrauen. Viele Patienten kennen die grundsätzliche Überwindbarkeit von Erkrankungen. Die häufigen Erkältungskrankheiten können ausheilen; sogar eine Überfunktion der Schilddrüse vom Basedow-Typ oder ein rheumatischer Schub können in die Remission kommen. Der Organismus verfügt nicht nur über das Potenzial des Erkrankens, sondern auch über die Möglichkeiten des Heilens. Auf diese gründet sich das Gesundungsvertrauen. Durch einen sich verschlechternden Verlauf vermindert es sich, führt also auch hier zu einem Vertrauensverlust.

Menschen verfügen über ein inneres Selbstvertrauen. Sie erleben sich kompetent, mit Herausforderungen im Leben umzugehen, sie zu kontextualisieren, zu verstehen und auch handhaben zu können. Diese von Aaron Antonowsky beschriebenen Salutogenese-Dimensionen[10] vermindern sich oftmals im Rahmen einer Tumorerkrankung, wodurch ein Vertrauensverlust in die eigene Bewältigungskompetenz entsteht. Oftmals entwickelt sich durch das schwindende Vertrauen eine zunehmende Einsamkeit, manchmal Aussichtslosigkeit und perspektivische »Finsternis«. Das Bewusstsein für das in der eigenen Lebensgeschichte positiv Geleistete kann schwinden und in den Hintergrund treten. Angehörige werden unsicher, wenn sie dem Patienten begegnen, da sie die ungewohnte Situation vor große Herausforderungen stellt. Der Patient sieht sich an einen Abgrund des Lebens gestellt, der keine Auflösung erkennen lässt.

Umso erstaunlicher sind dann Entwicklungen, die den Patienten zu neuem Vertrauen führen. In der anthroposophischen Palliativmedizin setzen wir zum Beispiel die Maltherapie ein. Die von den Patienten zuerst gemalten Bilder weisen oftmals in ihren dunklen Farben, ihrer Komposition und Atmosphäre auf das Erleben des Vertrauensverlustes hin. Dann können im weiteren Verlauf Bilder entstehen, die zu einem inneren Aufrichten, zu Motiven des Werdens und zur Orientierung zu einem neuen Licht führen (s. Abb.). Leiden und Schmerz werden in einen größeren Zusammenhang gesetzt, die Krankheit bekommt eine neue Perspektive und ein Sinn wird empfunden. Durch diese therapeutische Begleitung wird ein sinnorientiertes Vertrauen »ermalt«, das in beeindruckender Weise zu neuer Perspektive und dem Frankl'schen »[...] trotzdem Ja zum Leben sagen«[11] führt. Aus Vertrauensverlust entsteht der Keim neuen Vertrauens.

---

10 Antonovsky, A. (1997).
11 Frankl, V. (2018).

Matthias Girke

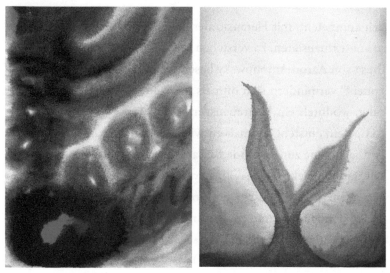

Erstbild und maltherapeutischer Weg einer Patientin mit Mamma-Karzinom

Neben diesem sinnorientierten Vertrauen entwickeln sich neue Vertrauenskräfte durch menschliche Begegnungen. Manchmal sind es Mitpatienten, zu denen sich freundschaftliche Beziehungen entwickeln und die dadurch neues Vertrauen entstehen lassen. Manchmal entsteht zu den Pflegenden, Ärzten und sogar zur gesamten Station ein tiefes Vertrauen, das den Patienten stärkt. Umgekehrt wird in diesen Beziehungen eine tiefe Dankbarkeit des Patienten bemerkbar, die er seinem Umkreis schenkt. Durch diese neuen Beziehungen, die sich auch auf Angehörige und früher vertraute Menschen beziehen können und dann einen neuen Charakter annehmen, entwickelt sich ein auf menschliche Verhältnisse gegründetes Vertrauen. »Der Mensch wird am Du zum Ich«,[12] formuliert es Martin Buber, und weist für unseren Zusammenhang darauf hin, wie Vertrauenskräfte – und besonders das Vertrauen zu sich selbst – durch

---

12 Buber, M. (2021).

menschliche Beziehungen wachsen und reifen. Karl Jaspers spricht vom sogenannten »Schicksalsgefährte[n]«:[13] »Das Dasein eines vernünftigen Menschen mit der Kraft des Geistes und der überzeugenden Wirkung eines unbedingt gütigen Wesens weckt im anderen, und so auch im Kranken, unberechenbare Mächte des Vertrauens, des Lebenwollens, der Wahrhaftigkeit, ohne daß darüber ein Wort fällt. Was der Mensch dem Menschen sein kann, erschöpft sich nicht in Begreiflichkeiten.«[14]

Schließlich entwickelt sich das Vertrauen, wenn nicht nur die Perspektive des Weges gesehen und Hilfen in der Begleitung durch den Menschenumkreis erfahren werden, sondern nun auch die Kraft gefunden wird, den Weg selber zu gehen. Wird im sinnorientierten Vertrauen eine neue Perspektive entdeckt und gegebenenfalls auch geschaffen, so verwandelt sich die Isolation durch Vertrauen in menschlich tragende Beziehungen zu einer neuen Mitmenschlichkeit und es entsteht Mut, den weiteren Weg zu gehen. Dem initialen Vertrauensverlust folgt die Entwicklung neuen Vertrauens.

Die sich entwickelnden autogenetischen Qualitäten bestehen in dem Wahrnehmen eines neuen Lichts, in dem die bestehende Situation gesehen werden kann. Zu ihnen gehören eine sich entwickelnde warme und liebevolle Zwischenmenschlichkeit und auch Kräfte, die das eigene Leben gestalten. Licht, Liebe, Leben sind – so meine ich – die Kennzeichen dieser Entwicklung, in der neues Vertrauen entsteht. Herder hat sie als Philosoph, Dichter und Theologe immer wieder erwähnt,[15] so dass sie auch heute noch auf seinem Grabstein in der Weimarer Herder-Kirche eingeschrieben sind.

---

13 Jaspers, K. (1958), 182.
14 Jaspers, K. (1958), 183.
15 Lüdde, M.-E. (2016).

Therapeutische Unterstützung in der Vertrauensbildung

Die beschriebenen Dimensionen des Vertrauens können therapeutisch unterstützt werden. Vertrauen entsteht nicht nur in der frühen Kindheit durch »Hüllebildung«. Hüllen sind dabei mehr als ein Verhüllen und Verbergen. Die embryonale Entwicklung der Keimanlage weist auf die Bedeutung der Hüllen: Der werdende menschliche Leib wird embryonal von vier peripheren »Hüllen« (Dottersack, Amnion, Allantois, Chorion) umhüllt. Sie ermöglichen das umhüllte Werden des menschlichen Leibes, der zunächst wie in der Peripherie angelegt ist und sich dann zum Organismus des Menschen heranbildet. Mit der Geburt werden diese ersten Hüllen verlassen und das Neugeborene betritt unter dramatischen Veränderungen von Atmung, Blutkreislauf und gegenüber allem in der Schwangerschaft Vorausgehenden die ungewohnte Erde. Hüllen umgrenzen einen Raum des Werdens und Entwickelns. Die embryonalen Hüllen, die als Nachgeburt abgestoßen werden und wie ein »erster Leichnam des Menschen«[16] in vielen kulturellen Zusammenhängen eine besondere Aufmerksamkeit erfahren, verwandeln sich in soziale Hüllen menschlicher Bindung. Durch diese Umhüllungen werden Vertrauenskräfte wirksam und führen zu den so beeindruckenden und immer bewusster erlebten Vertrauensfähigkeiten des kleinen Kindes.

In der Palliativmedizin geht es ebenfalls um eine Hüllenbildung. Nicht umsonst leitet sich ihr Name vom lat. pallium, also »Mantel«, und damit von einer umhüllenden Qualität ab. Diese möchte ebenfalls einem Werdenden dienen und dessen Entwicklung fördern. Palliativmedizin braucht die spirituelle Perspektivität für die Entwicklung von Vertrauen und braucht deswegen auch eine ethische Haltung zu Ster-

---

16 Schad, W. (2009), 208–209.

ben und Tod. In unserer Klinik befindet sich die Palliativmedizin und auch das stationäre Hospiz in unmittelbarer Nähe zum Kreißsaal – eine bewusste hausinterne Konzeption. Die Atmosphäre des Neugeborenen, das Glück der Eltern werden atmosphärisch auch für die palliativen Patienten erlebbar und manchmal in der Begegnung durch die sie besuchenden Eltern unmittelbar präsent. Bei einem leiblich, seelischen und geistigen Menschenverständnis ergeben sich Gesichtspunkte, welche die palliative Erkrankungsphase als Entwicklungs- und Vorbereitungszeit begreifen, der mit dem Sterben eine Art »Geburt« folgt:

»Wenn ein Geist stirbt – wird er Mensch, wenn der Mensch stirbt, wird er Geist«,[17] formulierte es Novalis (1772–1801). Ein derartige Gesichtspunkte pflegendes ethisches Klima im therapeutischen Team unterstützt die Vertrauensbildung und ermöglicht neue Perspektiven.

Zur Verstärkung des Leibvertrauens sind die körpertherapeutischen Behandlungen – wie die Rhythmische Massage oder die Äußeren Anwendungen (Wickel, Auflagen, Bäder) – ausgesprochen wirksam. Die Bedeutung therapeutischer Berührung wird immer besser verstanden und in einer Forderung nach einer »Berührungsmedizin«[18] verdichtet. Wir kennen die Verbesserung von Schmerzen, Müdigkeit, Depressivität, sogar manch somatischer Beschwerden durch diese körperorientierten Verfahren.[19] Sie bedeuten in vielem eine Hüllebildung, die sich nicht nur äußerlich in den Anwendungen zum Beispiel der Krankenpflege realisiert, sondern auch in der therapeutischen Zuwendung und damit seelischen Umhüllung des Patienten entwickelt. Patienten können ihren Leib anders erleben, erfahren eine praktizierte positive Zuwendung zu ihm und beginnen ein neues »Leibvertrauen« zu entwickeln.

---

17 Novalis (1983), 98.
18 Müller-Oerlinghausen, B. et al. (2022), e32–e40.
19 Hamre, H. J. et al. (2007), 635–642; Wälchli, C. et al. (2014), 507–515.

Die künstlerischen Therapien verstärken in der Palliativmedizin das Vertrauen und leisten einen wesentlichen Beitrag in der Behandlung des Patienten. Ein Beispiel aus der klinischen Praxis: Ein
Patient mit Lungenkarzinom hatte nach initial positivem Therapie-
verlauf nun eine zunehmende Dyspnoe (Luftnot) entwickelt. Das
Selbstvertrauen schwand und Fragen nach dem assistierten Suizid
entstanden. Der Musiktherapeut kam in der interaktiven Therapie
auf die rückblickend geniale Idee, ein Goethe-Gedicht zu vertonen:

>*Im Atemholen sind zweierlei Gnaden:*
Die Luft einziehn, sich ihrer entladen;
Jenes bedrängt, dieses erfrischt;
So wunderbar ist das Leben gemischt.
Du danke Gott, wenn er dich presst,
Und dank ihm, wenn er dich wieder entlässt!<[20]

In einer darauffolgenden Visite zeigte der sichtlich beeindruckte
und bewegte Patient eines seiner Schulhefte, in dem sich in kindlicher Handschrift genau dieses Goethe-Gedicht fand. Neue Kräfte
des Vertrauens und Zutrauens entstanden. Die Gedanken an einen
assistierten Suizid verloren vollständig an Bedeutung.

Spiritualität und Vertrauen

Vertrauen steht an der Schwelle zwischen dem Wissbaren und dem Ungewissen. Für das Gewisse braucht es kein Vertrauen, denn es ist vor-
liegend und damit verlässlich. Das Ungewisse liegt im Unbekannten,

---

20 Goethe, J. W. von (1981), 329.

hier braucht es Vertrauenskräfte zum Beispiel in einen Weg, der noch nicht mit Sicherheit zu erkennen ist und der mit dem Zukünftigen zusammenhängt. Sind diese nicht vorhanden, entsteht oftmals Furcht. In existenziellen Schwellensituationen im Leben kennen wir sie als seelische Begleiterin. Vertrauensbildung ist deswegen mit der Überwindung von Furcht und der Entwicklung von Mut verbunden. Sicher nicht ohne Grund klingt in dem Wort Vertrauen das »sich trauen« mit. Wie können sich die erforderlichen Vertrauenskräfte entwickeln und welche Bedeutung haben hier Spiritualität und Spiritual Care?

Etliche Patienten gewinnen durch spirituelle Inhalte Mut und Kräfte zur Überwindung der Furcht. Sprüche und Texte von Menschen, die in schwerer existentieller Not durch ihre Spiritualität getragen wurden, sprechen Trost und geben Mut. Zu ihnen gehört das Gedicht des Theologen Dietrich Bonhoeffer (1906–1945), das er im Dezember 1944 in der Gestapo-Haft schrieb:

>*»Von guten Mächten wunderbar geborgen*
>*erwarten wir getrost, was kommen mag.*
>*Gott ist mit uns am Abend und am Morgen*
>*und ganz gewiss an jedem neuen Tag.«*[21]

Drei Viertel aller fortgeschritten tumorkranken Patienten zeigen ein Bedürfnis nach spiritueller Betreuung durch Ärzte und Pflegende, aber nur ein Viertel erhält sie.[22]

Manche palliativen Patienten sind ausgesprochen dankbar, wenn sie der Natur, der Sonne begegnen dürfen und Pflegende oder Angehörige ihnen das ermöglichen. Sie fühlen sich dann mit der Welt

---

21 Bethge, E. (1978), 1016 f.
22 Phelps, A. C. (2012), 2538–2544.

verbunden und gewinnen Kraft durch das stille Bewundern ihrer Schönheit. Das Betrachten der Schönheit der Natur kann seelische Verletzungen und Trauer heilen und neue Vertrauenskräfte erschließen. »Du, Erde, warst auch diese Nacht beständig«,[23] heißt es in Goethes Faust, und diese vertrauensvolle Stimmung wird gleichermaßen von vielen Patienten am frühen Morgen empfunden: Die Unsicherheit der Nacht und des Dunklen weicht, wenn sich die ersten Strahlen des kommenden Tages zeigen und von dieser Beständigkeit Gewissheit geben. Sie lösen Angst, schaffen Vertrauen und schenken einen tiefen Schlaf. Goethe erkannte die Naturbeziehung als Quelle seelischen Gesundens.[24] Sie lebt in den folgenden Zeilen eines Gedichtes, das eine Patientin mit fortgeschrittenem Ovarialkarzinom schrieb:

> *»Du lieber Baum!*
> *Ich umarme dich*
> *Mein stiller Freund.*
> *Wie oft habe ich dich*
> *Schon gesehen und doch nicht,*
> *Bin an dir vorbeigelaufen*
> *Und hab dir nicht*
> *Für deine stille*
> *Freundschaft gedankt,*
> *[...]*
> *Nun bist du ein Stück*
> *Von mir*
> *Und ich ein Teil von dir.«*[25]

---

23 Goethe, J. W. von (1976), 148.
24 Schad, W. (2001), 1–12.
25 Girke, M. (2020), 835.

Aus der neuen Beziehung zur Mitwelt entstanden ihr Kraft für den Weg und das hierzu notwendige Vertrauen. Hermann Hesse fasste diese in die Zeilen: »So musst du allen Dingen Bruder und Schwester sein, dass sie dich ganz durchdringen, dass du nicht scheidest Mein und Dein.«[26]

Menschen kommen gerade während ihrer Erkrankungszeit zu neuen Wertsetzungen und Perspektiven. Bisherige Ansichten und Einsichten können sich ändern und neue Gesichtspunkte treten an ihre Stelle. Diese sind zunächst fragil und brauchen ein inneres Reifen, um wirksam zu werden. Urteile und Sichtweisen sind oftmals schnell gefasst, werden aber erst durch Besinnung auf ihre Inhalte und durch ein »Behüten« in ihrer Vorläufigkeit und Verletzlichkeit reif; dann können sie ihre tragende Kraft entwickeln, Sicherheit und Vertrauen schenken. In der palliativen Erkrankungsphase berichten Patienten von zahlreichen neuen Erfahrungen und Sichtweisen, die sie oftmals kaum auszusprechen wagen. Erst eine vertrauensvolle therapeutische Beziehung gibt den Raum für Gespräche, in denen diese dann mitgeteilt werden.[27]

Aber nicht nur das wertschätzende Wahrnehmen der Welt und die neuen Perspektiven, sondern auch das Gestimmtsein des Patienten, sein Fühlen können sich entwickeln: Das Erleben ist oftmals leidbelastet in den Beschwerden und Sorgen des Alltags gefangen. Menschliche Begegnungen, aber auch Kunst- und Gesprächstherapie können die Seele öffnen und aus dieser emotionalen Gefangenschaft befreien. Das Fühlen kann dadurch zu einem Sinnesorgan werden; »Man sieht nur mit dem Herzen gut«,[28] formulierte es Saint-Exupéry. Es atmet zwischen der Selbstbezogenheit und der

---

26 Hesse, H. (2021), 117.
27 Klein, S. et al. (2018), 38–44.
28 Saint-Exupéry, A. de (1982), 52.

Orientierung zum Umkreis. Wendet es sich dann übergreifenden Gesichtspunkten und spirituellen Perspektiven zu, so entwickeln sich aus der Selbstbezogenheit emotionalen Erlebens Verehrungskräfte einem Höheren, Sinnstiftenden gegenüber.

In erstaunlicher Weise können Patienten in ihrem Krankheitsverlauf eine Handlungskompetenz, Entscheidungssicherheit und Selbstvertrauen entwickeln. Im Zusammenhang mit der autogenetischen Persönlichkeitsreifung weicht die vorher bestehende Unsicherheit und ein Bewusstsein für das aktuell Notwendige und damit »Gute« entsteht. Aus einer vormals bestehenden Ratlosigkeit und einem daraus resultierenden Unterstützungsbedarf entsteht nun Sicherheit in Bezug auf die getroffenen Entscheidungen.

Diese Entwicklungen im Sinne eines »internal growth« können zu neuem Vertrauen in die jeweilige Lebenssituation führen. Der Kampf gegen die Erkrankung verwandelt sich, wie wir immer wieder beobachten dürfen, in eine seelisch friedfertige Stimmung. Wir sind dann erstaunt über die Wärme und Dankbarkeit der Patienten, die sich selbst bei unbedeutenden Anlässen zeigen. Patienten scheinen eine innere Haltung zu entwickeln, die dem Theologen Reinhold Niebuhr (1892–1971) zugeschriebenen Gelassenheitsgebet nahesteht: »Gott, gib mir die Gelassenheit, Dinge hinzunehmen, die ich nicht ändern kann, den Mut, Dinge zu ändern, die ich ändern kann, und die Weisheit, das eine vom anderen zu unterscheiden.«

Schließlich entwickelt sich Vertrauen in neue Lebensauffassungen und Wertsetzungen, die eine seelisch-geistige Finsternis und Ratlosigkeit aufhellen und Sinn geben, also »Licht« entstehen lassen. Diese Entwicklungen des Wahrnehmens, Denkens, Fühlens und Handelns und ihre vertrauensbildende Kraft werden in einem Spruch ausgedrückt, den Steiner einem siebenjährigen Kind mit auf den Weg gab. Nach unseren Erfahrungen lassen Brücken in die

Kindheit oftmals Vertrauenskräfte entstehen. Gibt es doch kaum eine andere biographische Zeit, in der sich so grenzenloses Vertrauen entwickelt und tiefe Bindungen entstehen. Der blinde Schriftsteller Jacques Lusseyran (1924–1971) bezeichnet das Glück der Kindheit als eine »magische Rüstung, die – ist sie erst einmal umgelegt – Schutz gewährt für das ganze Leben.«[29] Und so wurde auch dieser Spruch jenseits der Kindheit von zahlreichen Menschen eine gern gepflegte innere Stütze und Quelle neuer Vertrauenskräfte:

»Das Schöne bewundern,
Das Wahre behüten,
Das Edle verehren,
Das Gute beschließen;
Es führet den Menschen
Im Leben zu Zielen,
Im Handeln zum Rechten,
Im Fühlen zum Frieden,
Im Denken zum Lichte;
Und lehrt ihn vertrauen
Auf göttliches Walten
In allem, was ist:
Im Weltenall,
Im Seelengrund.«[30]

---

29 Lusseyran, J. (2019), 10.
30 Steiner, R. (1998), 324.

Vertrauen in das Team

Das Vertrauen zum und in den Behandler kann sich zu einem Vertrauen in das gesamte Team erweitern. Was fördert, was schwächt diese Vertrauensentwicklung? Das ethische Klima ist ein wesentlicher Faktor für die interkollegiale und berufsgruppenübergreifende Zusammenarbeit.[31] Sie stabilisiert das Team, sorgt für die Kontinuität der Zusammenarbeit und reduziert Kündigungen.

Neben den äußeren organisatorischen Aspekten sind die Lebensprozesse im Zusammenwirken wesentlich: Gibt es ein gesundes »Atmen« im Team oder herrscht Atemlosigkeit? Werden die verschiedenen persönlich-beruflichen Ressourcen gepflegt, entwickelt sich Stabilität und Produktivität? Verlässlichkeit im Zusammenwirken, wenn eine Hand weiß, was die andere macht, wirkt sich das förderlich aus und lässt Vertrauen im Patienten entstehen.

Darüber hinaus ist die Pflege des Arbeitsklimas eine wesentliche vertrauensbildende Maßnahme. Gedanken, Stimmungen und Gefühle bestimmen die Atmosphäre im Team und wirken sich unmittelbar auf den Patienten aus. Wenn es gelingt, in regelmäßigen Besprechungen die herausfordernden Fragen der täglichen Arbeit zu besprechen, kann es zu gemeinsam geteilten Sichtweisen und therapeutischen Ausrichtungen kommen.

Entscheidend ist letztlich die Frage, ob es gelingt, die Individualität des Patienten in den Mittelpunkt zu stellen. Richten sich Abläufe nach den institutionellen Bedarfen oder an den Bedürfnissen der Patienten aus? Vertrauen bedeutet eine Vertiefung menschlicher Beziehung und damit eine Achtung der Individualität des anderen. Oftmals sind Patienten in einem ausgesprochen leidbelasteten körperli-

---

31 Kink, E. (2022), 48–53.

chen oder seelischen Zustand. Der Blick auf ihr eigentliches Wesen, das mit diesen Herausforderungen zu ringen hat, verstärkt die erforderlichen Kräfte. Was wir über Menschen denken oder empfinden ist nicht nur verborgen und wirkungslos, sondern prägt subtil das Verhalten, die Einstellung und letztlich die Beziehung zum Patienten. Unbefangenheit, der Blick auf das sich entwickelnde Neue und vielleicht Positive geben demgegenüber neue verstärkende Kräfte.

Entscheidend ist des Weiteren die Verlässlichkeit des einzelnen Teammitgliedes. Patienten sind sehr empfindsam gegenüber der Einhaltung von Zusagen oder gar Versprechen. Durch die persönliche Verlässlichkeit bildet sich Vertrauen, durch die entsprechende Qualität im Team auch das Teamvertrauen.

Eine Kultur von Dankbarkeit und Anerkennung wirkt sich positiv auf die Vertrauensentwicklung aus. Das konstruktive Zusammenwirken aller, auch derjenigen, die einen Bereich pflegen und säubern, wird durch Anerkennung und Dankbarkeit verstärkt und weckt im Patienten Vertrauen in das Team. Denn auch in therapeutischen Arbeitszusammenhängen und Gemeinschaften gibt es ein »altes« Vertrauen, das mit dem Tätigkeitsbeginn eingebracht wird und zum Beispiel auf Arbeitsvereinbarungen beziehungsweise Rollenbeschreibungen beruht, aber sich oftmals mit der Arbeitsroutine »verbraucht«. Deswegen geht es auch hier um Hilfestellungen, um neue Vertrauenskräfte entstehen zu lassen, zu denen die geschilderten Gesichtspunkte beitragen. Ein gemeinsamer Arbeitsbeginn mit einem Spruch oder einem anderen Ritual ist hilfreich. Sie kosten scheinbar Zeit, geben aber Kräfte für die innere Einstellung, die Sinnfindung in der Arbeit, vermindern dadurch Konflikte und sparen sicher mehr Zeit ein, als sie vordergründig kosten.

Vertrauen braucht somit in verschiedener Weise Pflege. Es entsteht durch Entwicklungen im Patienten und im Behandler. Es kann darüber hinaus zu einer Vertrauenskultur im Team führen und diejenigen Hüllen bilden, die gerade der palliative Patient für seinen Weg durch die Erkrankung, seine Entwicklung braucht, und die mit wertesetzenden Perspektiven zusammenhängen.

Literatur

Antonovsky, Aaron (1997): Salutogenese: Zur Entmystifizierung der Gesundheit. Tübingen: dgvt-Verlag.

Bethge, Eberhard (1978): Dietrich Bonhoeffer. Eine Biographie. München: Chr. Kaiser Verlag.

Buber, Martin (2021): Ich und Du. Ditzingen: Reclam.

Dörner, Klaus (²2003): Der gute Arzt. Lehrbuch der ärztlichen Grundhaltung. Stuttgart: Schattauer Verlag.

Frankl, Viktor E. (2018): … trotzdem Ja zum Leben sagen: Ein Psychologe erlebt das Konzentrationslager. München: Penguin Verlag.

Fritz, Zoë / Holton, Richard (2019). Too much medicine: not enough trust? In: Journal of Medical Ethics 45 (1), 31–35.

Girke, Matthias (2020): Innere Medizin. Grundlagen und therapeutische Konzepte der Anthroposophischen Medizin. Berlin: Salumed Verlag.

Goethe, Johann Wolfgang von (¹⁰1976): Faust II [1832]. Werke. Hamburger Ausgabe in 14 Bänden, Bd. 3, hg. von E. Trunz. München: C.H. Beck.

Goethe, Johann Wolfgang von (1981): Gedichte. West-östlicher Divan [1819]. Frankfurt am Main: Insel Verlag.

Hamre, Harald J. et al. (2007): Rhythmical massage therapy in chronic disease: A 4-year prospective cohort study. In: Journal of Alternative and Complementary Medicine 13 (6), 635–642.

Hannich, H. J. (⁸2017): Intensivmedizin. In: K. Köhle et al. (Hg.): Uexküll, Psychosomatische Medizin: theoretische Modelle und klinische Praxis. München: Urban & Fischer, 1134–1140.

Havel, Václav (1987): Fernverhör. Ein Gespräch mit Karel Hvížďala. Aus dem Tschech. von Joachim Bruss. Reinbek bei Hamburg: Rowohlt.

Hesse, Hermann (2021): Mit der Reife wird man immer jünger. Betrachtungen und Gedichte über das Alter, hg. von Volker Michels. Berlin: Suhrkamp.

Holland, Stephen / Stocks, David (2017): Trust and Its Role in the Medical Encounter. In: Health Care Analysis 25 (3), 260–274.

Jaspers, Karl (1958): Die Idee des Arztes [1953]. In: Ders.: Philosophie und Welt. Reden und Aufsätze. München: Piper, 169–183.

Kink, Eveline (2022): Therapiebegrenzung in der Intensivmedizin. In: Wiener klinisches Magazin 25, 48–53.

Klein, Sabine et al. (2018): Erfahrungen am Lebensende: Eine Umfrage bei Ärzten und Pflegenden eines Spitals für anthroposophisch erweiterte Medizin. In: Complementary Medicine Research 25 (1), 38–44.

Lüdde, Marie-Elisabeth (2016): Johann Gottfried Herder: Licht – Liebe – Leben. Wiesbaden: Weimarer Verlagsgesellschaft.

Lusseyran, Jacques (2019): Das wiedergefundene Licht. Stuttgart: Klett-Cotta.

Matthiessen, Peter F. (2006): Ärztliche Praxis und wissenschaftlicher Status der Medizin. In: Forschende Komplementärmedizin 13, 136–139.

McCullough, Lawrence B. / Coverdale, John H. / Chervenak, Frank A. (2020): Trustworthiness and Professionalism in Academic Medicine. In: Academic Medicine 95 (6), 828–832.

Müller-Oerlinghausen, Bruno et al. (2022): Berührungsmedizin – ein komplementärer therapeutischer Ansatz unter besonderer Berücksichtigung der Depressionsbehandlung. In: Deutsche Medizinische Wochenschrift 147 (4): e32–e40.

Novalis (1983): Schriften. Dritter Band. Das philosophische Werk II, hg. von Richard Samuel. Stuttgart: Kohlhammer.

Phelps, Andrea C. (2012): Addressing spirituality within the care of patients at the end of life: perspectives of patients with advanced cancer, oncologists, and oncology nurses. In: Journal of Clinical Oncology 30 (20), 2538–2544.

Reynolds Losin, Elisabeth A. / Anderson, Steven R. / Wager, Tor D. (2017): Feelings of Clinician-Patient Similarity and Trust Influence Pain: Evidence From Simulated Clinical Interactions. In: Journal of Pain 18 (7), 787–799.

Sackett, David L. et al. (1996): Evidence based medicine: what it is and what it isn't. In: British Medical Journal 312 (7023), 71–72.

Saint-Exupéry, Antoine de (1982): Der kleine Prinz [1943]. Düsseldorf: Karl Rauch.

Schad, Wolfgang (2009): Medizin-ethische Aspekte. In: Der Merkurstab 62 (3), 204–210.

Selg, Peter (⁴2018): Die »Wärme-Meditation«. Geschichtlicher Hintergrund und ideelle Beziehungen. Dornach: Verlag am Goetheanum.

Steiner, Rudolf (1998): Wahrspruchworte. GA 40. Dornach: Rudolf Steiner Verlag.

Wälchli, Chantal et al. (2014): Physiologic effects of rhythmic massage: a prospective exploratory cohort study. In: Journal of Alternative and Complementary Medicine 20 (6), 507–515.

Medizin als Treue zum sozialen Auftrag. Zum Verhältnis von Vertrauen, Versprechen und Treue

Giovanni Maio

Oftmals ist es so, dass Patienten sich ihren Ärztinnen und Ärzten auch dann anvertrauen, wenn sie sie vorher nie gesehen haben. Das ist geradezu der typische Fall in der Klinik, und das ist auch häufig der Fall in der ambulanten Medizin. Dass Patienten ihnen zunächst vollkommen unbekannten Menschen oftmals sehr persönliche Details erzählen und sich zur Untersuchung entkleiden, ist bemerkenswert, denn man würde annehmen, dass eine solche Verhaltensweise die Existenz einer besonderen Beziehung voraussetzen müsste. Dass dem nicht so ist, bedarf daher einer Erklärung. In diesem Beitrag wird die These vertreten, dass dieses Sich-Anvertrauen der Patienten damit zu tun hat, dass kollektiv davon ausgegangen wird, dass die Ärzteschaft als solche im Sinne ihres Professionsstatus ein vorgängiges Versprechen gibt, nämlich das Versprechen, das eigene Können und Wissen in den Dienst der Hilfe für andere zu stellen und somit das Wohl des Patienten als absolutes Primat zu sehen. Erst wenn man kollektiv ein solches Versprechen der Ärzteschaft voraussetzt, wird verständlich, warum Patienten sich ihren Ärztinnen und Ärzten auch dann anvertrauen, wenn sie sie gar nicht persönlich kennen. Wenn wir sagen, dass der Arztberuf eine Profession darstellt, so rekurrieren wir beim Begriff der Profession schon semantisch auf das Versprechen. In welchem Zusammenhang dieser promissorische Charakter der Medizin mit dem Vertrauen steht, gilt es im Folgenden zu eruieren. Hierfür ist es notwendig, einige Strukturelemente sowohl des Vertrauens als auch des Versprechens zu vertiefen, um auf den Zusammenhang von Vertrauen und Versprechen vorzustoßen.

1. Grundelemente des Vertrauens

Versuchen wir zunächst einmal, das Vertrauen zu verstehen. Was geschieht eigentlich, wenn wir vertrauen? Niklas Luhmann hat das Vertrauen als eine »riskante Vorleistung« beschrieben. Das mag zwar aus der ex-post-Perspektive stimmen, aber das Vertrauen ist ja gerade dadurch charakterisiert, dass man im Moment des Vertrauens gerade kein Risiko empfindet, sondern das Gegenteil. Der Vertrauende empfindet im Moment, in dem er vertraut, eine innere Ruhe, weil er einen möglichen Bruch des Vertrauens gar nicht erst in Erwägung zieht; dass in dem Moment ein Risiko im Spiel ist, kommt dem Vertrauenden gar nicht in den Sinn. So plastisch wie kein anderer hat Uwe Laucken diesen Umstand beschrieben, als er den Begriff des Vertrauens definierte als »ein existentieller Akt, mit dem Menschen in die sie umgebende sorgenträchtige Welt eine Schneise der Sorglosigkeit schlagen«.[1] Vertrauen kommt also in einer Stimmung der Sorglosigkeit auf und nicht als Risikogefühl. »Wenn wir vertrauen, sistieren wir das Nachdenken«,[2] so hat es Martin Hartmann auf den Punkt gebracht. So sorglos man im Moment des Vertrauens auch sein mag, diese Sorglosigkeit ist nicht nur intuitiv, sondern sie hat etwas mit Wissen zu tun. Georg Simmel hat das Vertrauen als eine

---

1 Laucken, U. (2001), 25 f.
2 Hartmann, M. (2008), 52.

Art Mittelzustand zwischen Nichtwissen und Wissen beschrieben.[3] Wer vertraut, weiß etwas, auch wenn er es oft nicht beziffern kann. Georg Simmel brachte das wunderbar auf den Punkt, als er betonte, dass derjenige, der alles wüsste, kein Vertrauen bräuchte, und derjenige, der nichts wüsste, gar nicht vertrauen könnte.[4] Es bleibt beim Vertrauen immer ein Rest an Unsicherheit; anderenfalls wäre es kein Vertrauen, sondern eine Vereinbarung. Dem Vertrauen ist somit das bereitwillige Akzeptieren eines Wissensdefizits inhärent. Wo alles sicher ist, stellt sich die Frage des Vertrauens nicht. Wer vertraut, akzeptiert, dass er nicht so viel weiß, dass er eine bestimmte Handlung des anderen garantieren könnte, aber er lässt sich auch ohne diese Garantie auf die Beziehung ein, weil er darauf vertraut, dass der andere sich vertrauenswürdig verhält. Deutlich wird, dass mit dem Vertrauen unweigerlich ein Sich-Verletzlichmachen einhergeht. Als vertrauender Mensch macht man sich unweigerlich verletzlich, weil man etwas Wichtiges in die Hände der Vertrauensperson legt und ihr somit Macht über das eigene Wohlergehen überträgt. Es stellt sich die Frage, wie so etwas möglich sein kann, dass eine Person sich in eine Abhängigkeit von einer anderen Person begibt, ohne eine Garantie dafür zu haben, dass diese andere Person sich auch tatsächlich so verhält, wie es nötig ist, damit das eigene Wohlergehen nicht gefährdet ist. Die Erklärung liegt darin, dass im Moment des Vertrauens die vertrauende Person eine subjektive Gewissheit empfindet, die zwar in einem Widerstreit zur objektiven Unsicherheit stehen mag, aber diese subjektiv empfundene Gewissheit versetzt die vertrauende Person in die Lage, sich auf die Vertrauensperson auch ohne Garantien einzulassen. Der eigentliche Grund für diese sub-

---

3 Simmel, G. (1908), 393.
4 Simmel, G. (1908), 93; vgl. Endreß (2002), 74.

jektive Gewissheit liegt in der nur implizit bleibenden Erwartung der vertrauenden Person, dass die Vertrauensperson sich vertrauenswürdig verhalten wird. Die Grundlage allen Vertrauens ist von daher die Zuschreibung einer moralischen Integrität der Vertrauensperson. Wenn man vertraut, dann verlässt man sich nicht einfach nur auf eine Handlung, sondern man ist davon überzeugt, dass die andere Person als ganze Person integer ist. Man unterstellt der anderen Person lautere Motive und damit eine Rechtschaffenheit. Wenn man vertraut, vertraut man eben nicht einfach auf eine bestimmte Handlung – denn das wäre nur Verlässlichkeit –, sondern man vertraut auf die Integrität des anderen. Diese unterstellte Integrität ist es, die den vertrauenden Menschen sorglos sein lässt. Vertrauend ist man nicht bestrebt, Sicherheitsgarantien einzuholen und Kontrollen einzubauen, weil man so fest davon überzeugt ist, dass der andere ein redlicher Mensch ist. Redlichkeit ist hier vor allem so zu verstehen, dass man dem anderen eine Unbeirrbarkeit unterstellt, mit der er an der Sache, die einem wichtig ist, festhalten wird. Das ist der Kern des Vertrauens: der Glaube daran, dass der andere kein Opportunist ist. Denn wäre er opportunistisch gesonnen, würde er die Sache, die wir ihm anvertrauen, im Zweifelsfall vernachlässigen oder gar mit Füßen treten, wenn etwas Wichtigeres am Horizont aufscheint. Jemandem zu vertrauen bedeutet daher, die innere Gewissheit zu haben, dass der anderen unbeirrbar an der Sorge für das, was uns wichtig ist, festhalten wird. – Und genau an diesem Punkt sehen wir, wie eng das Vertrauen mit dem Versprechen zusammenhängt. Denn das Versprechen ist genau diese Zusicherung der Beständigkeit der Sache, ja der Beständigkeit der eigenen Einstellung. Um diese Brücke zwischen Vertrauen und Versprechen deutlich machen zu können, gilt es daher, nach dem Vertrauen nun das Versprechen etwas genauer zu untersuchen.

2. Grundelemente des Versprechens

Das Versprechen hat immer den Grundzug der Striktheit. Wenn man etwas verspricht, kann man es nicht dem neuen Kontext überlassen, ob man sich an das Versprechen hält oder nicht. Das Versprochene stellt sich jedweder Wandlung der Situation unerbittlich in den Weg; das Versprechen bleibt ein strenges Wort und fordert seine strikte Einlösung, ganz gleich, was sich zwischenzeitlich ereignet haben mag; es fordert eine strikte Einhaltung des Versprochenen und lässt eine Abwägung gegen andere Gesichtspunkte grundsätzlich nicht zu. Bei dem Versprechen handelt es sich eben nicht um eine Verpflichtung, die man in die Waagschale mit anderen Verpflichtungen legen kann, sondern von dem Moment des Versprechens an kommt die Verrechnung mit anderen Verpflichtungen und die damit verbundene Relativierung des Versprechens einem Bruch gleich. Daraus wird deutlich, dass man Versprechen grundsätzlich nicht zurücknehmen kann. Von dem Moment an, da man ein Versprechen gibt, ist man dadurch sozusagen gebunden, und man kann sich von sich aus nicht davon lösen. Nur derjenige, dem man etwas versprochen hat, kann das tun – andernfalls bleibt die Bindung bestehen. Das heißt also, dass derjenige, der etwas verspricht, im Moment des Versprechens schon nicht mehr über das Versprechen verfügt. Er überträgt die Verfügungsmacht über das Versprechen auf denjenigen, dem versprochen wurde. Ohne Gesichts- und Reputationsverlust kann man sich dieser Verpflichtung nicht mehr entziehen. Der Philosoph Norbert Anwander hat das Versprechen als »Einschränkung der Freiheit, es sich anders zu überlegen«[5] bezeichnet.

---

5 Anwander, N. (2008), 43.

Mit dem Versprechen wird ein Band geknüpft zwischen dem Versprechenden und demjenigen, dem versprochen wird. Aber was für ein Band ist es? Zunächst einmal ist es ein Verpflichtungsband und damit ein normatives Band. Zu versprechen heißt, sich freiwillig in eine Verpflichtung dem anderen gegenüber zu begeben. Der Versprechende kann nicht beweisen, dass er wahrhaftig verspricht; die Einlösung des Versprechens hat unweigerlich etwas Hypothetisches, weil die Zukunft immer offen ist. Insofern wagt sich jeder Versprechende ein Stück weit aus dem Fenster und mutet demjenigen, dem versprochen wird, etwas zu, nämlich dass dieser dem Versprechenden Glauben schenkt, auch wenn es für die Einlösung des Versprechens keine Garantien geben kann. Ein Versprechen ist insofern immer mit einem Unsicherheitsfaktor versehen und daher in gewisser Weise übermäßig,[6] und doch vermag gerade das Versprechen ein zwischenmenschliches Band zu stiften, weil es eine Zusicherung von Verbindlichkeit darstellt. Indem der Versprechende Beständigkeit zusagt, stiftet er automatisch eine Verbindung, die ohne das Versprechen nicht entstanden wäre. Das Versprechen kann somit eine kohäsive Kraft entfalten, weil der Mensch sich mit jedem Versprechen ausdrücklich bindet. Zwar geht der Versprechende zunächst eine Selbstbindung ein, aber de facto entsteht dadurch eine Bindung an den anderen.

Wie aber entsteht diese Verbindlichkeit? Wie kann es sein, dass allein durch die Formulierung eines Satzes eine Verbindlichkeit entsteht? Die Verbindlichkeit entsteht ja nicht einfach automatisch durch den Akt eines Versprechens; es ist nicht das Aussprechen des Versprechens, das diese Verbindlichkeit stiftet. Verbindend ist der Glaube daran, dass derjenige, der verspricht, auch wirklich »meint,

---

6 Liebsch, B. (2008).

was er sagt«.[7] So lässt sich schlussfolgern, dass die Verbindlichkeit des Versprechens letzten Endes durch den hergestellt wird, der das Versprechen annimmt. Er schenkt dem Versprechenden Glauben, verlässt sich auf ihn, traut ihm zu, dass er Wort hält. Verbindend ist also nicht das Versprechen per se, sondern das darauf bezogene Vertrauen. Der Versprechende ist derjenige, der den anderen zum Vertrauen aufruft. Mit dem Versprechen wird eben nicht einfach ein Wille erklärt, sondern es wird um Vertrauen geworben, und mit der Bekundung des Vertrauens kommt das Versprechen erst wirklich zum Zuge.[8] Dieses Vertrauen stiftet das Band zwischen dem Versprechenden und demjenigen, dem versprochen wird, und es richtet sich nicht auf das Wort des anderen, sondern es richtet sich auf die Person des anderen, denn nur die Person kann Vertrauen stiften und nicht das Wort an sich.

3. Zum Verhältnis von Vertrauen und Versprechen

Vertrauen tritt im Umgang mit dem Versprechen hier in doppelter Weise auf. Vor dem Hintergrund fehlender Garantien für die Einlösung des Versprechens wird zunächst demjenigen, dem versprochen wird, zugemutet, dass er vertrauen soll. Das Versprechen wäre also zu verstehen als eine Vertrauenseinladung. Vor diesem Hintergrund lässt sich mit Burkhard Liebsch sogar sagen, dass derjenige, der verspricht, im ersten Moment möglicherweise mehr nimmt, als er gibt, denn er nimmt in Anspruch, für glaubwürdig gehalten zu werden; er verlangt, dass man seinem Versprechen glaubt.[9] Analog dazu gibt

---

7 Liebsch, B. (2008), 60.
8 Ebd.
9 Liebsch, B. (2008), 17.

sich zugleich derjenige, der ein Versprechen annimmt, auf diese Weise als Vertrauender zu erkennen, indem er dem Versprechenden sozusagen sein Wort abnimmt.

An diesem Punkt wird umso deutlicher, dass Vertrauen sowohl ein Annehmen als auch eine Forderung ist. Wer vertraut, nimmt die Vertrauenseinladung des anderen, die unter anderem über ein Versprechen zum Ausdruck gebracht werden kann, an, und er erwartet zugleich etwas von dem meist auch nur implizit Versprechenden. Es ist die Erwartung, dass der andere sich insofern als des Vertrauens würdig erweist, als er bezeugt, dass er seiner Sache und somit seinem impliziten Versprechen treu bleibt. Wenn wir vertrauen, dann vertrauen wir nicht auf etwas Konkretes, sondern wir vertrauen auf die Treue des anderen. Treue in dem Sinne, dass wir wissen, er wird unsere Sache nicht verraten, wird das Lager nicht wechseln, wird unbeirrt sich für das einsetzen, was in seine Hände gelegt wurde. Letzten Endes hat Vertrauen mit der Gewissheit der restlosen Unkorrumpierbarkeit des anderen zu tun, und wer das Vertrauen annimmt, gibt damit in gewisser Weise eine Treueerklärung ab. Es ist diese Treueerklärung, durch die eine Wertegemeinschaft gestiftet wird, die sich ausdrückt über ein Verbundenheitsgefühl; wenn wir wirklich vertrauen, dann empfinden wir eine Verbundenheit mit dem anderen und stoßen vor zu einer privilegierten Beziehung, die über das Vertrauen deswegen gestiftet wird, weil wir unsere Sache bei dem anderen gut aufgehoben wissen.

Deutlich wird also, dass es das Vertrauen ist, das das kohäsive Band schmiedet, und es ist das Vertrauen, das beide Seiten, den Versprechenden und denjenigen, dem versprochen wird, in eine verletzliche Situation bringt. Derjenige, dem versprochen wird, riskiert, in seinem Vertrauen betrogen zu werden, und derjenige, der verspricht, riskiert, seine Vertrauenswürdigkeit zu verlieren. Und doch ist dieses

Sich-Verletzlichmachen unvermeidbar, denn wollte man sagen, dass man selbst überhaupt keine Versprechen abgeben möchte, so würde man sich allein dadurch schon verdächtig machen. Wer nicht versprechen will, dem kann man ohnehin nicht trauen. Man muss sich also dem Risiko des Verlustes von Vertrauenswürdigkeit aussetzen, um überhaupt die Chance zu haben, als vertrauenswürdig angesehen zu werden. Wenn der andere aber Vertrauen setzt in meine Pflichttreue, in meine Treue zum Wort, so ist gerade dieses Vertrauen ein zentraler Verpflichtungsgrund. Wir fühlen uns an das Wort gebunden, weil wir eine Pflicht verspüren, das Vertrauen in unsere Pflichttreue nicht zu enttäuschen. Das Vertrauen in die Worttreue ist also das eigentlich Verpflichtende.

4. Vertrauen als unterstellte Treue

Nun gibt es eine Treue zu Menschen, aber es gibt auch eine Treue zu Ideen, zu Grundsätzen, zu Lebenszielen. Bezogen auf eine Idee, einen Wert oder auch eine Institution lässt sich sagen, dass Treue eine bestimmte Einstellung, eine innere Grundhaltung impliziert, die auf Verlässlichkeit und Beständigkeit in einer Handlungsorientierung oder auch in einer affektiven Orientierung ausgerichtet ist. Treue zu einer Sache, einem Ideal, einer Institution bedeutet also, dazu jeweils eine Haltung einzunehmen, die auf die Beständigkeit des eigenen Fühlens und Handelns angelegt ist. Das Treueverhältnis ist somit ein Verhältnis, das auf die Tugenden der Festigkeit, Zuverlässigkeit und Unbeirrbarkeit abhebt. Georg Simmel hat die Treue als »das Beharrungsvermögen der Seele« bezeichnet, »welches sie in einer einmal eingeschlagenen Bahn festhält, nachdem der Anstoß, der sie überhaupt in die Bahn geführt, vorbeigegangen ist«.[10] Im Prinzip basieren alle Treueverhältnisse auf der Internalisierung nicht-opportunistischer Denk- und Verhaltenskategorien.

Weil die Treue keine Verhaltensvorschrift, sondern eine innere Haltung ist, geht es in der Treuebekundung immer darum, dass jemand mit seiner Glaubwürdigkeit und Vertrauenswürdigkeit für das einsteht, wofür er Treue bekundet. Treue bezieht sich also unweigerlich auf den personalen Charakter, sie bindet den ganzen Menschen und ist nicht nur ausgerichtet auf einen bestimmten Aspekt einer Beziehung, auf ein konkretes Vertragsgut, auf verbriefte Rechte; sie ist eine Beziehungsform, die die ganze Person in Anspruch nimmt und somit auf ein entsprechendes Gesamtverhalten zielt. Genau dieser Aspekt verbindet das Versprechen mit der Treue und mit dem Vertrauen. Wir vertrauen einer Person, die implizit ein Versprechen gegeben hat, nämlich das Versprechen, treu an der Sorge um das uns wichtige Gut festzuhalten, komme was wolle.

5. Vertrauen, Treue und Versprechen in der Medizin

Wenn ein Patient sich einer Ärztin oder einem Arzt anvertraut, dann ist eine Treueerwartung im Spiel, wie wir sie soeben beschrieben haben. Eine solche Erwartung kann durch die positiven Erfahrungen mit einer individuellen Person zustande kommen, sie kann aber auch dadurch zustande kommen, dass man dem Berufsstand der Ärtzinnen und Ärzte als solchem antizipatorisch eine Integrität unterstellt. Eine solche Integritätserwartung ist nur erklärbar vor dem Hintergrund, dass die Medizin als sozial ausgerichtete Disziplin von sich aus schon implizit ein Versprechen gibt, nämlich das Versprechen,

---

10 Simmel, G. (1992), 653.

das Wohlergehen der Patientinnen und Patienten an die oberste Stelle zu setzen. Ein solches implizites Versprechen ist eine Grundvoraussetzung dafür, um sich überhaupt Ärztin oder Arzt nennen zu können. Denn würde es einer Ärztin, einem Arzt nicht primär um das Wohl der Patienten gehen, verlöre sie ihre Existenzberechtigung. Der Arztberuf ist wie alle helfenden Berufe ein Verpflichtungsname; mit dem Bekenntnis dazu, Arzt zu sein, gibt man unwillkürlich ein Versprechen ab, nämlich das Versprechen, das Wohl des Patienten nicht zu verraten. Dieses kollektiv unterstellte Versprechen ist es, das die Patienten erst dazu befähigt, sich ihren Ärztinnen und Ärzten anzuvertrauen. Und wie wir gesehen haben, ist ein Versprechen eine Vertrauenseinladung und zugleich eine unverbrüchliche Verpflichtung. Die Unterstellung eines solchen Versprechens macht es dem Patienten erst möglich, die Hilfe der Ärztinnen und Ärzte aufzusuchen. Und das Versprechen ist im Grunde nichts anderes als die selbstredende Antwort auf die Angewiesenheit des hilfesuchenden Menschen. Die Medizin ist nicht die Garantie für die Wendung der Not, aber sie ist das implizit gegebene Versprechen, dass diese Not ernst genommen wird und als einzig handlungsleitendes Motiv gilt. Wer dieses Versprechen nicht geben möchte, gerät in Rechtfertigungsnot, denn das Versprechen kann nicht einfach als eine Idee des Versprechenden angesehen werden, sondern es ist vielmehr schon eine Antwort auf eine Situation, die ein solches Versprechen geradezu einfordert. Das Versprechen ist eine Antwort auf den (impliziten) Appell des anderen. Darin liegt das Entscheidende, dass es immer eine Situation der Asymmetrie ist, die nach einem Versprechen ruft.[11] Wir können es uns im Angesicht der Hilfsbedürftigkeit des anderen nicht einfach aussuchen, ob wir versprechen sollen oder nicht.

---

11 Vgl. Liebsch, B. (2008), 134 ff.

Wir treten automatisch in solche Situationen der Asymmetrie ein, in denen wir dazu aufgerufen werden, zu versprechen, wollen wir nicht als verantwortungslos gelten. Es ist also der andere, der durch die asymmetrische Situation, durch seine Angewiesenheit meine Verantwortung aufruft und nach meinem Versprechen verlangt. Und eine solche Situation ist in geradezu typischer Weise die Situation der Angewiesenheit des kranken Menschen auf die Hilfe des Arztes. In dieser Situation ist es unweigerlich so, dass sich der hilfesuchende Patient etwas vom Arzt verspricht. Daher nimmt der Patient automatisch den Arzt in der Weise in die Pflicht, dass dieser aufgefordert wird, ihm genau dieses Versprechen zu geben beziehungsweise zu erneuern oder zu bekräftigen.

Würden die Ärzte sich einem solchen Versprechen verweigern, so würden sie ihre ärztliche Verantwortung negieren, denn die Ärzte haben ihre Aufgabe eben dort, wo sie vom Patienten angesprochen werden. Stünde in dieser Situation der existentiellen Krise des kranken Menschen nicht das Versprechen im Raum, dass die Ärzte diese Not des Kranken nicht für ihren eigenen Vorteil ausnutzen werden, so wäre das eine Negation der eigenen Verantwortung für den Patienten. Mit einer Negierung des Versprechenmüssens würde man den Patienten in eine ausweglose Situation bringen. So wäre er auf Hilfe angewiesen, könnte aber den Helfern nicht vertrauen und liefe damit Gefahr, deren Hilfe erst gar nicht in Anspruch zu nehmen und sich damit selbst um die Heilungschancen zu bringen. Das Versprechen des Arztes ist also der unhintergehbare Ausdruck der Verantwortung für den kranken Menschen. Negiert man die Notwendigkeit des Versprechens, entzieht man sich der Verantwortung für den Patienten. Damit ließe man den Patienten in seiner Not in gewisser Weise im Stich. Seine Not ruft das Versprechen auf, und das Versprechen zu verweigern oder zu überhören kommt einem Verrat an dem

Patienten gleich. Wer von vornherein sagt, dass er kein Versprechen zu geben bereit ist, stiehlt sich aus der Verantwortung. Gibt aber der Arzt ein Versprechen, so geht er dadurch automatisch das Risiko ein, des Verrats bezichtigt zu werden, wenn er zum Beispiel die Erlöse für das Klinikum als genauso relevant ansieht wie das Wohl des Patienten. Wir haben ja gesehen, dass Versprechen mit Striktheit einhergehen. Daher wäre allein schon die Relativierung des Wohls des Patienten und der Abgleich mit dem finanziellen Wohl des Klinikums schon ein Verrat an den Interessen des Patienten. Die Bedeutung solcher Relativierung des Patientenwohls kann nicht begriffen werden, wenn man sich nicht klarmacht, dass sich nach impliziter kollektiver Erwartung die Ärzteschaft in der Zielsetzung ihres Handelns von promissorischen Verpflichtungen leiten lassen muss. Man kann die Notwendigkeit einer solchen Verpflichtung der Ärzte nicht in Frage stellen, ohne damit deren Vertrauenswürdigkeit selbst in Frage zu stellen.

Literatur:

Anwander, Norbert (2008): Versprechen und Verpflichten. Paderborn: Mentis.

Endreß, Martin (2002): Vertrauen. Bielefeld: Transcript.

Hartmann, Martin (2008): Wer hat unser Vertrauen verdient? Philosophische Kriterien der Vertrauenswürdigkeit. In: Michael Fischer / Ian Kaplow (Hg.): Vertrauen im Ungewissen: Leben in offenen Horizonten. Münster: Lit, 48–69.

Laucken, Uwe (2001): Zwischenmenschliches Vertrauen. Rahmenentwurf und Ideenskizze. Oldenburg: Bibliotheks- und Informationssystem.

Liebsch, Burkhard (2008): Gegebenes Wort oder gelebtes Versprechen. Quellen und Brennpunkte der Sozialphilosophie. Freiburg: Alber.

Simmel, Georg (1992): Exkurs über Treue und Dankbarkeit. In: Ders.: Soziologie. Untersuchungen über die Formen der Vergesellschaftung. Frankfurt am Main: Suhrkamp, 652–670.

Urvertrauen, erstes Willkommen und erstes Erzählen

Brigitte Boothe

Erstes Vertrauen in der Frühzeit des Lebens

Es sind die ersten Lebensjahre, die für die psychische Entwicklung einer Person von prägender Bedeutung sind. So vermittelt es die Psychoanalyse Freuds, so vermittelt es heute die Entwicklungspsychologie. In den ersten Lebensjahren entsteht erstes Vertrauen. Vertrauen erlaubt Menschen, auf andere Personen positive Erwartungen zu richten und sich auf andere einzulassen; Vertrauen gestattet ihnen, Rat und Hilfe zu suchen und offen zu sein für Freundschaft und Liebe.

So sieht das auch die Psychoanalyse; dennoch wurde »Vertrauen« bei Freud nicht zu einem Schlüsselkonzept. Es war der Psychoanalytiker, Kinder- und Kulturpsychologe Erikson,[1] der nicht nur einen bis heute prominenten Stufenprozess lebenslanger psychosozialer Entwicklung formulierte, sondern auch das ebenso prominente »Urvertrauen« konzipierte.[2] Die Bedeutung einer primären Vertrauensbeziehung wird bestätigt durch die von Bowlby[3] begründete, seit langem expansiv erforschte und interdisziplinär einflussreiche Bindungstheorie. Die Soziologen Claessens[4] und Luhmann sehen den Ursprung des Vertrauens in der Frühzeit der Eltern-Kind-

---

1 Erikson, E. (1959).
2 Erikson, E. (1959).
3 Bowlby, J. (1975).
4 Claessens, D. (1979).

Beziehungen: »In der Familie findet das erste Vertrauen seine erste Bewährung«.[5]

In dem begrenzten Rahmen dieses Beitrages und im Hinblick auf übersichtliche Vereinfachung liegt der Fokus auf positiven und modellhaft idealisierten Aspekten dessen, was Vertrauen, Vertrauensbeziehungen, Vertrauenskommunikation ausmacht. Dass die Realität Kinder und Erwachsene häufig genug konfrontiert mit Verhältnissen, die Vertrauen und Vertrauenswürdigkeit, Schutz und Sicherheit vermissen lassen, ist trauriger Alltag.[6]

Ein Kosmos des Willkommenseins

Es ist das Engagement elterlicher Bezugspersonen, das neben der Überlebenssicherung für Wohlbefinden und Gedeihen des Kindes sorgt. Das Kind ist auf fürsorgliche Begleitung angewiesen. Dass außer leiblichen Eltern auch Verwandte, Nachbarn oder professionelle Helfer fürsorgliche Begleiter sein können, sei ausdrücklich erwähnt. Heute heißt es, das kindliche Selbst- und Weltverhältnis sei von Beginn an bestimmt durch Kontakt, Kommunikation, Interesse an den pflegenden, schützenden, spielfreudigen Interaktionspartnern. Der Aktions-, Verfügungs- und Selbstbestimmungsradius des Kindes erweitert sich zwar im Laufe des Lebens, doch bleiben auch die Erwachsenen auf Sorge und Engagement kompetenter, handlungsmächtiger und wohlwollender Anderer angewiesen. Denn Transparenz der Verhältnisse, Berechenbarkeit des Geschehens, Beherrschbarkeit von Beziehungen sind nicht erreichbar. Wo

---

5 Luhmann, N. (2000), 34.
6 Der Beitrag stützt sich in überarbeiteter und ergänzter Form auf Boothe, B. (2013)

immer für Personen ein Interesse, ein Anliegen auf dem Spiel steht oder Bedrängendes droht, das in eigener Regie nicht realisierbar oder kontrollierbar ist, brauchen sie Fremdinvestition zu eigenen Gunsten.

Dem Kind bietet sich in elterlicher Regieführung ein Kosmos des Willkommenseins. In der primären Vertrauensbeziehung erfährt ein Kind elterliche Sorge als Kommunikation des Willkommens und als sorgfältige, jeweils situationsangemessene Begleitung, was seine körperliche und mentale Verfassung, sein Kontakt- und Spielverhalten wie auch seine Unternehmungen in der Welt angeht. Elterliche Sorge vermittelt sich dabei auch als sorgfältige Einschätzung der jeweiligen Situation und als realitätsgerechter Umgang mit dem, was zu tun ist.

Schön sollst du es haben, sicher sollst du dich fühlen, und ich sorge dafür

Franz, junger Säugling, wird gebadet. Er ist entkleidet, etwas unruhig, die Mutter setzt ihn langsam in die Wanne. Sie hat warme Hände, prüft das Wasser, redet beruhigend mit Franz, kündigt aber auch an, dass Franz gleich etwas ganz Schönes erlebt. Langsam setzt sie ihn, der etwas bedenklich »dreinschaut« und strampelt, ins warme Wasser, hält Kopf und Rücken, bewegt ihn aber auch sacht, lässt das Wasser plätschern und reibt den Franz mit dem Schwamm, gluckst und lacht mit dem Kind. Das ist Vertrauen schaffende Risikokonfrontation in der Frühzeit der Eltern-Kind-Beziehung. Der Säugling ist ganz und gar in den Händen anderer und deren Regieführung überlassen. Man mutet ihm etwas zu, das beim Kind potentiell Angst oder Unbehagen auslöst. Die elterliche Regieführung inszeniert eine

127

Situation harmlosen Behagens und Vergnügens. »Schön sollst du es haben, sicher sollst du dich fühlen, und ich sorge dafür«, vermittelt sie dem Kind mit ihrer ganzen Haltung. Die Mutter ermächtigt sich als Vertrauensarrangeurin, sie inszeniert das Geschehen, das keiner der Beteiligten in der Hand hat, als harmlos, friedlich und erfreulich, das Kind überwindet zuversichtlich etwas Unruhe und Spannung. Das Weltgeschehen – kaltes Wasser, Mutter lässt das Kind fallen und Ähnliches – macht sich nicht störend bemerkbar.

Trau dich, mein Sohn

Auch in der folgenden – erfundenen, aber alltagsnahen – Situation geht es um ein Kind; auch hier ermächtigt sich die Mutter als Vertrauensarrangeurin, sie stellt das Geschehen als harmlos, friedlich und erfreulich dar, das Weltgeschehen macht sich nicht störend bemerkbar. Hans, drei Jahre alt, steht ängstlich vor dem großen Hund und schaut fragend zur Mutter. »Der ist lieb«, sagt die Mutter. Sie nimmt den Hans bei der Hand, führt ihn sachte näher zu Beppo, dem Hund, tätschelt Beppos Rücken, sagt: »Lieber Hund«, und: »Schau mal, Hans, der Beppo will dich kennenlernen.« Auch Hans streckt jetzt die Hand aus und streichelt Beppo vorsichtig. Dann schaut er zur Mutter und lächelt. Auch dies ist eine Szene, in der die Mutter als vertraute erwachsene Person ihr Kind ermutigt, ein Kontaktrisiko einzugehen. Sie präsentiert das potentiell bedrohliche Gegenüber als harmlos, interessiert und freundlich zugewandt. Sie führt ihrem Sohn ein Modell freundlichen Körperkontakts vor, und Hans folgt ihrem Beispiel.[7] Imitation und Mitmachen kommen zustande, wenn

---

7 Schwier, C. et al. (2006); Oort, R. van (2007).

das Kind der Mutter glaubt, ihrem Vorbild folgt und der Hund friedlich ist. Im Beispiel von der Begegnung zwischen dem kleinen Hans und Beppo, dem Hund, hat man es mit einer von vielen Konstellationen der »Joint attention«, der gemeinsamen Aufmerksamkeit auf ein Drittes, zu tun.[8] Hans und die Mutter richten ihre Aufmerksamkeit auf den Hund und nähern sich einander an.

Urvertrauen und Lebensfreude

Erikson sieht die Beziehung zum elterlichen, insbesondere mütterlichen Objekt als zentral im ersten Lebensjahr. Das abhängige, auf Schutz und Versorgung angewiesene Individuum ist darauf angewiesen, von elterlichen Fähigkeiten und Ressourcen im eigenen Interesse zu profitieren. Urvertrauen als bekömmliches Selbst- und Weltverhältnis ist im Verständnis Eriksons eine Schutzimpfung, eine elementare Ressource mit hohem Haltbarkeitsdatum. Erikson[9] stellt das Konzept »basic trust« in seinem Buch »Childhood and society« vor, die deutsche Übersetzung »Kindheit und Gesellschaft« führt die Wortprägung »Urvertrauen«[10] ein. Die entscheidende Phase für die Entstehung von Urvertrauen sieht Erikson in seinem Acht-Phasen-Modell des »Lebenszyklus« in der ersten verletzlichen Zeit des Säuglings. Falls die elterliche Instanz ein anregungsreiches Milieu des Nährens, Bergens, Pflegens schafft, entsteht die Haltung des Urvertrauens. Anders ausgedrückt: Die Kinder nähern sich Personen und Dingen in der Haltung naiver Zutraulichkeit.

---

8 Tomasello, M. / Carpenter, M. (2007); Tomasello, M. (2011).
9 Erikson, E. (1950).
10 Erikson, E. (1957), 268.

Wenn Säuglinge ausreichend Pflege, Schutz und Sicherheit, zärtlich sensiblen Körperkontakt und wohlabgestimmte kommunikative Zuwendung erhalten, ist die Aussicht gut, dass sie Urvertrauen
entwickeln;[11] jedenfalls dann, wenn Kind und Betreuungspersonen
die Chance haben, ihren Lebensalltag in einer »durchschnittlich zu
erwartenden Umwelt«[12] zu gestalten. Winnicott betonte dabei die
elementare Bedeutung einer »ausreichend gute[n] Bemutterung«[13]
im Sinne einer »lebendige[n] Anpassung an die Bedürfnisse des
Säuglings«,[14] die dem Säugling eine »personale Existenz«,[15] eine
»Kontinuität des Seins«[16] vermitteln. Wenn Säuglinge und Kleinkinder im ersten Lebensjahr elterliche Zuwendung genossen, wenn
Eltern empfänglich sind für die psychische Verfassung des Kindes
und eine günstige Spannungs- und Erregungsregulierung befördern,
dann neigen Kinder dazu, im Kontaktverhalten positive Erwartungen auszubilden und empfänglich für gute und hilfreiche Bezie-
hungserfahrungen zu sein. Als Erwachsene übertragen sie das Bild
der primären Versorger und resonanten Begleiter unbewusst auf
Helfer-Personen-Figuren, die – etwa als Ärzte, Berater oder Thera-
peuten – Elterlichkeit repräsentieren. In technischer Formulierung
sind die libidinösen Objektbesetzungen der frühen Kindheit der
Ursprung späterer unbewusster positiver Übertragungen. Die Personen, denen eine positive Übertragung gilt, werden zu Figuren im
Dienst der Präferenzen und Relevanzen des Übertragenden, zum
Beispiel: Der erwachsene Patient sieht den Arzt als Retter, begibt
sich in seine Hände, überlässt sich gläubig und hoffnungsvoll seinen

---

11 Winnicott, D. (2001), 51.
12 Hartmann, H. (1972).
13 Winnicott, D. (2001), 231.
14 Winnicott, D. (2001), 69.
15 Winnicott, D. (2001), 70.
16 Winnicott, D. (2001), 70.

Maßnahmen: Eine mächtige väterliche Retterfigur – so die Übertragungsimagination – stellt ihre Ressourcen und Fähigkeiten ganz in den Dienst der Wiederherstellung des Erkrankten.

Das sorglose Wohlbefinden und die freie Bewegung im Heimatmilieu begünstigen in Eriksons Stufenmodell der psychosozialen Entwicklung die weiteren Herausforderungen, was Selbstregulierung, Lernen und Arbeit sowie Beziehungskompetenz angeht. Heranwachsende profitieren in der Sicht Eriksons vom guten ersten Lebensjahr; es kommt zum unbeschwerten, kindlichen Spiel, zur Zuversicht in die eigenen Möglichkeiten in Pubertät und Adoleszenz, zur erfüllenden Intimität, zur generativen Verantwortlichkeit des Erwachsenen und womöglich zur heiteren Lebenslust im Alter. Ist die erste Lebenszeit jedoch durch Milieus der Misere und Gefahr, prekäre Elterlichkeit, Vernachlässigung oder Misshandlung geprägt, so entstehen Urmisstrauen und ein Lebensgefühl der Unheilserwartung. Die Person ist mit sich und der Welt zerfallen, mag zynische Tendenzen entwickeln, neigt zu Dysphorie, Depression, hoher Anfälligkeit für psychische Störungen, zu Antriebsarmut, fehlender Zuversicht, Kontaktarmut.

Sicher gebunden

Das Urvertrauen Eriksons wird bei Bowlby zur sicheren Bindung.[17] Bindung ist in Bowlbys evolutionsbiologischer Perspektive ein prägungsähnlicher Prozess, ein basales Anschlussverhalten an die Mutter im Dienst des Überlebens. Nach Bowlby löst das Bindungsverhalten des Kindes beim Erwachsenen fürsorglich schützende

---

17 Bowlby, J. (1975, 1995).

131

Zuwendung aus.[18] Das personenspezifische Bindungsverhalten entwickelt sich im Verlaufe des ersten und erreicht seinen Höhepunkt
während des zweiten Lebensjahres. Damit ein Kind dazu überhaupt
in der Lage ist, müssen seine sensorischen Fähigkeiten und sein Ver-
haltensrepertoire genügend ausgereift sein. Zudem muss es während der kritischen Phase im ersten Lebensjahr in engem Kontakt
zu einer Bezugsperson stehen. Bowlby[19] bezeichnet Bindung als ein
psychologisches Konstrukt, das die Emotionen, Motivationen und
Verhaltensweisen des Kindes je nach den Erfordernissen der Situation verändert: Erlebt das Kind sich als sicher, dann exploriert es
mit Interesse seine Umgebung, mit gelegentlichen Blicken der Rück-
versicherung zu vertrauten Personen. Ist das Kind hingegen in einer
Situation, in der es sich unwohl fühlt, sucht es Nähe zur Bindungs-
person. Erfahrungen mit Bezugspersonen werden nach Bowlby in
einem sogenannten inneren Arbeitsmodell organisiert. Wird die
Bezugsperson als fürsorglich, kontaktsensibel und unterstützend
erlebt, bildet sich das Arbeitsmodell einer »sicheren Bindung« heraus. Ist aber keine Bezugsperson vorhanden oder ist der Kontakt
zu ihr gestört, kommt es zum Arbeitsmodell einer »unsicheren Bindung«. Fonagy[20] verknüpft das Bindungskonzept mit dem »Urvertrauen« bei Erikson, verweist aber auch auf die »primäre Liebe« bei
Balint oder den »Wunsch nach Sicherheit« bei Sandler.[21] Bindungs-
theoretiker und Psychoanalytiker stimmen darin überein, dass die
ersten Lebensjahre eine grundlegende entwicklungspsychologische
Bedeutung haben; elterliche Feinfühligkeit realisiert sich, so zeigen
es die Befunde der Säuglingsforschung, interaktiv und kommuni-

---

18 Bowlby, J. (1988).
19 Bowlby, J. (1995).
20 Fonagy, P. (2001).
21 Balint, M. (1997); Sandler, J. (1987).

kativ. Die Ansicht, dass frühe Bindungserfahrungen zentral für spätere Beziehungen seien, gehört inzwischen zum interdisziplinären Wissensbestand, wird fruchtbar als Schlüsselkonzept in den kurativen, Pflege-, Erziehungs- und Bildungsinstitutionen.[22] Wie die Bindungsforschung nimmt auch die Psychoanalyse an, dass Störungen der frühen Interaktion problematische Folgen für Verstand, Gemüt und soziale Integration haben, auch ist mit der transgenerationalen Übertragung von Bindungsmustern zu rechnen.[23] Die Erschließung von Bindungsmustern gelingt bei erwachsenen Personen auf dem Weg des systematisch angeleiteten biografischen Erzählens, in dem Personen sich unter anderem daran erinnern, ob und wie und von wem sie als Kinder Hilfe, Trost und Beruhigung gefunden haben, wenn sie sich verletzt haben, verstört oder ängstlich waren.[24]

Akteure des Vertrauens

Eltern bieten sich als Akteure des Vertrauens an; sie stellen sich in den Dienst der kindlichen Anliegen, beispielsweise seiner Bedürfnis- und Spannungsregulierung, seines Komforts, seiner Gemütsregungen, seines Kontaktverlangens. Ihr Engagement ist auf die Situation des Kindes resonanzbereit ausgerichtet. Die elterlichen Ressourcen kommen dem Kind zugute. Das Kind wimmert, es kommt mütterlicher Trost. Das Kind schreit kläglich, der Vater nimmt es auf und wiegt es im Arm, bis es sich wohlig entspannt. Die Mutter singt leise ein Abendlied am Bett des Kindes und gibt ihm einen Gutenacht-

---

22 Posth, R. (2007).
23 Grossmann, K. E. / Grossmann, K. (1991).
24 Gloger-Tippelt, G. / Hofmann, V. (1997); Grossmann, K. E. / Grossmann, K. (2002); Köhler (1998).

kuss: »Schlaf gut, mein Kleines« – eine Alltagsform des Segens, das Kind schläft ein, die mütterliche Stimme im Ohr, Geburtsstunde des Schutzengels. Oder zurück zum Hund des kleinen Hans: Das Kind schaut ängstlich auf den Hund, der ins Zimmer kommt. Die Tante zeigt ihm, wie freundlich der Hund ist, streichelt ihn und äußert im Singsang: »Lieber Hund, guter Hund, schau mal, da ist der kleine Hans, der will dich kennenlernen.« All dies sind Angebote, Beispiele primärer elterlicher Vertrauenswürdigkeit. Eltern engagieren sich für ein kindliches Anliegen und handeln im Interesse des Kindes, soweit es in ihrer Macht steht. Elterliche Vertrauenskommunikation schafft im Verlauf der frühen Beziehungsschicksale die Zuversicht des Kindes, vertrauen zu können. Elterliche Akteure heißen eine kindliche Haltung argloser Zutraulichkeit aktiv willkommen.

Kredit geben

Die elterliche Beziehungshaltung dem Kind gegenüber ist auf eingreifende Unterstützung oder unterstützendes Eingreifen sowie begleitende, gerade auch erzählende Resonanz für das kindliche Handeln und Erleben angelegt. Wenn das Kind erschrickt, wenn es staunt, wenn es Anstrengung zeigt, wenn es unter Unlustspannung steht, wenn es jauchzt und gluckst, findet es die bewillkommnende, Halt gebende Resonanz des tätigen Gegenübers.

Es sind die Eltern, die sich – angesichts des »Kindchenschemas«, dem Charme und der Anmut des runden Gesichts, der großen Augen, des rosigen Körpers – dem kindlichen Wohlbefinden widmen; es sind die Eltern, die sich interaktiv und kommunikativ als Akteure des Vertrauens geltend machen. Die empirische Säuglings- und Kleinkindforschung untersucht seit den sechziger Jahren mit experimentellen und quasi-experimentellen Mitteln das interaktive und kommunikative Repertoire des kleinen Kindes im ersten Lebensjahr von Geburt an.[25] Es geht unter anderem nach Stern[26] um die interaktive Herstellung eines wohlabgestimmten Austauschsystems, die Etablierung des primären Dialogs zwischen Kind und vertrauter, kontaktbereiter Pflegeperson.[27] Zwischen dem Kind und den elterlichen Akteuren, die sich mit ihren unterschiedlichen Kompetenzen und Sozialisationsstandards aufeinander einstimmen, spielt sich ein individuelles Paarmuster ein, als vorhersehbare Ordnung und Abfolge von Handlungen und Ritualen, von Stern[28] auch als kommunikative Tänze bezeichnet. Diese Spiele der Abstimmung gelten als Angelpunkte elementarer Vertrauensbildung. Ein gemeinsamer Rhythmus des Sich-Verstehens bildet sich aus. Formen der Fehlabstimmung führen als Irritationsmomente seitens des Kindes zum interaktiven Abbruch. Aversives Verhalten seitens des Kindes kann jedoch in günstigen Fällen eine Verlangsamung oder behutsame Veränderung der mütterlichen Aktivität bewirken. Jedoch kann es in weniger günstigen Fällen auch zu verstärkter, die Irritation intensivierender Aktivität seitens der Mutter kommen. Die Zeit vom 7.–18. Lebensmonat bildet den Übergang zu Frühformen selbstartikulierten Denkens und Fühlens.[29] Ab dem 7. Monat lassen sich Spiele multimodaler kommunikativer Gefühlsartikulation beobachten: Die primären Beziehungspersonen bringen einen Gefühlszustand des Kindes expressiv zur Darstellung, und zwar jeweils in einem anderen Modus als dem des Kindes. Die kindliche Lebenserfahrung gewinnt

---

25 Miller, L. / Rustin, M. / Shuttleworth, J. (1989).
26 Stern, D. (1979, 1985, 2020).
27 Brisch., K. H. / Hellbrügge, T. (2010).
28 Stern, D. (1979, 1985, 2020).
29 Zum Beispiel: Fonagy, P. et al. (2004).

durch begleitende Konturierung Gestalt und findet überdies sozia-
le Anerkennung.[30] Elterliche Partner bieten sich an als Akteure, die
Vertrauen schenken, die dem Kind vermitteln, dass es Resonanz als
Person findet und seinem psychischen Leben Aufmerksamkeit gilt.

Entwicklung ist ein Prozess auf Kredit. Kinder und Jugendliche
entwickeln Zuversicht und Selbstvertrauen, wenn man sie – so hätte
Bertolt Brecht es formuliert – *nach ihren Möglichkeiten* beurteilt. So
geschieht es schon im Säuglingsalter. Man behandelt die Kinder als
vernunftbegabte Personen, tritt mit ihnen in aufwendige und expres-
sive Dialoge, stattet sie mit Eigenschaften und Tugenden aus – all
dies in antizipatorischer Weise, eben auf Kredit. Die elterliche Kreditierung ist essentiell für das kindliche Gedeihen, wird im Prozess der
Individuation günstigenfalls zur differenzierten Selbstkreditierung
und schafft gute Voraussetzungen, Mut zum Lernen zu fassen, bei
Schwierigkeiten nicht aufzugeben, an die eigenen Möglichkeiten zu
glauben, ohne in Illusionismus zu verfallen.

Die Freude am Kind

Der Säugling als die lebendige Existenz, mit der Mutter und Vater,
Großmutter und Onkel, Bruder und Neffe intensiv in kommunikativen Kontakt treten, präsentiert sich dem Blick seines Gegenübers
in seiner Zukünftigkeit. Man geht mit dem Kind um als mit einem
Versprechen, als der Verheißung einer künftig handelnden und
denkenden Person. In diesem Sinne gestalten die älteren und erwachsenen Kommunikationspartner die Begegnung mit dem Kind
als Vorentwurf späterer dialogischer Partnerschaft. Die spannungs-

---

30 Köhler, L. (1992), 46.

regulierenden, die Orientierung und Kontakt suchenden Regungen und Artikulationen des Kindes erhalten im Dialog mit den erwachsenen Bezugspersonen ihren Platz im kommunikativen Zusammenhang. Der Erwachsene übernimmt im Dialog stellvertretend für das Kind dessen Artikulationen oder führt sie weiter. Mienenspiel und Gestik, Lautlichkeit und Bewegungsrhythmus, Berührung und Handlungsablauf als gemeinsames Tun und Erleben bilden im vielschichtigen Zusammenklang die Wiege der personalen Beziehung.[31] Hier wurzelt auch die erzählende und darstellende Ausdrucks- und Gestaltungsfähigkeit. Die Eltern verkehren mit dem Kind nicht als mit einem organischen Funktionsbündel, sondern einer Person mit Verstand und Gemüt. Damit erweitern und ergänzen sie entlang dem körperlichen Austausch das Bewältigungs- und Gestaltungsrepertoire des Kindes. Wenn sie sich dem Kind nähern, so ereignet sich diese Interaktion und Kommunikation immer auch mit den Mitteln von Laut und Klang und Wortsprache. Sprache begleitet die zärtliche, spielerische, erregte Kontaktinitiative wie auch die Freude am schmiegsamen Körper und der Anmut des Kindes. So ist der Säugling den Einwirkungen seiner leiblichen und sozialen Umwelt ausgesetzt und zugleich schützenden und liebenden Begleitern anvertraut.

Sei mit dem Herzen dabei

Elterliche Pflege verbindet sich mit kindlichem Behagen. Bedürfnisstillung geht einher mit Entspannung und Komfort; und so kommt es zur Bereitschaft, Beziehungspartnern, auch elterlichen Akteuren, Vertrauen zu schenken, die für das Wohl der vertrauenden Person

---

31 Dornes, M. (2006).

Sorge getragen haben. Wer einer Person vertraut, dem liegt daran, dass diese Person nicht nur pflichtgemäß, sondern aus Neigung bei der Sache ist. Sie soll das Vertrauen, das A ihr schenkt, freudig annehmen, weil A ihr kostbar ist. Wenn die Eltern die arglose Zutraulichkeit des Kindes mit Engagement für sein Wohlbefinden beantworten, dann zeigen sie ihm, dass seine Anliegen ihnen kostbar sind, dass sie diese sich etwas kosten lassen.

Vertrauen und das Wohl des Kindes, dreifach bestimmt:

Zum Ersten machen sich elterliche Akteure als wohlwollende und zum Wohl des Kindes engagierte Begleitpersonen geltend.

Zum Zweiten schätzen sie ein, wie weit das Kind der jeweiligen Situation gewachsen ist, wie neugierig und couragiert es sich zeigen kann.

Zum Dritten prüfen sie, mit welchen Risiken, Gefährdungen und Chancen in der Realität zu rechnen ist.

Wohlwollende Resonanz des Anderen und ihre Grenzen

Das Kind ist angewiesen auf elterliches Engagement im Dienst seines Überlebens und im Dienst seiner Personwerdung. Eltern bieten dem Kind einen Beziehungsraum und ein Milieu, in dem es sich zugehörig, im familiären Gefüge angemessen positioniert und in wohlwollender Kontrolle findet. Elterliche Akteure stellen ihre Ressourcen in den Dienst des kindlichen Wohls, und sie vermitteln dem Kind, wie sehr ihnen sein Wohl am Herzen liegt. Kindliche Resonanz zeigt sich als gläubiges Folgen und Mitmachen, oft auch als naive oder arglose Zutraulichkeit.[32]

1. Wer in Menschen und Verhältnisse Vertrauen setzt, hat es nötig. Der Vertrauende und die Vertrauende braucht wohlwollende Resonanz, bedarf des hilfreichen Anderen, befindet sich in einer Situation der Unsicherheit oder des potentiellen Risikos, der möglichen Bedrohung.

2. Der Vertrauende und die Vertrauende profitieren von frühen kindlichen Erfahrungen gläubiger Anlehnung an elterliche Agenten, die für das Kind aversive Situationen, etwa der Unsicherheit, des Mangels, des Unbehagens oder des potentiellen Risikos, (2a) als annehmbar, sogar appetent und reizvoll re-arrangiert hatten und (2b) die außerdem die Gunst des Gelingens genossen, die also nicht widrigen Zufällen und Misshelligkeiten ausgesetzt waren.

3. Wer in Menschen und Verhältnisse Vertrauen setzt, schafft angesichts von Ungewissheit, Intransparenz und Risiko für sich Entspannung durch eine Haltung gläubiger Affirmation, er oder sie versteht die potentiell riskante Situation als wohlwollend für die eigenen Relevanzen und Präferenzen und vermeint, im Schutz freundlicher Mächte ein Walten roher Kräfte nicht fürchten zu müssen.

4. Wer Vertrauen empfängt, soll die Vertrauensstellung um des Vertrauensspenders willen schätzen und würdigen. Er soll dem Vertrauensspender gerecht werden.

---

32 Addyman, C. (2021).

5. Die Investition von Vertrauen ist eine riskante Vorleistung, weil die Erwartungen der Person, die einer anderen vertraut, die Vertrauensempfängerin oder den Vertrauensempfänger überfordern können.

6. Das Geschenk des Vertrauens ist eine Gabe. Wie Vertrauen sich im Gemüt des Kindes entfaltet, kann in elterlichen Geschichten, später in der narrativ-biografischen Erinnerung der heranwachsenden Person bewahrt und erneuert werden.

Vertrauen und Erzählen

Der Säugling nimmt Kontakt auf mit der belebten und unbelebten Welt und bedarf zugleich ausgeprägter und dauerhafter Versorgungs-, Schutz- und Förderungsmaßnahmen seitens der primären Bezugspersonen. Das Kind erfährt bereits durch seine dargebotene körperliche Präsenz Akzeptanz durch seine primären Bezugspersonen. Sein aktives Lächeln, das es mit etwa zwei Monaten zeigt, wenn es ihrer ansichtig wird, wird gewöhnlich mit Freude begrüßt und beantwortet. Die primären Bezugspersonen stellen sich auf das Neugeborene ein, indem sie es als Person behandeln, als Beziehungspartner mit Rechten. Familienmitglieder stellen ein Kind in eine spezifische familien- und individualgeschichtliche Reihe, weisen ihm einen kulturell und individuell vorinterpretierten Ort als national, regional, familiär bestimmtes Geschlechtswesen in der Position des Kindes zu, vermitteln ihm familiäre Zugehörigkeit, begreifen seine Lebensregungen von Beginn an als sinnvoll, spezifisch und individuell und geben diesen Lebensregungen zukunftsweisende Bedeutung, und zwar auf dem Königsweg der Einbettung in Geschichten. Damit wird das Kind Teil dessen, was zur Familie, zur Umgebung, zur Region gehört. Es handelt sich um einen Prozess der Historisierung und der Aufnahme in die familiäre Gemeinschaft: Herkunft und Zugehörigkeit des Kindes werden erzählend vermittelt. Außerdem geht es um einen Prozess der Kreditierung: Das Kind wird antizipatorisch als denkende und fühlende Person behandelt. Es ist von Beginn an Teil einer Kommunikations- und Erzählgemeinschaft.[33]

Die Pointe der narrativen Einbettung in einen geschichtlich-sozialen Kontext ist, dass ein Kind heranwächst nicht als Individuum-für-sich-selbst, sondern als Träger narrativ geformter Erwartungen, die den Neuankömmling mit einer Vorgeschichte, einer Beziehungsgeschichte und einer Entwicklungsgeschichte einkleiden. Die soziale Aktivität der Zuschreibung von Geschichte erscheint als ein fundamentales Ereignis der Menschwerdung des Einzelnen als Sozialwesen. Die soziale Produktion von Familiarität entspricht der Herstellung eines Ich-in-Beziehung-zum-antwortenden-Gegenüber, eines Ich-als-Teil-eines-Wir, eines Ich, das-zwischen-Du-und-Wir-und-Ihr unterscheidet: Herstellung spezifischer Abgrenzungen sowie Herstellung spezifischer Verbindungen innerhalb einer geschichtlich bestimmten, füreinander engagierten, aufeinander orientierten Gemeinschaft. Die Aufnahme des Kindes in Familie und Umgebung ereignet sich als festliches oder feierliches Willkommen, etwa im Zusammenhang mit Namensgebung, Geburtsanzeige, Tauffeier und anderen Formen der Begrüßung.

Die narrative Zukunftsperspektive: Während die soziale Aktivität der Historisierung den Nachwuchs in eine geschichtliche Vergangenheit hinein verankert, ein Milieu der Beheimatung herstellt und sozial verortet, verschafft ihm die Kreditierung eine Zukunfts-

---

33 Boothe, B. (2009).

perspektive. Beides vermittelt sich als erzählte Wirklichkeit. Der historische »Familienroman« wird also durch einen utopischen »Kindsroman« ergänzt. In beiden Fällen handelt es sich um narrative Strukturen, geflochten aus Dichtung und Wahrheit, kunstreich gefügt aus elterlichen Beziehungsangeboten an das Kind und erwarteten wie interpretierten kindlichen Antworten, später auch aus kindlichen Beziehungsangeboten und erwarteten wie interpretierten elterlichen Antworten. »Familienroman« und »Kindsroman« besitzen Suggestionskraft. Sie modellieren Lebensentwürfe des Kindes, Entwürfe kindlichen Lebens, stellen potentiell Gratifikationen des Selbstwerts für die Beteiligten dar und schaffen artikuliertes Vertrauen im Rahmen sich kontinuierlich neu ereignenden narrativen Austauschs.

Zunächst ist der Neuankömmling eingebettet in all die Geschichten, die man vom Kind und für das Kind erzählt, lange bevor das Kind selbst über artikulierte Wortsprache verfügt. Doch ist da bereits der narrative »Sound«, der besondere Erzähl- oder Märchenton, der sich dem Säugling als Klang und Rhythmus und stimmlicher Duktus vermittelt, häufig verbunden mit bewegter leiblicher Nähe zu einer freundlich zugewandten erwachsenen Bezugsperson. Später kommt es zur narrativen Ko-Kommunikation, zum gemeinsamen Erzählen. »Weißt du noch«, sagt – im erfundenen Beispiel – die Mutter zu Hans, »wie du den Teddy bekommen hast? Gleich hast du ihn auf dein Kopfkissen gelegt.« »Er hat buuuuum gemacht (gebrummt)«, sagt Hans und legt die Hand auf den eigenen Bauch. Sodann kommt es in der Entwicklung kindlichen Erzählens zur narrativen Eigenregie. Im Kleinkind-Forum der »Urbia Community« tauschen sich Eltern, vor allem Mütter, miteinander aus. Der kleine Luca ist unterwegs zum Erzählen mit eigener Stimme:

*»Luca ist 14 Monate und wenn ich ihn aus der Kita hole, er-
zählt er mir immer sofort, was er da erlebt hat. Das hört sich
dann so an: >Auto, Auto, Auto, Auto, Autooooooo!!!<; Astrid
(Kindergärtnerin) sagt dann immer: >Ja, das hat er heut gemacht; – nur an den Panorama-Fenstern gestanden und Autos
geguckt und mit Autos gespielt und sonstige Autolastige Dinge ...<«*[34]

Das ist zwar noch keine Erzählung mit Anfang, Mitte und Ende, aber
man darf durchaus schon von einem in Eigenregie dargebotenen
dramatischen Story-Kern sprechen. Mutter und Kindergärtnerin
vermögen das emphatisch mitgeteilte »Auto-Gucken« fröhlich zu
imitieren und Luca beim Schauen, Sprechen und Spielen mit »autolastige[n] Dingen« verständnisvoll zu begleiten.

In einem weiteren Beispiel erzählt der dreijährige Max seinem
Vater vom Besuch im Zoo; diese Erzählung ist bereits sequentiell
aufgebaut und vermittelt ein wichtiges Erlebnis:

*»Das klang genau so: >Papaaaaaa?!?!?! Ich habe Tiere ange-
schaut. Im Tiergarten. Affen angeschaut und die Elefanten. Kiri
und Yvonne, ne!! (So heißen die im Nürnberger Zoo). Ganz viele
Kinder da – alle geschaut. Mama Breze kauft, ich gegessen. Affe
macht iiiiiiiiiiippppppsssssssst; (damit hat er die kreischenden Pa-
viane gemeint). Und Uhu – hat nix gemacht.< Das war richtig,
richtig süß!! Solche Geschichten erzählt er nun tagtäglich. Entweder dem Papi oder den Omis übers Telefon. Das geht ungefähr
seit 4 Wochen so.«*[35]

---

34 Anonym (11.06. 2007).
35 Anonym (11.06. 2007).

Der dreijährige Max bietet das, was er erlebt, in narrativer Form vertrauensvoll seinem erwachsenen Publikum an, das seinerseits emotionale Resonanz spendet und sich bereitwillig miterlebend in die erzählte Welt versetzt. Im Prozess der Entwicklung vertrauensvoller Erzählkommunikation ist das Kind angewiesen auf miterlebende, kommentierende, Bedeutung gebende Begleitung durch sprachmächtige, sozialisierte Bezugspersonen. Aktives Bezogensein und einflussträchtige Regsamkeit des Kindes bilden eine Arena der Expressivität, in der die sprachmächtigen, sozialisierten Individuen versorgend, sichernd, steuernd, kontrollierend und zärtlich handeln. Kinder erzählen und legen eine vitale Spur in die Welt hinein. Die Erwachsenen bieten einen Resonanzraum an, sind auch aktive Mitspieler in der vielfältigen Erzählkommunikation.

Erzählen schafft Empathie und Sympathie

Ein erheblicher Anteil der sprachlichen Zuwendung ist narrativ. So entsteht eine Geschichte von Beziehungen, in der liebevoll zugewandte Erwachsene das Kind erzählend in einen anthropomorphen Kosmos einbetten. Eine auf die Welt des Kindes hin zentrierte sinnhafte Daseinsaneignung wird zur Ordnung primärer kindlicher Erfahrung.

Erzählen fordert und schafft Vertrauen. Es richtet sich auf das mitvollziehende und empathische Gegenüber.

Erzählvertrauen zeichnet sich durch folgende Aspekte aus:

– Wer der erzählenden Person narrativen Glaubenskredit entgegenbringt, nimmt die Chance wahr, die Erfahrungsperspektive des Erzählers zu teilen.

- Wer der erzählenden Person narrativen Glaubenskredit entgegenbringt, nimmt die Chance wahr, sich ein Bild vom Erzähler und seiner emotionalen Welt zu machen.
- Wer positive Resonanz für die Erzählung vermittelt, zeigt Empathie und Sympathie.
- Wer als erzählende Person Empathie und Sympathie beim Publikum erreicht, gewinnt Wohlwollen für sein Darstellungsanliegen.

Die elementaren Erfahrungen leiblicher Sensibilität und elterlicher Zuwendung, die immer auch mit verbaler und nonverbaler Kommunikation verbunden sind, stehen am Anfang der Entwicklung des Geistes. Die kommunikativen Ereignisse kindlich-elterlicher Begegnung wiederholen sich variantenreich und stetig. Bedeutsam ist, dass sie seitens der elterlichen Akteure immer auch als sprachliche Angebote des Erzählens kommuniziert und dass die kindlichen Lautäußerungen und Verbalisierungen in einen Erzählraum eingebettet werden. Der Geist des ersten Selbst- und Weltvertrauens entsteht mit der Fähigkeit, die ersten Lebenserfahrungen im kommunikativen Raum des Erzählens, zunächst in elterlicher Regie, dann gemeinsam und schließlich in Eigenregie, sprachlich zur Darstellung zu bringen und Gehör zu finden.[36]

Die Tätigkeit des Erzählens steht nicht im Dienst des Faktischen. Wer biografisch erzählt, verweist zwar auf Erfahrenes, präsentiert Sachverhalte aber nicht auf der Ebene der Information, sondern im Kosmos persönlichen Erlebens. Erzählende werben um emotionales Engagement beim Hörer. Erzählende wollen Resonanz. Erzählende wollen gesehen werden als Individuum und ankommen als unver-

---

36 Sarbin, T. (2000, 2001).

wechselbare Person. Erzählende geben dem Gegenüber eine Befindlichkeitsorientierung. Sie zeigen dem Gegenüber: *So ist oder war mir zumute in einer Situation, die ich so und so erlebt habe.* Das erzählende Zeigen zielt auf bewegte und berührte Resonanz, auf sympathisierende Teilnahme beim Gegenüber, auf emotionales Engagement.

> *»Oh, das Wohlgefühl, das unaussprechliche Wohlgefühl, sich bei einem Menschen sicher zu fühlen, weder Gedanken zügeln, noch Worte wägen zu müssen, sondern sie aussprechen zu dürfen, wie sie kommen, Spreu und Weizen in einem, und zu wissen, eine brüderliche Hand werde sie aufnehmen und sondern – bewahren, was des Bewahrens wert ist, und das übrige mit gütigem Hauch hinwegblasen!«*
>
> George Eliot (1819–1880), Klarname Mary Ann Evans,
> englische Schriftstellerin

Literatur

Addyman, Caspar (2021): Das lachende Baby. Fröhliche Wissenschaft: Was Babys glücklich macht. München: Kunstmann.

Balint, Michael (1997): Die Urformen der Liebe und die Technik der Psychoanalyse. Stuttgart: Klett-Cotta.

Boothe, Brigitte (2009): Die Geburt der Psyche im elterlichen Erzählen. In: Familiendynamik 34 (1), 30–43.

Boothe, Brigitte (2013): Urvertrauen und elterliche Praxis. In: Dalferth, Ingolf / Peng-Keller, Simon (Hg.). Grundvertrauen. Hermeneutik eines Grenzphänomens. Leipzig: Evangelische Verlagsanstalt, 67–86.

Bowlby, John (1975): Bindung: Eine Analyse der Mutter-Kind-Beziehung. München: Kindler.

Bowlby, John (1988): A secure base. Parent-child development and healthy human development. New York: Basic Books.

Bowlby, John (1995): Bindung: Historische Wurzeln, theoretische Konzepte und klinische Relevanz. In: G. Spangler / P. Zimmermann (Hg.): Die Bindungstheorie. Grundlagen, Forschung und Anwendung. Stuttgart: Klett-Cotta, 17–26.

Brisch, Karl-Heinz / Hellbrügge, Theodor (Hg.) (2010): Der Säugling – Bindung, Neurobiologie und Gene. Grundlagen für Prävention, Beratung und Therapie. Stuttgart: Klett-Cotta.

Claessens, Dieter (⁴1979): Familie und Wertsystem [1962]. Berlin: Duncker & Humblot.

Dornes, Martin (2006): Die Seele des Kindes. Entstehung und Entwicklung. Frankfurt am Main: Fischer.

Erikson, Erik (1950): Childhood and society. New York: Norton.

Erikson, Erik (1957): Kindheit und Gesellschaft. Stuttgart: Pan.

Erikson, Erik (1959): Identity and the Life Cycle. New York: International Universities Press.

Fonagy, Peter (2001): Attachment theory and psychoanalysis. New York: Other Press.

Fonagy, Peter et al. (2004): Affektregulierung, Mentalisierung und die Entwicklung des Selbst. Stuttgart: Klett-Cotta.

Gloger-Tippelt, Gabriele / Hofmann, Volker (1997): Das Adult Attachment Interview: Konzeption, Methode und Erfahrungen im deutschen Sprachraum. In: Kindheit und Erziehung 6 (3), 161–172.

Grossmann, Klaus E. / Grossmann, Karin (2002): Klinische Bindungsforschung aus der Sicht der Entwicklungspsychologie. In: Bernhard Strauss / Anna Buchheim / Horst Kächele (Hg.): Klinische Bindungsforschung. Theorien – Methoden – Ergebnisse. Stuttgart: Schattauer., 295–318.

Grossmann, K. E. / Grossmann, K. (1991): Attachment, quality as an organizer of emotional and behavioral responses in a longitudinal perspective. In: C. M. Parkes / J. Stevenson-Hinde / P. Marris (Hg.): Attachment across the life cycle. London / New York: Tavistock / Routledge, 93–114.

Hartmann Heinz (1972): Ich Psychologie. Studien zur psychoanalytischen Theorie. Stuttgart: Klett-Cotta.

Hartmann, Heinz (³1975): Ich-Psychologie und Anpassungsproblem [1939]. Stuttgart: Klett.

Köhler, Lotte (1998): Zur Anwendung der Bindungstheorie in der psychoanalytischen Praxis. In: Psyche 52 (4), 369–403.

Köhler, Lotte (1992): Formen und Folgen früher Bindungserfahrungen. In: Forum der Psychoanalyse 8 (4), 263–280.

Luhmann, Niklas (⁴2000): Vertrauen: Ein Mechanismus der Reduktion sozialer Komplexität [1968]. Stuttgart: Lucius & Lucius.

Miller, Lisa / Rustin, Michael / Shuttleworth, Judy (1989): Closely observed infants. London: Duckworth.

Posth, Rüdiger (2007): Vom Urvertrauen zum Selbstvertrauen. Das Bindungs-konzept in der emotionalen und psychosozialen Entwicklung des Kindes. Münster: Waxmann.

Sandler, Joseph (Hg.) (1987): From safety to superego: Selected papers of Joseph Sandler. New York: Guilford Press.

Sarbin, Theodore R. (2001): Embodiment and the narrative structure of emotional life. In: Narrative Inquiry 11 (1), 217–225.

Sarbin, Theordore R. (2000): Worldmaking, self and identity. In: Culture & Psychology 6, 253–258.

Schwier, Christiane et al. (2006): Rational imitation in 12-month-old infants. In: Infancy 10 (3), 303–311.

Stern, Daniel ([12]2020): Die Lebenserfahrung des Säuglings. Stuttgart: Klett-Cotta.

Stern, Daniel (1985): The interpersonal world of the infant. A view from psychoanalysis and developmental psychology. New York: Basic Books.

Stern, Daniel (1979). Mutter und Kind. Die erste Beziehung. Stuttgart: Klett-Cotta.

Tomasello, Michael (2011): Die Ursprünge der menschlichen Kommunikation. Frankfurt am Main: Suhrkamp.

Tomasello, Michael / Carpenter, Malinda (2007): Shared intentionality. In: Developmental Science 10 (1), 121–125.

Oort, Richard van (2007): Imitation and Human Ontogeny: Michael Tomasello and the Scene of Joint Attention. Anthro-poetics, 13 (1). http://anthropoetics.ucla.edu/ap1301/1301vano/ (08.05.2022).

Winnicott, Donald (1965): The Maturational Process and the Facilitating Environment. London: Hogarth. (Deutsch)

Winnicott, Donald (2001): Reifungsprozesse und fördernde Umwelt. Gießen: Psychosozial-Verlag.

Zitate aus dem Kleinkind Forum (Urbia Community) (AutorInnen anonym (2 Beiträge)):

Anonym (11.06.2007): Ab wann erzählen Kinder, was sie erlebt haben? In: Urbia Community. Kleinkind Forum. https://www.urbia.de/forum/3-klein-kind/934520-ab-wann-erzaehlen-kinder-was-sie-erlebt-haben [06.05.2022].

Anonym (11.06.2007): Ab wann erzählen Kinder, was sie erlebt haben? In: Urbia Community. Kleinkind Forum. https://www.urbia.de/forum/3-klein-kind/934520-ab-wann-erzaehlen-kinder-was-sie-erlebt-haben [06.05.2022].

Vertrauen – kopf- oder bauchgesteuert?

Rosemarie Mielke und Greta Müller

Wie kommt die Entscheidung zustande, dass man jemandem trauen kann? Verlässt man sich vollkommen auf sein Bauchgefühl oder schaltet man den Kopf ein und überlegt erst einmal gründlich, oder ist es vielleicht ein Wechselspiel? Na ja, das kommt darauf an, würde man sagen.

Was ist Vertrauen?

In der Psychologie wird Vertrauen als spezifische Beziehungsqualität zwischen jemandem, der vertraut, und demjenigen, dem Vertrauen entgegengebracht wird, verstanden.[1] Generalisiertes Vertrauen ist die verallgemeinerte Bereitschaft einer Person, zu vertrauen. Interpersonales Vertrauen bezieht sich auf eine bestimmte Person. Den vielfältigen Definitionen von Vertrauen ist gemeinsam, dass Vertrauen als eine positive Zukunftserwartung verstanden wird, die mit einer Vorleistung verbunden ist, die zu negativen Konsequenzen führen kann. Wenn man jemandem vertraut, geht man das Risiko ein, persönlich verletzt zu werden. Krisen des Vertrauens resultieren aus Enttäuschungen der oft impliziten Erwartungen.

---

1 Clases, C. (2021).

Entstehung von Vertrauen – Vertrauen und Erwartung

Vertrauen entsteht aus vorangegangenen Erfahrungen. Die Vertrauensbereitschaft generalisiert in dem Maße, wie die positiven Erfahrungen mit vertrauensvollem Verhalten gegenüber den negativen Erfahrungen überwiegen. Die Vertrauensbereitschaft steigt allerdings auch in dem Maße, wie man selbst für vertrauenswürdig gehalten wird. Solche Fremdeinschätzungen werden in das Selbstbild übernommen. Da wir dazu tendieren, die eigene Person zu betrachten, wenn wir die Vertrauenswürdigkeit von anderen einschätzen, steigt das Vertrauen in die andere Person auch in dem Maße, wie wir diese Person als uns ähnlich wahrnehmen. Wir fragen uns also zunächst, wie wir uns selbst in der Situation verhalten. Wir zeigen Vertrauensbereitschaft. Die andere Person ist uns ähnlich, also hat sie auch eine hohe Vertrauensbereitschaft, sie ist also vertrauenswürdig. Wenn wir allerdings zunächst darauf fokussiert sind, Unterschiede zu entdecken, wird mit zunehmender Wahrnehmung von Unähnlichkeit erwartet, dass die andere Person sich anders verhält und nicht die Vertrauenswürdigkeit von uns selbst besitzt. Eine weitere Quelle für den Aufbau von Vertrauen liegt also in den sozialen Interaktionen. Posten und Mussweiler[2] konnten das in einer Reihe von experimentellen Untersuchungen deutlich zeigen. Sie nehmen daher eine egozentrische Grundlage von Vertrauen an.

Unsere Erfahrungen – und bei interpersonalem Vertrauen sind das Erfahrungen in sozialen Interaktionen – sind Grundlage für die Entstehung von Vertrauen. Aufgrund unserer Erfahrungen entwickeln wir Erwartungen an das eigene Verhalten sowie seine Folgen.

---

2 Posten, A. / Mussweiler, T. (2019).

Durch soziale Interaktionen bilden sich Erwartungen an das Verhalten anderer. Vertrauen hat also viel mit Erwartungen zu tun. Erwartet man, dass man richtig liegt, oder hat man eher Zweifel? Aber was sind eigentlich Erwartungen? Kognitionspsychologisch gesehen, stellen wir ständig Hypothesen darüber auf, was wir wahrnehmen und wie wahrscheinlich es ist, dass wir richtig liegen. Wir nehmen Informationen der Situation wahr und greifen auf unsere Erfahrung zurück, um sie einzuordnen. Wir sehen etwas Rechteckiges mit vier Beinen und nehmen an, dass es sich um einen Tisch handelt. Das Ding hat eine gewisse Stabilität und man kann etwas daraufstellen. Wir sind uns ziemlich sicher, dass es so ist. Das heißt, die subjektive Wahrscheinlichkeit, dass unsere Hypothese richtig ist, ist ziemlich hoch. Erwartungen sind also Hypothesen über die Wahrscheinlichkeit, dass etwas zutrifft oder eintritt.

Erwartungen helfen uns also, die Wirklichkeit zu interpretieren und Dinge oder Personen, die wir wahrnehmen, zu begreifen, also mit Begriffen zu belegen. Nach Rotter[3] ist es wichtig, dabei zu beachten, dass sich Erwartungen aus spezifischen und generalisierten Erwartungen zusammensetzen. Hat man bereits viele Erfahrungen mit einer bestimmten Situation gemacht, so überwiegen die situationsspezifischen Erwartungen in ihrer Bedeutung. In neuen Situationen haben die generalisierten Erwartungen ein stärkeres Gewicht. Die generalisierten Erwartungen stammen aus Erfahrungen mit anderen ähnlichen Situationen, die auf die vorliegende Situation generalisiert werden. Mit dem eigenen Esstisch hat man schon viele Erfahrungen gemacht. Man kann sich also darauf verlassen, dass es sich um einen Tisch handelt. Ist man in einer fremden Wohnung, verlässt man sich auf die Erfahrungen, die man bereits mit solchen

---

3   Rotter, J. B. (1954).

Gegenständen in der eigenen und in anderen Wohnungen gemacht hat, und nimmt auch in dieser Situation an, dass es sich um einen Tisch handelt.

Die Bekanntheit mit der Situation als Determinante der relativen Bedeutung generalisierter und spezifischer Erwartungen lässt sich formalisiert folgendermaßen ausdrücken.[4]

$$E_{s1} = f\left(E'_{s1} \& \frac{GE}{N_{s1}}\right)$$

E: Erwartung

s1: spezifische Situation

E': situationsspezifische Erwartung

GE: generalisierte Erwartung

N: Anzahl früherer Erfahrungen mit der Situation

Je mehr Erfahrungen mit der spezifischen Situation gemacht wurden, desto geringer wird die Bedeutung generalisierter Erwartungen. Generalisierte Erwartungen determinieren vollständig die in einer bestimmten Situation bestehende Erwartung, wenn keinerlei Erfahrung mit dieser Situation vorliegt. In einer völlig fremden Wohnung verlassen wir uns also auf die generalisierte Erwartung. Die Anzahl der Erfahrungen mit dieser Situation ist gleich null, und daher haben wir auch noch keine spezifische Erwartung.

Generalisierte Erwartungen entstehen also aus unseren gesammelten Erfahrungen. Bei jedem neuen Arztbesuch haben wir Erwartungen über die Vertrauenswürdigkeit des uns noch fremden Arztes, die auf Erfahrungen mit anderen Ärzten beruhen. Solche Erfahrungen können eigene Erfahrungen sein, die wir selbst gemacht haben. Wir können aber auch bei den Begegnungen anderer

---

4 Rotter, J. B. / Chance, J. E. / Phares, E. J. (1972), 25.

Personen mit einem Arzt Beobachtungen machen, wie sich die andere Person verhält und wie der Arzt darauf reagiert. Wir ziehen also Schlussfolgerungen aus stellvertretendem Lernen. Bandura[5] hat das Beobachtungslernen, Modelllernen oder auch Lernen durch stellvertretende Erfahrung genannt. Eine dritte Erfahrungsquelle sind verbale Informationen. Wir reden beispielsweise mit anderen über ihre Erfahrungen, wir informieren uns im Internet, lesen Berichte, Dokumentationen oder auch ein Buch, in dem Ärzte vorkommen. Auch unsere eigene emotionale Erregung ist eine wichtige Erfahrungsquelle. Sind wir sehr aufgeregt bei der Begegnung mit einem Arzt, schließen wir daraus, dass wir nicht sicher sind, ob wir dem Arzt vertrauen können. Relative Gelassenheit verstärkt die Erwartung, dass wir es mit einem vertrauenswürdigen Arzt zu tun haben. Die Erwartungen über die Vertrauenswürdigkeit des Arztes sind also mehr oder weniger sicher und je nach Ähnlichkeit des neuen Arztes mit bereits bekannten vertrauenswürdigen Ärzten mehr oder weniger generalisiert.

Erwartungen und Entscheidungen

Wenn wir etwas oder jemanden sehen, entscheiden wir oft in Sekundenbruchteilen, was es ist, wer es ist oder wie es ist. Denken Sie zum Beispiel an Situationen im Straßenverkehr oder auch an die Einordnung von alltäglichen Gegenständen wie den oben erwähnten Tisch. Es gibt aber auch Personen oder Dinge, die wir nicht so schnell einordnen können oder wollen. Wie verarbeiten wir Informationen und welche Prozesse spielen dabei eine Rolle? Zwei Prozesse spielen

---

5 Bandura, A. (1977).

dabei eine Rolle: der impulsive und der reflektive Prozess. Ohne den impulsiven Prozess wären wir ziemlich langsam in unseren Entscheidungen. Ohne den reflektiven Prozess hätten wir keine Ahnung, was wir entscheiden.

Impulsives System

Bei Prozessen des impulsiven Systems merkt das Individuum nicht, dass es denkt – also Informationen verarbeitet. Die Verarbeitung der Informationen ist automatisiert. Über assoziative Mechanismen werden schnell und unkontrolliert Vorstellungen aktiviert, die eng miteinander verknüpft sind. Ihre gleichzeitige Aktivierung ist automatisiert. Ergebnisse dieser Denkprozesse treten plötzlich ins Bewusstsein und werden dann als Intuition oder Bauchgefühl erlebt.

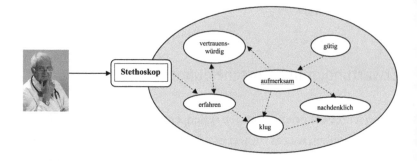

Abb. 1: Aktivierung eines »Vertrauenswürdig-Clusters« im impulsiven System.[6]

---

6   In Anlehnung an Strack, F. / Deutsch, R. (2004), 224.

Hier noch einige Beispiele von Kahneman.[7] Er schreibt dem impulsiven System die folgenden automatisierten Aktivitäten zu:

- »Erkennen, dass ein Gegenstand weiter entfernt ist als ein anderer.
- Wenden Sie sich der Quelle eines plötzlichen Geräuschs zu.
- Vervollständigen Sie den Ausdruck ›Brot und …‹.
- Ziehen Sie ein ›angewidertes Gesicht‹, wenn man Ihnen ein grauenvolles Gesicht zeigt.
- Hören Sie die Feindseligkeit aus einer Stimme heraus.
- Beantworten Sie: 2 + 2 = ?
- Lesen Sie Wörter auf großen Reklameflächen.
- Fahren Sie mit dem Auto über eine leere Straße.
- Finden Sie einen starken Schachzug (wenn Sie Schachmeister sind).
- Verstehen Sie einfache Sätze.
- Erkennen Sie, dass eine ›sanftmütige und ordentliche Person mit großer Liebe zum Detail‹ einem beruflichen Stereotyp entspricht.«

Reflektives System

Im reflektiven System erfolgt Denken intentional und die Informationen werden kontrolliert verarbeitet. In diesem System wird kognitive Kapazität gebraucht. Beim Verarbeiten von Informationen in diesem Modus sind Menschen sich ihrer Denkwege und -schritte bewusst und können nachvollziehen, wie sie zu ihren

---

7 Kahneman, D. (2012), 33–34.

Ergebnissen und Entscheidungen gekommen sind. Die Entscheidung wird durch den Wahrheitswert der Aussage geleitet. Das Foto zeigt einen Arzt. Das ist eine logische und zutreffende Feststellung.

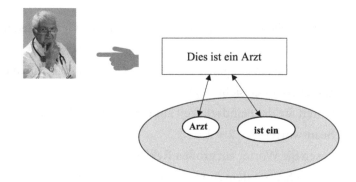

Abb. 2: Aktivierung eines Schemas im reflektiven System

Als Beispiele für den Einsatz des reflektiven Systems nennt Kahneman[8] unter anderem:

- »Sich bei einem Wettlauf auf den Startschuss einstellen.
- Die Aufmerksamkeit auf die Clowns in einem Zirkus richten.
- Sich auf die Stimme einer bestimmten Person in einem überfüllten und sehr lauten Raum konzentrieren.
- Nach einer Frau mit weißem Haar Ausschau halten.
- Das Gedächtnis durchsuchen, um ein ungewohntes Geräusch zu identifizieren.
- Schneller gehen, als Sie es normalerweise tun.
- Die Angemessenheit Ihres Verhaltens in einer sozialen Situation überwachen.

---

8   Kahneman, D. (2012), 35.

- Zählen, wie oft der Buchstabe a auf einer Textseite vorkommt.
- Jemandem eine Telefonnummer mitteilen.
- In eine schmale Lücke einparken (für die meisten Leute, bis auf Mitarbeiter von Kfz-Werkstätten, ein Problem).
- Zwei Waschmaschinen auf das bessere Preis-Leistungs-Verhältnis hin vergleichen.
- Eine Steuererklärung anfertigen.
- Die Gültigkeit einer komplexen logischen Beweisführung überprüfen.«

Zusammenwirken beider Systeme

Das Zusammenwirken beider Systeme wird in den sogenannten Zwei-Prozess-Modellen der Informationsverarbeitung spezifiziert. Es wird dabei davon ausgegangen, dass unser Gehirn zur Verarbeitung von Informationen zwei Wege kennt. Die folgende Abbildung zeigt das am Beispiel der Entscheidung über die Vertrauenswürdigkeit eines Arztes. Das Foto zeigt, dass es sich um einen Arzt handelt. Das entscheiden wir ganz klar und bewusst – reflektiv (durchgezogene Linien). Irgendwie kommen wir aber auch zu dem Schluss, dass der Arzt vertrauenswürdig ist. Diesen Prozess habe ich in diesem Beispiel als impulsiven Prozess abgebildet, der im Beispiel durch das Stethoskop ausgelöst wird (gestrichelte Linie).

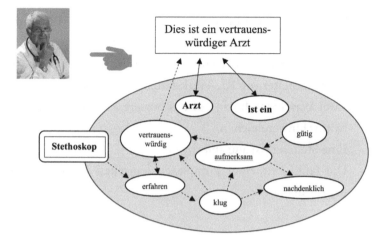

Abb. 3: Zusammenwirken beider Systeme. Das im impulsiven System erzeugte Konzept »vertrauenswürdig« wird zu »Arzt« und »ist ein« in Beziehung gesetzt und in eine Aussage transformiert.[9]

Beide Prozesse arbeiten gleichzeitig. Ihre gleichzeitige Aktivierung ist automatisiert. Doch während der reflektive Modus nur manchmal genutzt wird, operiert der impulsive Modus ständig. Die impulsive Aktivierung ist also ein mächtiger Prozess. Automatisiert generierte Vorstellungen werden ständig in unsere Verarbeitungsprozesse eingestreut und nehmen dann intuitiv Einfluss auf unsere Deutungen der Welt. Das impulsive System ist immer involviert, während das reflektive System auch völlig unbeteiligt sein kann.

---

9 In Anlehnung an Strack, F. / Deutsch, R. (2004), 223.

Konflikt zwischen beiden Systemen

Automatisierte Prozesse wurden bereits von James McKeen Cattell[10] unter Leitung von Wilhelm Wundt in Leipzig untersucht. Cattell konnte zeigen, dass Menschen schneller darin sind, Wörter zu lesen, als die zugehörigen Objekte bzw. Eigenschaften dieser Objekte (z. B. Farben) zu benennen. Erst Anfang der dreißiger Jahre führte Stroop[11] die Wahrnehmungs- und Eigenschaftsdimension zusammen und entwickelte den nach ihm benannten Stroop-Test. Stellen Sie sich vor, Sie sehen das Wort »grün« in blauer Schrift. Da wir es gewohnt sind, Buchstaben zu lesen, egal in welcher Farbe sie dargeboten werden, denken wir zunächst an »grün«. Wenn wir aufgefordert werden, die Farbe des Gesehenen zu benennen, müssen wir uns konzentrieren, und es fällt uns schwer, das Lesen zu unterlassen. Diese Aufgabe erfordert erhöhte kognitive Kapazität, da das impulsive System – also die Automatisierung – nicht ohne weiteres abgeschaltet werden kann.

Zurück zu unserem »vertrauenswürdigen Arzt«. Wir haben jede Menge positive Assoziationen beim Anblick des Stethoskops. Gleichzeitig fällt uns ein, dass wir neulich einen Artikel gelesen haben, dass solche Statussymbole oftmals absichtlich offen zur Schau gestellt werden, um das Vertrauen der Patientinnen und Patienten zu gewinnen. Die Selbstzweifel beginnen. Wir müssen nun abwägen, ob wir unserem Bauchgefühl trauen oder ob wir nach neuen Argumenten suchen wollen, die den ersten Eindruck infrage stellen. Das reflektive System beginnt seine Arbeit, und wenn wir Zeit genug für die Entscheidung haben, werden wir sie noch einmal überdenken.

---

10 Cattell, J. M. K. (1985).
11 Stroop, J. R. (1935).

Die impulsiven Prozesse laufen automatisch ab und das reflektive System ist normalerweise in einem angenehmen Zustand geringer Anstrengung, in dem nur ein Teil der Kapazität in Anspruch genommen wird. Das impulsive System generiert fortlaufend Vorschläge für das reflektive System in Form von Eindrücken, Intuitionen, Absichten und Gefühlen. Wenn Eindrücke und Intuitionen vom reflektiven System unterstützt werden, werden sie zu Überzeugungen, und Impulse werden zu willentlich gesteuerten Handlungen. Wenn alles glattläuft, macht sich das reflektive System die Vorschläge vom impulsiven System ohne große Änderungen zu eigen. Im Allgemeinen vertraut man seinen Eindrücken und gibt seinen Wünschen nach. Wenn das impulsive System in Schwierigkeiten gerät, fordert es vom reflektiven System eine detailliertere und spezifischere Verarbeitung. Der Eindruck, dass ich jemandem vertrauen kann, bildet sich im impulsiven System. Werde ich gezwungen, mir meine Entscheidung vor Augen zu führen, indem ich sie rechtfertigen muss, wird mein reflektives System Gründe finden, den impulsiv entstandenen Eindruck zu rechtfertigen. In unserem Beispiel tauchen neue Eindrücke auf, die dem ersten Bauchgefühl widersprechen. Das reflektive System wird mobilisiert, um den Widerspruch auszuräumen.

Verhaltensentscheidung und Motivation

Wenn wir dann dennoch die Vertrauenswürdigkeit des Arztes festgestellt haben, müssen wir uns noch entscheiden, ob wir ihn auch aufsuchen. Auch diese Entscheidung kommt in den beiden Systemen auf unterschiedlichen Wegen zustande.

Im reflektiven System wird die Entscheidung durch den Wert eines zukünftigen Zustands, also den Wert der Folgen des Verhaltens bestimmt. Wir suchen den vertrauenswürdigen Arzt auf, weil wir überzeugt sind, dass dieses Verhalten richtig ist und wir damit rechnen können, dass unsere Beschwerden durch die Behandlung des Arztes (als positive Folge unseres Verhaltens) gelindert werden.

Im impulsiven System ist die Verhaltensentscheidung das Resultat einer sich ausbreitenden Aktivierung. Diese unbewusst aktivierten Elemente (Assoziationen) können positiv oder negativ sein. Insgesamt entsteht dadurch entweder ein positives oder ein negatives Resultat. Für das impulsive System werden zwei grundlegende motivationale Orientierungen angenommen, die zu zwei fundamentalen typischen Reaktionen führen: Annäherung oder Vermeidung. Annäherungsorientierung bedeutet die Bereitschaft, die Distanz zwischen der Person und einem Aspekt der Situation zu verringern. Das kann durch physische Annäherung oder die Vorstellung davon geschehen. Entsprechend bedeutet Vermeidungsorientierung die Bereitschaft, die Distanz zu vergrößern, indem man sich wegbewegt (Flucht), oder veranlasst, das Objekt oder die Person zu entfernen (Kampf). Bleiben wir bei unserem Beispiel der Vertrauenswürdigkeit eines Arztes. Wenn das Stethoskop bei uns also mehr negative als positive Assoziationen auslöst, verzichten wir auf die Behandlung durch diesen Arzt (Flucht) oder bitten – im Falle einer Gemeinschaftspraxis – um die Behandlung durch einen anderen Arzt (Kampf).

Die Ausübung eines Verhaltens, das durch das reflektive oder das impulsive System oder beide Systeme zusammen ausgelöst wurde, folgt einem Verhaltensschema. Solche Verhaltensschemata sind Teil des impulsiven Systems. Verhaltensschemata fassen eine Verhaltenssequenz zusammen. Eine Verhaltenssequenz besteht aus den situativen Bedingungen, dem Verhalten selbst und den Verhaltensfolgen. So ein assoziatives Cluster enthält das häufig zeitgleiche Auftreten motorischer Repräsentationen mit den situativen Bedingungen und den Folgen. Wie alle Inhalte des impulsiven Systems entstehen sie durch sich ausbreitende Aktivierung und unterscheiden sich in ihrem Aktivierungspotential. Ist also ein Teil des Verhaltensschemas aktiviert, breitet sich die Aktivierung über die anderen Elemente des Clusters aus. Verhaltensschemata und ihre Verbindungen zu anderen Inhalten des impulsiven Systems sind automatisierte Gewohnheiten.[12]

Verhaltensschemata können sowohl durch reflektive als auch durch impulsive Prozesse aktiviert werden. Unterschiedlich ist, wie sie zur Aktivierung führen. Da mehrere Verhaltensschemata gleichzeitig aktiviert werden können, können sie auch in Konflikt miteinander geraten. Durch Mechanismen des impulsiven Systems kann es also zur Aktivierung des Verhaltensschemas »Arztbesuch« kommen, während das reflektive System das Schema »Nicht-Arzt-Besuch« aktiviert. Welches Schema sich durchsetzt, hängt von der Stärke der Aktivierung ab. Es hängt aber auch davon ab, wie viel kognitive Kapazität mir zur Verfügung steht, um das reflektiv aktivierte Schema nochmal zu durchdenken. Das impulsiv aktivierte Schema setzt sich durch, wenn zum Beispiel großer Leidensdruck besteht oder die motivationale Orientierung in diese Richtung drängt.

---

12 Strack, F. / Deutsch, R. (2004).

Zusammenfassendes Modell

In der folgenden Tabelle sind die entscheidenden Merkmale der beiden Systeme gegenübergestellt.

Impulsives System	Reflektives System
Ganzheitlich	Analytisch
Assoziative Verknüpfungen	Logische Verknüpfungen
Schnelle Verarbeitung	Langsame Verarbeitung
Langsame Änderung	Schnelle Änderung
Unkontrollierte Verarbeitung	Kontrollierte Verarbeitung
Gleichzeitige automatisierte Verknüpfung	Elemente werden bewusst miteinander verknüpft
Ergebnisse der »Denk«prozesse treten plötzlich ins Bewusstsein und werden als Intuition bzw. Bauchgefühl erlebt	Ergebnisse werden bewusst herbeigeführt und die einzelnen Schritte sind nachvollziehbar

Tab. 1: Gegenüberstellung der beiden Systeme

Das abstrahierte Modell zeigt die Abbildung 4. Hier sind assoziative Verknüpfungen gestrichelt und logische Verknüpfungen mit durchgezogener Linie dargestellt. Positive Assoziationen sind mit einem Pluszeichen versehen und negative mit einem Minuszeichen. Aus der Summe der Plus- und Minuszeichen ergibt sich die motivationale Orientierung. Die dickeren schwarzen Linien und Kreise zeigen, wie das reflektive System in die automatisierten Aktivierungen des impulsiven Systems eingreifen und die Verknüpfungen überprüfen kann.

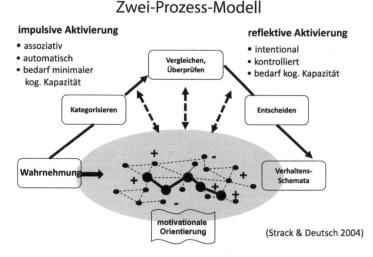

Abb. 4: Zusammenfassendes Zwei-Prozess-Modell der Informationsverarbeitung[13]

Wie kommen Fehlentscheidungen zustande?

Die Arbeitsteilung zwischen beiden Systemen ist in der Regel höchst effizient. Der Aufwand wird geringgehalten und die Leistung ist optimal. Das impulsive System arbeitet in der Regel höchst zuverlässig. Die Modelle vertrauter Situationen sind richtig, kurzfristige Vorhersagen sind ebenfalls in der Regel zutreffend, die anfänglichen Reaktionen sind prompt und im Allgemeinen angemessen. Die Leistungsfähigkeit des impulsiven Systems wird jedoch durch kognitive Verzerrungen beeinträchtigt. Da das impulsive System keine Logik und Statistik kennt, ist es in hohem Maße anfällig für systematische Fehler. Solche systematischen Fehler gehen oftmals auf die Verwendung von Heuristiken zurück.

---

13 Oschatz, K. / Mielke, R. (2011).

Heuristiken

Eine Heuristik besteht aus vereinfachenden Annahmen, mit deren Hilfe ein Problem schneller gelöst werden kann als ohne Vereinfachung. Heuristiken sind also »[...] Annahmen, Arbeitshypothesen, vermutete Zusammenhänge oder Modelle, die einen heuristischen Wert als Entwürfe oder Finderegeln haben. Die Nachteile einer solchen Vereinfachung bestehen darin, dass eine Heuristik zwar schnell ist, aber nicht mit Sicherheit zur korrekten Lösung führt [...]«.[14]

Repräsentativität

Eine sehr bekannte und von Tversky und Kahneman[15] gut untersuchte Heuristik ist die Repräsentationsheuristik. Hierbei liegt die implizite Annahme zugrunde, dass Merkmale, die typischer sind, auch wahrscheinlicher sind. Im impulsiven System kommt diese Heuristik oftmals vor. Das impulsive System entscheidet danach, ob die Merkmale typisch sind beziehungsweise Ähnlichkeit haben mit dem, was man für »vertrauenswürdig« hält. Wie wahrscheinlich es tatsächlich ist, dass man es mit einem vertrauenswürdigen Arzt zu tun hat, wird dabei vernachlässigt. Wie häufig Ärzte vertrauenswürdig sind und wie das Verhältnis von vertrauenswürdigen zu nicht vertrauenswürdigen Ärzten ist, spielt dabei keine Rolle. Bei der Abschätzung der Wahrscheinlichkeit von Ereignissen gibt es eine Reihe von Fehlermöglichkeiten. Auch im reflektiven System kann es auf-

---

14 Gigerenzer, G. / Zimmer, A. (2021).
15 Tversky, A. / Kahneman, D. (1982).

grund der Repräsentationsheuristik zu Fehlschlüssen kommen (vgl. die Beispiele bei Tversky und Kahneman); im impulsiven System sind sie allerdings mit Sicherheit häufiger.

Verfügbarkeit

Auch die Verfügbarkeitsheuristik ist eine vereinfachte Suchmethode in Urteilsprozessen, die ebenfalls von Tversky und Kahneman gründlich untersucht und beschrieben wurde. Es gibt Situationen, in denen die Wahrscheinlichkeit eines Ereignisses nach der Lebendigkeit, der Bildhaftigkeit oder der Vordergründigkeit, das heißt also der Leichtigkeit beurteilt wird, mit der einem Beispiele oder Fälle einfallen. Tversky und Kahneman[16] geben dafür ein einfaches Beispiel: Wenn man entscheiden soll, ob Wörter, die mit einem Konsonanten beginnen, häufiger sind als Wörter, die denselben Konsonanten an dritter Stelle haben, wird man sich dafür entscheiden, dass Wörter, die mit diesem Konsonanten beginnen, häufiger sind, da es einfacher ist, anhand des ersten Buchstabens nach Wörtern zu suchen als anhand des dritten Buchstabens. Haben wir also gerade erst einen Arzt mit Stethoskop getroffen, den wir als erfahren, aufmerksam, klug, gütig und nachdenklich erlebt haben, ist uns das Muster noch sehr vertraut und wir können es leicht abrufen.

Kahneman[17] listet eine Reihe von Beispielen auf, in denen Menschen stärker von der Abrufleichtigkeit als von den abgerufenen Inhalten beeinflusst werden:

---

16 Tversky, A. / Kahneman, D. (1982).
17 Kahneman, D. (2011), 171–172.

- »Wenn sie gleichzeitig mit einer anderen anstrengenden Aufgabe beschäftigt sind.
- Wenn sie gut gelaunt sind, weil sie gerade an eine glückliche Episode in ihrem Leben gedacht haben.
- Wenn sie auf einer Depressionsskala niedrige Werte aufweisen.
- Wenn sie sachkundige Neulinge bei dem Thema der Aufgabe sind, im Unterschied zu wahren Experten.
- Wenn sie hohes Vertrauen in ihre Intuition haben.
- Wenn sie Macht haben (oder man ihnen das Gefühl gibt, Macht zu haben).«[18]

Verfügbarkeit und Affekt

In vielen Situationen ziehen wir unsere Emotionen zurate, um Urteile oder Entscheidungen zu fällen. Wie fühlt sich das an? Mag ich das? Hasse ich das? Wie stark reagiere ich emotional darauf? Wie bereits Bandura[19] festgestellt hat, sind unsere Emotionen eine wichtige Erfahrungsquelle. Werden sie allerdings überbewertet, kann das zu entscheidenden Fehlurteilen führen. Bei der Affektheuristik wird die Antwort auf eine schwierige Frage (Was denke ich darüber?) durch die Antwort auf eine leichte Frage (Welche Gefühle weckt das in mir?) ersetzt. Unsere emotionalen Bewertungen von Ergebnissen und die damit verbundenen Körperzustände sowie Annäherungs- und Vermeidungstendenzen spielen oftmals eine zentrale Rolle bei der Entscheidungsfindung. Im Zusammenhang mit moralischem Urteilsverhalten hat Jonathan Haidt[20] die Metapher von

---

18 Kahneman, D. (2011), 171–172.
19 Bandura, A. (1977).
20 Haidt, J. (2001).

einem Hund verwendet, der mit seinem Schwanz wedelt und damit Zuneigung ausdrückt. In seinem sozial-intuitionistischen Ansatz zu moralischen Urteilen geht er davon aus, dass moralische Emotionen und Intuitionen zuerst da sind und unser moralisches Verhalten »triggern«. Nachträglich versuchen wir dann unser Verhalten zu erklären und denken über moralische Begründungen nach.

Auch für diese Heuristik gilt, dass sie auch im reflektiven System zur Anwendung kommen und unsere Entscheidung beeinflussen kann. Da aber im impulsiven System die kognitive Aktivität gering ist, ist der Einfluss der Verfügbarkeitsheuristik hier sehr viel bedeutsamer.

Fehler des reflektiven Systems

Das reflektive System soll die vom impulsiven System vorgeschlagenen Gedanken und Handlungen überwachen und kontrollieren. Aber manchmal kommt auch das reflektive System seinen Aufgaben nicht gut genug nach. Hier ein Beispiel von Kahneman:[21]

Eine einfache Denkaufgabe: »Versuchen Sie nicht, sie zu lösen, sondern vertrauen Sie Ihrer Intuition:
Ein Schläger und ein Ball kosten 1,10 Dollar.
Der Schläger kostet einen Dollar mehr als der Ball.
Wie viel kostet der Ball?«[22]

Fast selbstverständlich kommen wir auf 10 Cent für den Ball. Diese Aufgabe ist für Kahneman eine charakteristische Denkaufgabe,

---

21 Kahneman, D. (2011), 61.
22 Kahneman, D. (2011), 61.

bei der eine Antwort nahegelegt wird, die intuitiv verlockend und falsch ist. Wenn der Ball 10 Cent kostet und der Schläger einen Dollar mehr – also 1,10 –, dann ergäbe sich eine Summe von 1,20 Dollar. Die richtige Lösung ist 5 Cent. Wenn der Ball 5 Cent kostet, der Schläger einen Dollar mehr – also 1,05 –, ergibt das zusammen den Betrag von 1,10 Dollar.

Das reflektive System hat nicht aktiv die Antwort überprüft. Mit geringfügiger Anstrengung hätte es die intuitive Lösung verwerfen können. Offensichtlich ist ein sozialer Hinweisreiz übersehen worden. Man hätte sich fragen müssen, wieso jemand eine Denkaufgabe mit einer so leichten Antwort stellt.

Folgen von Vertrauen und Misstrauen

Wie weiter oben erwähnt, vertrauen wir jemandem eher, wenn wir uns selbst in der Situation auch vertrauensvoll verhalten und wir unser Gegenüber als uns ähnlich wahrnehmen. Das Verhalten folgt einem einfachen Mechanismus und die Informationen werden weitgehend unkontrolliert und automatisiert verarbeitet. Bei Misstrauen nehmen wir eher Unterschiede wahr und das reflektive System ist gefragt. Dies erfordert genauere Überlegungen und die Verwendung von nicht routinisierten Strategien. Wir können also nicht einfach unsere Denkmuster und durch assoziative Verknüpfungen bestehenden Stereotype verwenden, sondern müssen genauer nachdenken. Bei Misstrauen wird also die Verwendung von ganzheitlichen Mustern erschwert. Posten und Mussweiler[23] konnten empirisch nachweisen, dass Misstrauen tatsächlich die Verwendung von Stereoty-

---

23 Posten, A. / Mussweiler, T. (2013).

pen reduziert. Bei Vertrauen eher Ähnlichkeiten wahrzunehmen, ist offensichtlich ein Effekt, der sich auch auf den Zugriff anderer Gedächtnisinhalte und auch auf die Gedächtnisleistung auswirkt. Bei Erinnerungsaufgaben waren die Gedächtnisleistungen im Vertrauensmodus deutlich schlechter als im Misstrauensmodus. Posten und Gino[24] fanden, dass bei Vertrauen mehr Ähnlichkeiten zwischen den Gedächtnisinhalten wahrgenommen wurden, die erinnert werden sollten und ungenauer erinnert wurden. Wir verwenden eher assoziative Verknüpfungen, die schnell und automatisiert zur Verfügung stehen. Vertrauen reduziert also auch die Gedächtnisleistung im Vergleich zu Misstrauen. Offensichtlich sind wir im Vertrauensmodus eher oberflächlich und vertrauen auf das impulsive System, das uns weniger kognitive Aktivität abverlangt.

Wann können wir unseren Bauchentscheidungen trauen?

Wir haben bei Entscheidungen ständig ein Gefühl, das uns in die eine oder andere Richtung winkt. Man bekommt zwei Fotografien von Ärzten vorgehalten und soll entscheiden, wem man eher vertrauen würde. Sofort formt sich eine Antwort. Sie mag irrational sein, aber in der Regel ist sie eindeutig.

Schützt Expertenwissen vor falschen Entscheidungen des Bauchgefühls? Spricht mein Bauch nur dann zutreffend zu mir, wenn ich auf einem Gebiet genügend Erfahrung gesammelt habe? Aufgrund der bisherigen Ausführungen würde man die Frage bejahen. Wenn wir uns in einem bestimmten Gebiet gut auskennen, werden wir

---

24 Posten, A. / Gino, F. (2021).

auch eine Reihe von Erfahrungen verinnerlicht haben, die automatisiert abrufbar sind. Unser reflektives System hat sich oft genug damit auseinandergesetzt, es gründlich durchdacht und dann abgelegt.

Entscheidend dabei ist das Zustandekommen von Expertenwissen. Nach Kahneman[25] sollten zwei grundlegende Voraussetzungen für den Erwerb von Expertise erfüllt sein:

- »Eine Umgebung, die hinreichend regelmäßig ist, um vorhersagbar zu sein.
- Eine Gelegenheit, diese Regelmäßigkeit durch langjährige Übung zu erlernen.«[26]

Das gilt sowohl dafür, ob wir einem anderen den Expertenstatus zuschreiben, als auch dafür, ob wir uns selbst mit Fug und Recht als Experte bezeichnen sollten.

Kognitiver Geizhals – motivierter Taktiker

Lange Zeit war in der Psychologie der Entscheidungsfindung die Theorie vom kognitiven Geizhals vorherrschend. Dieser Begriff wurde von Fiske und Taylor[27] eingeführt und beschreibt sehr anschaulich, dass wir dazu neigen, Probleme auf einfache und wenig mühsame Weise zu lösen, und langwieriges und anspruchsvolles Nachdenken eher vermeiden. Kahneman[28] bezeichnet das impulsive

---

25 Kahneman, D. (2011), 296.
26 Kahneman, D. (2011), 296.
27 Fiske, S. / Taylor, S. (1984).
28 Kahneman, D. (2011), 55.

System als das »faule System«[29] und zieht den Schluss, dass Intuition »die Sünde intellektueller Faulheit«[30] ist.

Psychologen, die der Motivation mehr Raum lassen, gehen davon aus, dass wir uns flexibel verhalten. Wir entscheiden aufgrund aktueller Ziele, Motive und Bedürfnisse, welche Strategie wir wählen. Wir sind strategisch und verwenden nicht passiv mühelose Abkürzungen, wenn etwas für uns Wichtiges auf dem Spiel steht. Das gewünschte Ergebnis motiviert uns, mehr oder weniger kognitive Ressourcen zu verwenden. Wir sind also eher »motivierte Taktiker«[31] als kognitive Geizhälse.

Damit schließt sich der Kreis zum Anfang dieses Beitrags. Ob unser Vertrauen kopf- oder bauchgesteuert ist, hängt davon ab, wie viel in der Situation auf dem Spiel steht. Ob wir jemandem vertrauen können, entscheiden wir danach, wie hoch das Risiko ist, dass unser Vertrauen enttäuscht wird. Wir vertrauen unserem intuitiven Bauchgefühl, wenn wir keinen Anlass haben, an der Vertrauenswürdigkeit zu zweifeln.

Literatur

Bandura, Albert (1977): Self-efficacy: Toward a unifying theory of behavioral change. In: Psychological Review 84, 191–215.

Cattell, James McKeen (1885): Über die Zeit der Erkennung und Benennung von Schriftzeichen, Bildern und Farben. In: Philosophische Studien 2, 635–650.

Clases, Christoph (2021): Vertrauen. In: M. A. Wirtz (Hg.): Dorsch Lexikon der Psychologie. Bern: Hogrefe. https://dorsch.hogrefe.com/stichwort/vertrauen [07.05.2022].

---

29 Kahneman, D. (2011), 55.
30 Kahneman, D. (2011), 55.
31 Fiske, S. / Taylor, S. (1991), 13.

Fiske, Susan / Taylor, Shelley (1984): Social cognition. Reading, MA: Addison Wesley.

Fiske, Susan / Taylor, Shelley (1991, second ed.): Social cognition. Reading, MA: Addison-Wesley.

Gigerenzer, Gerd (2019): Entscheiden unter Unsicherheit. In: M. A. Wirtz (Hg.): Dorsch Lexikon der Psychologie. Bern: Hogrefe. Retrieved from: https://dorsch.hogrefe.com/stichwort/entscheiden-unter-unsicherheit [07.05.2022].

Gigerenzer, Gerd / Zimmer, Alf (2021): Heuristik. In: M. A. Wirtz (Hg.): Dorsch Lexikon der Psychologie. Bern: Hogrefe. https://dorsch.hogrefe.com/stichwort/heuristik [07.05.2022].

Haidt, Jonathan (2001): The emotional dog and its rational tail: A social intuitionist approach to moral judgement. In: Psychological Review 108 (4), 814–834.

Kahneman, Daniel (2011): Schnelles Denken, langsames Denken. München: Siedler Verlag.

Oschatz, Kerstin / Mielke, Rosemarie (2011): Automatische Verarbeitung und Lernen. Unveröffentlichter Vortrag auf der 13. Tagung der Fachgruppe Sozialpsychologie. Hamburg: Helmut-Schmidt-Universität.

Posten, Ann-Christin / Gino, Francesca (2021): How trust and distrust shape perception and memory. In: Journal of Personality and Social Psychology 121 (1), 43–58.

Posten, Ann-Christin / Mussweiler, Thomas (2013): When distrust frees your mind: The stereotype-reducing effects of distrust. In: Journal of Personality and Social Psychology 105 (4), 567–584.

Posten, Ann-Christin / Mussweiler, Thomas (2019): Egocentric foundations of trust. In: Journal of Experimental Social Psychology, 84, 103–120.

Rotter, Julian B. (1954): Social learning and clinical psychology. Englewood Cliffs, N.J.: Prentice-Hall.

Rotter, Julian B. (1971): Generalized expectancies for interpersonal trust. In: American Psychologist 26, 443–452.

Rotter, Julian B. / Chance, June E. / Phares, E. Jerry (1972): Applications to social learning theory of personality. New York: Holt Rinehart and Winston.

Strack, Fritz / Deutsch, Roland (2004): Reflective and impulsive determinants of social behavior. In: Personality and Social Psychology Review 8, 220–247.

Stroop, John R. (1935): Studies of interference in serial verbal reaction. In: Journal of Experimental Psychology 18, 643–662.

Tversky, Amos / Kahneman, Daniel (1982): Judgements of and by representativeness. In: D. Kahneman / P. Slovic / A. Tversky (Hg.): Judgement under uncertainty: Heuristics and biases. Cambridge: Cambridge University Press.

Erfahrungsbasiertes Vertrauen. Über die Herstellung von Gewissheit jenseits des Berechenbaren

Fritz Böhle

Der über die Grenzen seines Fachs bekannte Soziologe Niklas Luhmann sah im Vertrauen einen »elementaren Tatbestand des sozialen Lebens«.[1] Zugleich verbindet sich damit aber in seiner Sicht das Eingeständnis, dass es »in sozialen Beziehungen notwendig und unvermeidbar ist, riskante Vorleistungen einzubringen« und Vertrauen letztlich immer »ein Wagnis« bleibt.[2] Vertrauen führt demnach dazu, dass gehandelt wird, obwohl keine Gewissheit über den Erfolg besteht. Man setzt sich somit durch Vertrauen über ein Informations- und Gewissheitsdefizit »willentlich« hinweg.[3] In ähnlicher Weise konstatiert der Wirtschaftswissenschaftler Arnold Picot, dass Vertrauen eine Alternative bildet, »wo umfassende Kontrolle nicht länger möglich oder zu teuer wäre«.[4] Vertrauen beruht demnach letztlich auf einer bewussten Täuschung, man verlässt sich auf eine Einschätzung und betrachtet sie als gewiss, obwohl faktisch keine Gewissheit besteht. Umgekehrt heißt dies, dass dann, wenn ausreichend Information und Wissen vorhanden sind, Vertrauen nicht notwendig ist, oder wenn gefordert wird, man solle oder könne vertrauen, dies letztlich ein Indiz für Ungewissheit ist.

---

1 Luhmann, N. (2000), 1.
2 Luhmann, N. (2000), 23, 26.
3 Luhmann, N. (2000), 33.
4 Picot, A. / Reichwald, R. / Wigand, R. (2003), 483.

Im Folgenden sei diskutiert, in welcher Weise dieses Verständnis von Vertrauen mit bestimmten Entwicklungen und modernen Gesellschaften korrespondiert (Abschnitt 1) und damit aber zugleich maßgebliche Grundlagen und Wirkungen des Vertrauens ausgeblendet werden. Anstelle der Assoziation von Vertrauen mit Risiko und Gewissheit tritt in dieser Perspektive die Verbindung von Vertrauen mit einer besonderen erfahrungsbezogenen Gewissheit (Abschnitt 2). Diese Überlegungen münden in der These, dass moderne Gesellschaften jedoch gegenwärtig an einem Punkt angelangt sind, an dem diese ausgegrenzten Grundlagen und Wirkungen des Vertrauens zunehmend bedeutsam werden (Abschnitt 3). Abschließend werden vor diesem Hintergrund Perspektiven für die Notwendigkeit und Möglichkeit von Vertrauen in der Medizin umrissen (Abschnitt 4).

1 Vertrauen als Residualkategorie

In modernen Gesellschaften, so wie sie in der westlichen Hemisphäre im 17. und 18. Jahrhundert entstanden sind, lässt sich Vertrauen nur schwer verorten. Vertrauen ist zwar in der Alltagssprache allgegenwärtig und ein »vertrauter« Begriff, es ist aber kein leichtes Unterfangen, systematisch zu bestimmten, worin die Besonderheit des Vertrauens im Unterschied etwa zu Gewissheit, Verlässlichkeit, Sicherheit beziehungsweise Ungewissheit und Unsicherheit besteht und es sich hier lediglich um eine Frage der angemessenen Begriffswahl handelt. Symptomatisch hierfür ist die Feststellung im Rahmen eines interdisziplinären Versuchs, Vertrauen zu definieren: »[G]litschig wie ein Fisch und zugleich stachelig wie ein Igel zeigte sich das Subjekt der wissenschaftlichen Begierde, oszillierend zwischen Kognition und Emotion. [...] Jeder Versuch einer Beschreibung warf unverzüglich neue Fragen auf. Bald wurde nachvollziehbar, warum sich bisher nur sehr vereinzelt interdisziplinäre Vorhaben des Vertrauens angenommen haben.«[5]

In den Sozialwissenschaften besteht weitgehend Einigkeit darüber, dass sich Vertrauen auf die Erwartungen gegenüber zukünftig eintretenden Handlungen und Ereignissen bezieht. Die Aufmerksamkeit richtet sich dabei primär auf das (zukünftige) Verhalten individueller Akteure und Institutionen. Vertrauen wird aber – zumindest im Alltagssprachgebrauch – auch bei sachlich-materiellen Gegebenheiten angewendet, so etwa, wenn vom Vertrauen in die Funktionsfähigkeit technischer Systeme wie auch naturhafter Abläufe gesprochen wird.

Doch weshalb wird bei der Annahme, dass von anderen bestimmte Erwartungen erfüllt werden, von Vertrauen gesprochen? Dies ist nicht unmittelbar einsichtig und fügt sich nicht unmittelbar in das Selbstverständnis moderner Gesellschaften ein. Gerade moderne Gesellschaften zeichnen sich durch das Bestreben aus, Erwartungssicherheit sowohl in sozialen Beziehungen als auch gegenüber Materiell-Naturhaftem bewusst und aktiv (selbst) herzustellen. Paradigmatisch hierfür sind zum einen die rationale Reflexion und wissenschaftliche Erkenntnis, zum anderen formelle normative Regulierungen, wie sie in vertraglichen Vereinbarungen und organisationalen Regeln zum Ausdruck kommen. Der Soziologe Max Weber hat die Herstellung von Berechenbarkeit als ein wesentliches Merkmal moderner Gesellschaften herausgestellt und aufgezeigt, wie hierdurch die Entwicklung des Rechts, der bürokratischen Organisation und der ökonomischen Kalkulation geprägt

---

5 Weingardt, M. (2011), 8.

sind. Zugleich erweist sich in der Perspektive von Weber auch die Rationalisierung des Handelns selbst als ein wichtiger Mechanismus der Herstellung wechselseitiger Erwartungssicherheit.[6] Talcott Parsons hat demgegenüber nicht die Rationalisierung, sondern im Anschluss an Durkheim die Entstehung normativer Regulierung und die hierauf beruhende Institutionalisierung stabiler Handlungsorientierungen als ein wesentliches Merkmal moderner Gesellschaften in den Blick gerückt.[7] Und schließlich lässt sich auch das Programm des technischen wie sozialen Fortschritts als Bemühen und Hoffnung verstehen, die Ungewissheit über zukünftige Ereignisse zu überwinden und nicht nur die Natur, sondern letztlich auch soziale Entwicklungen zu beherrschen und zu gestalten. Die Überwindung und Beseitigung von Ungewissheit ist dementsprechend ein wesentliches Element gesellschaftlicher Modernisierung.[8]

Vertrauen erscheint durch diese Entwicklungen überflüssig beziehungsweise lediglich nur mehr als ein »Rest«, den es mit fortschreitendem Wissen und Gewissheit sowie institutioneller Regulierung und Verlässlichkeit zu ersetzen gilt. Und zugleich geht es in diesem Prozess aber auch darum, das fraglose und naive Vertrauen in die Welt aufzubrechen und als naiven Glauben und Illusion auszuweisen. So lassen sich (zumindest) drei Entwicklungen benennen, die in modernen Gesellschaften ein auf Vertrauen beruhendes Handeln marginalisieren und letztlich auch diskriminieren: die Herstellung von *Gewissheit* durch wissenschaftliche Forschung und Erkenntnis, die Herstellung von *Stabilität* und *Verlässlichkeit* sozialer Beziehungen durch vertragliche Regulierung und das *Bewusstsein über Risiken* und hierauf ausgerichtete Schutz- und Sicherheitsins-

---

6 Vgl. Weber, M. (1964); Böhle F. / Stadelbacher, S. (2016).
7 Vgl. Parsons, T. (1951).
8 Vgl. Böhle, F. (2013).

titutionen. Während die Herstellung von Gewissheit, Stabilität und Verlässlichkeit quasi konkurrierend zu Vertrauen auftritt und Erwartungssicherheit begründet, richtet sich demgegenüber das Aufdecken von Risiken auf Grenzen von Erwartungssicherheit und die Notwendigkeit eines hierauf bezogenen »Risikomanagements«. Vertrauen wird somit zum einen durch Wissen und normative Regulierung ersetzt und zum anderen als unbegründet, wenn nicht gefährlich ausgewiesen.

So wird auch bei Luhmann deutlich, dass Vertrauen als sozialer Tatbestand sich nicht bruchlos in moderne Gesellschaften einfügt. Dementsprechend unterscheidet er zwischen Vertrauen in traditionellen Gesellschaften und einem reflexiven Vertrauen in modernen Gesellschaften. Vertrauen in traditionellen Gesellschaften bezieht sich demnach auf eine natur- und gottgegebene Welt, die weder bewusst durchdacht noch selbst gestaltet oder gar beherrscht wird.[9] Die Welt erscheint als »vertraut« wesentlich auf der Basis erfahrungsbasierter Gewohnheit. Vertrauen erscheint in diesem Kontext als eine Kompensation von Nicht-Wissen und Ohnmacht gegenüber äußeren Gegebenheiten und Einflüssen. Doch ein solches Vertrauen steht im Gegensatz zum Programm der Aufklärung, der Mündigkeit und Autonomie des Menschen sowie der Naturbeherrschung. Dementsprechend kann es (oder soll es?) Vertrauen in modernen Gesellschaften nur geben, wenn es reflexiv wird. Wer (nun) vertraut, weiß eigentlich oder sollte es wissen, dass die angenommene Erwartungssicherheit eine Täuschung ist (s. o.), oder man sollte eigentlich nur dann vertrauen, wenn Gewissheit und Kontrolle möglich sind. Doch genau gesehen ist bei Letzterem Vertrauen überflüssig und bei Ersterem fahrlässig, wenn nicht gefährlich.

---

9   Vgl. Luhmann, N. (1973), 19 ff.

Vor diesem Hintergrund fällt es nicht leicht, zu erklären, weshalb Vertrauen in modernen Gesellschaften ein »allgegenwärtiges« Phänomen ist. Vertrauen erscheint entweder als ein Relikt vormoderner Welt oder als eine bloße Redensart, die anstelle von Wissen und Kontrolle oder Risiko und riskantem Handeln verwendet wird. Der Begriff des Vertrauens erweist sich damit in modernen Gesellschaften als letztlich obsolet, er transportiert vor- beziehungsweise antimoderne Orientierungen und verschleiert die realen Verhältnisse. Der Rede von Vertrauen wäre dementsprechend ähnlich skeptisch zu begegnen wie der Bezeichnung industriell-kapitalistischer Arbeitsverhältnisse als »Betriebsgemeinschaft« oder dem »gemeinsamen Boot«, in dem vermeintlich alle in gleicher Weise sitzen.

Auch andere soziologische Erklärungen des Vertrauens erweisen sich bei näherer Betrachtung als fraglich. So geht beispielsweise Anthony Giddens ähnlich wie Luhmann davon aus, dass sich in modernen Gesellschaften das traditionell verbürgte Vertrauen in die naturhafte und soziale Welt auflöst. Ausschlaggebend sind hierfür nach Giddens die Auflösung ortsgebundener, stabiler sozialer Beziehungen.[10] Doch Vertrauen wird nach Giddens damit nicht hinfällig, sondern erhält eine neue Ausrichtung. An die Stelle des Vertrauens durch eigene Erfahrung tritt das Vertrauen in gesellschaftliche Institutionen und hier speziell das Wissen von Expert*innen. Vertrauen besteht demnach wesentlich darin, dass man davon ausgeht, gesellschaftliche Systeme wie Wirtschaft, das Recht, die öffentliche Verwaltung funktionieren so, wie es von ihnen erwartet wird.[11]

Vertrauen wird damit zu einer Universalkategorie sozialen Lebens; es ist immer dann notwendig, wenn kein unmittelbar eigenes

---

10 Vgl. Giddens, A. (1996).
11 Giddens, A. (1996), 49.

Wissen oder keine eigene unmittelbare Kontrolle sozialer Beziehungen und Prozesse möglich sind. Doch auch dies ist im Programm moderner Gesellschaften eigentlich nicht vorgesehen. Es sieht vor, dass Erwartungs- und Handlungssicherheit gerade auch im Umgang mit sozialen Institutionen nicht auf Ungewissheit beruhen, sondern durch wissenschaftlich fundiertes Wissen und rechtliche Regulierungen garantiert werden. Max Weber hat speziell dies als ein Merkmal der bürokratischen Verwaltung herausgestellt. Das Handeln von Expert*innen in gesellschaftlichen Institutionen beruht nicht auf mystischem Geheimwissen, sondern ist – im Prinzip – allgemein durch wissenschaftlich-rationale Verfahren zugänglich, nachvollziehbar und überprüfbar. So beziehen sich beispielsweise Erwartungen gegenüber dem Gesundheitssystem ganz wesentlich darauf, dass ärztliches Handeln und medikamentöse Behandlungen wissenschaftlich fundiert und rechtlich reguliert sind. Dementsprechend verläuft beispielsweise die Diskussion über die Anerkennung der Homöopathie wesentlich entlang der Grenze zwischen wissenschaftlich und unwissenschaftlich sowie der versicherungsrechtlichen Anerkennung. Gegenüber Giddens lässt sich also einwenden, dass im Programm moderner Gesellschaften die Erwartungen gegenüber anonymen gesellschaftlichen Institutionen und Systemen sich nicht auf Vertrauen, sondern primär auf Wissen und sozialer Regulierung gründen.

Sowohl Luhmann als auch Giddens gehen davon aus, dass sich mit der Verwendung des Begriffs Vertrauen Ungewissheit und fehlende Kontrolle verbinden. Es gelingt ihnen jedoch nicht überzeugend, dies in modernen Gesellschaften systematisch zu verorten. Etwas pointiert ausgedrückt läuft ihre Diagnose des Vertrauens darauf hinaus, dass moderne Gesellschaften zum einen das Versprechen, Gewissheit und Berechenbarkeit herzustellen, nur begrenzt einlösen und zum anderen dem damit begegnet werden muss, riskant zu handeln und durch Vertrauen dies zugleich zu verschleiern. Mit Vertrauen wird somit davon ausgegangen, dass Erwartungen erfüllt werden, auch wenn dies ungewiss und unsicher ist.

Im Folgenden sei demgegenüber eine Perspektive umrissen, die zum einen die mit Vertrauen assoziierte Ungewissheit aufgreift, bei der sich zum anderen Vertrauen jedoch weder als ein bloß naives und »blindes« Vertrauen noch als eine bloße Täuschung und riskantes Handeln erweist.

2 Reflexiv erfahrungsbasiertes Vertrauen

Der Philosoph und Soziologe Georg Simmel beschrieb Anfang des 20. Jahrhunderts Vertrauen als einen »mittleren Zustand zwischen Wissen und Nichtwissen«.[12] Diese Verortung des Vertrauens zwischen dem »Entweder-oder« von Wissen oder Nichtwissen, Kontrolle oder keine Kontrolle findet sich auch bei dem Philosophen Herrmann Schmitz. Er spricht im Zusammenhang mit dem Phänomen der Liebe von einem »besonnenen, geprüften, erworbenen« Vertrauen im Unterschied zu Vertrauen »als riskanter Verlass mit in Kauf genommenem Risiko« oder Vertrauen im Sinne eines »naiven und selbstverständlichen« Vertrauens.[13]

Dieses »Dazwischen« lässt sich im kategorialen Rahmen des Denkens in modernen Gesellschaften schwer verorten. Es erscheint hierin auch der Grund zu liegen, weshalb sich Vertrauen bei Versuchen, es wissenschaftlich und systematisch zu bestimmen, als »glit-

---

12 Simmel, G. (1908), 263.
13 Schmitz, H. (1993), 89.

schig wie ein Fisch und stachelig wie ein Igel« erweist (siehe oben) und wissenschaftliche Bemühungen einer systematischen Beschreibung zu dem Schluss kommen, dass Vertrauen von »einer ganzen Reihe schwieriger Paradoxa umgeben«[14] sei. Anstelle des Versuchs, Vertrauen im kategorialen Rahmen modernen Denkens zu verorten, sei vorgeschlagen, diesen Rahmen zu überdenken und zu erweitern. Im Zentrum steht dabei das Verständnis von Wissen. Wir knüpfen dabei an Gesellschaftsdiagnosen und soziologische Theorien an, in denen die Entwicklung moderner Gesellschaften als Übergang von einer einfachen zu einer reflexiven Moderne diagnostiziert wird. Ein Kennzeichen dieser Entwicklungen ist, dass zentrale kulturelle und institutionelle Grundlagen gesellschaftlicher Modernisierung wie etwa die Unterscheidung von Naturhaftem und Kultuell-Sozialem, betriebsförmiger Erwerbsarbeit und privater Lebensführung oder die nationalstaatliche Verfassung und Unterscheidung von Gesellschaften nicht mehr den Rahmen bilden, innerhalb dessen sich gesellschaftlicher Wandel vollzieht, sondern dieser Rahmen selbst in den Wandel einbezogen und in Frage gestellt wird.[15] Für die Betrachtung des Vertrauens betrifft dies vor allem die in modernen Gesellschaften im Kontext der Rationalisierung und Verwissenschaftlichung entstandene Definition zuverlässigen Wissens. Maßgeblich ist dabei die Orientierung an explizitem wissenschaftlich begründetem Wissen und die damit verbundene Abwertung des im praktischen Handeln erzeugten Erfahrungswissens sowie die Trennung von verstandesmäßig geleiteter Kognition und des auf sinnlich-leiblichen Wahrnehmen beruhenden subjektiven Erlebens.[16] In dieser Perspektive sei im Folgenden Vertrauen als Modus zur Herstellung

---

14 Hartmann, M. (2001), 834.
15 Vgl. Beck, U. / Bonß, W. (2001); Beck, U. / Lau, C. (2004).
16 Vgl. Böhle, F. / Porschen, S. (2012).

von Erwartungssicherheit beschrieben, der wesentlich auf einem impliziten, inkorporierten und in praktisches Handeln eingebundenen Erfahrungswissen beruht und in informellen, durch praktisches Handeln konstituierten sozialen Beziehungen seinen Ausdruck findet.

In der soziologischen (Handlungs-)Theorie ergeben sich hier Anknüpfungen an die Theories of Practice,[17] ohne jedoch deren Orientierung an einem stark routinisierten Verhalten und Handeln zu übernehmen.[18] Reflexiv erfahrungsbasiertes Vertrauen lässt sich demnach durch folgende Merkmale genauer bestimmen: Sie beziehen sich auf die kognitiven Grundlagen, die sozialstrukturellen Grundlagen, die soziale Beziehung, die soziale Regulierung und die Bewusstheit von Vertrauen.[19]

2.1 Kognitive Grundlagen – Erfahrungswissen

Wenn Vertrauen mit Erfahrung in Verbindung gebracht wird, so wird zumeist Erfahrung als eine mehr oder weniger bewusstlose Handlungsroutine oder als Erfahrungsschatz, der auf in der Vergangenheit angesammelten Erfahrungen beruht, begriffen.[20] Erfahrungswissen ist dementsprechend vergangenheitsorientiert und projiziert Vergangenes in die Zukunft. Eine auf einem solchem Erfahrungswissen beruhende Erwartungssicherheit beruht wesentlich auf der Annahme, dass sich das Vergangene auch in Zukunft wiederholt.

---

17 Vgl. Schatzki, T. (1996); Reckwitz, A. (2003); Schmidt, R. (2012); Hartmann, M. (2001).

18 Vgl. Böhle, F. (2017b), 16 ff.

19 In den folgenden Ausführungen werden Überlegungen aus der Untersuchung von Böhle et al. (vgl. Böhle et al. (2014)) aufgegriffen und weitergeführt.

20 Vgl. Böhle, F. / Stöger, U. / Weihrich, M. (2015).

Diese Sicht auf das Erfahrungswissen ist wesentlich durch ein Verständnis von Wissen geprägt, das sich an wissenschaftlich begründetem Wissen orientiert. Als Wissen gilt demnach nur, was sich explizieren, objektivieren und verstandesmäßig-rational nachvollziehen und begründen lässt. Das im praktischen Handeln gewonnene Erfahrungswissen gilt in dieser Sicht – wenn überhaupt – nur so weit als Wissen, als es sich explizieren lässt, und zugleich wird es auf den unteren Rängen zuverlässigen Wissens platziert. Durch die Eingrenzung von Wissen auf explizites Wissen wird jedoch zugleich das in praktisches Handeln eingebundene implizite Wissen, so wie es von dem Wissenschaftsphilosophen Michael Polanyi begründet wurde, ausgegrenzt.[21] Damit einher geht auch die Ausgrenzung sinnlich-körperlichen Wahrnehmens und subjektiven Empfindens als ein kognitives menschliches Vermögen (siehe unten).

Bemerkenswert ist vor diesem Hintergrund, dass der Philosoph Thomas Hobbes (noch) im 17. Jahrhundert Vertrauen als ein »bestimmtes Gefühl«[22] beschrieb und auch in der neueren Diskussion Vertrauen teils dort verortet wird, wo »rationale Aussagen enden«,[23] oder in der philosophischen Diskussion mit »Gespür« assoziiert wird.[24]

In der arbeitssoziologischen Forschung wurde seit den 1980er Jahren angesichts fortschreitender Technisierung und Verwissenschaftlichung industrieller Arbeit ein erweitertes Verständnis von Erfahrungswissen entwickelt. Es zeigte sich, dass die Arbeit mit computergesteuerten Maschinen und Anlagen nicht nur höhere Anforderungen an abstraktes Denken stellt, sondern auch ein be-

---

21 Polanyi, M. (1985); Neuweg, G. (2019).
22 Hobbes, T. (1989), 70.
23 Götz, K. (2006), 61.
24 Baier, A. (2001), 70.

sonderes »Gespür« für Technik erforderlich ist und aus diesem Grund vor allem theoretisch und praktisch ausgebildete Fachkräfte benötigt und beschäftigt werden. Weitere Untersuchungen brachten zum Vorschein, dass auch in anderen Arbeitsbereichen Praktiken und Kompetenzen erforderlich sind, die sich nicht unmittelbar in das vorherrschende Modell eines objektivierenden, planmäßig-rationalen Handelns einfügen. So beispielsweise das »Erahnen einer sich anbahnenden Störung« und »blitzschneller Entscheidungen ohne langes Nachdenken« oder die Überwachung und Kontrolle technischer Prozesse durch die Wahrnehmung von Geräuschen als »stimmig, warm, schräg und schmerzhaft« sowie die Wahrnehmung einer »Atmosphäre« in Gruppen und Teams als »drückend oder entspannt« bis hin zum viel zitierten »ärztlichen Blick« und der »intuitiven Eingebung« bei kreativen Prozessen. In weiteren Untersuchungen hierzu entpuppten sich solche Phänomene als Ausdruck einer besonderen Arbeitsweise, die sich von einem objektivierenden, planmäßig-rationalen Handeln unterscheidet und eine eigenständige Systematik und Handlungslogik aufweist. Sie lässt sich systematisch als ein erfahrungsgeleitet-subjektivierendes Handeln bestimmen.

Es liegen eine Reihe Forschungsansätze und -richtungen vor, mit denen sich »Abweichungen« vom Modell objektivierenden, planmäßig-rationalen Handelns nicht nur als einen allgemeinen menschlichen Tatbestand, sondern als ein besonderes menschliches, kognitives und handlungspraktisches Vermögen zur Erreichung von Zielen und Lösung von Problemen beschreiben lässt. Mit dem Konzept des erfahrungsgeleitet-subjektivierenden Handelns werden diese Forschungsansätze aufgegriffen und systematisch in einer handlungstheoretischen Perspektive verbunden und weitergeführt. Diese theoretischen Grundlagen können und sollen hier nicht weiter ausgeführt und vertieft werden.[25] Hingewiesen sei daher lediglich auf phänomenologisch begründete Theorien sinnlich-leiblicher Wahrnehmung.[26] Theorien körperlich eingebundenen, impliziten Wissens[27] sowie Theorien einer in praktisches Handeln eingebundener »Reflection in Action«[28] sowie Theorien intentionalen, aber nicht planmäßigen, sondern situativen Handelns.[29] Das Konzept des erfahrungsgeleiteten subjektivierenden Handelns knüpft an die Theorie an und beruht zugleich auf umfangreichen empirischen Untersuchungen in unterschiedlichen Arbeitsbereichen.[30]

Erfahrungswissen erweist sich in Verbindung mit subjektivierendem Handeln als ein besonderes Wissen, das beim praktischen Handeln entsteht und angewandt wird. Es ist implizit, da es nicht vom praktischen Handeln abgelöst und in dieser Weise expliziert und objektiviert werden kann. Im Kontext subjektivierenden Handelns ist die *sinnliche Wahrnehmung* in Verbindung mit leiblichem Spüren ein zentrales Medium nicht nur »inneren« Erlebens, sondern gleichermaßen auch nach außen gerichteten Erkennens und Wissens. Sie ist nicht auf die sensomotorische Registrierung von Sinnesdaten eingegrenzt, sondern offen für mannigfaltige Eindrücke und mit subjektivem Empfinden und Erleben verbunden. Damit einher gehen *mentale Prozesse*, die dem praktischen Handeln nicht vor- oder nachgeordnet, sondern als »reflection in action« und »mitlaufendes Denken« hiermit verbunden sind. Dies findet vor allem in handlungs- und verhaltensnahen Formen bildhaften sowie assoziativen

---

25 Siehe hierzu ausführlicher Böhle (2017b), 16 f.; Böhle (2009) sowie auch Neuweg (2019).
26 Merleau-Ponty, M. (1966); Schmitz, H. (2003).
27 Polanyi, M. (1985); Neuweg, G. (2019).
28 Schön, D. (2002).
29 Suchman, L. (1987); Joas, H. (1996).
30 Vgl. Böhle, F. (2017a).

Denkens seinen Ausdruck. Im Kontext subjektivierenden Handelns besteht praktisches Handeln nicht in der Ausführung eines vorweg getroffenen Plans und Entwurfs, sondern beruht auf einem interaktiv-dialogischen und entdeckend-explorativen *Vorgehen*. Praktisches Handeln dient dabei selbst wesentlich zur Generierung von Wissen und erst im praktischen Handeln werden Ziele und Wege, dies zu erreichen, eruiert und definiert. Und schließlich beruht ein solches subjektivierendes Handeln und das damit verbundene Erfahrungswissen auf einer *Beziehung zur Umwelt*, die nicht auf Distanz, sondern auf persönlicher Nähe und Verbindung und Einheit beruht.[31]

Wird der Blick auf Wissen durch die Einbeziehung impliziten Wissens und dessen Verbindung mit subjektivierendem Handeln erweitert, so ergibt sich ein besonderer Zugang zu Vertrauen. Vertrauen entkoppelt sich in der Perspektive subjektivierenden Handelns als eine auf implizitem Erfahrungswissen beruhende Erwartung und Erwartungssicherheit. Diese erschöpft sich nicht in bloßer Routine und Wiederholung, sondern beruht auf Erfahrung im Sinne eines Erfahrung-Machens und Erkundens. Erst im und durch praktisches Handeln wird solchermaßen erfahren und erfahrbar, ob und in welcher Weise bestimmte Erwartungen entwickelt und von ihrer zukünftigen Erfüllung ausgegangen werden kann. Vertrauen wird damit (erst) im und durch den praktischen Vollzug sozialer Beziehungen performativ erzeugt. So wird beispielsweise auch in praxistheoretisch orientierten Untersuchungen davon gesprochen, dass sich das Vertrauen über das Verhalten der Akteure enthüllt und sich Vertrauen daran ablesen lässt, was letztlich getan und was gelassen wird.[32] Dies führt nicht zu einer vorbehaltlosen Projektion vergan-

---

31 Vgl. Böhle (2017b).
32 Vgl. Hartmann, M. (2012).

gener Erfahrung in die Zukunft, sondern beinhaltet gerade auch die Auseinandersetzung mit situations- und kontextabhängigen Veränderungen. Die Orientierung am praktischen Verhalten anstelle von Worten oder schriftlichen Mitteilungen verweist auf die besondere Bedeutung der sinnlichen Wahrnehmung und Wahrnehmungsfähigkeit. Sie begrenzt sich nicht nur auf eindeutig definierte Informationen, sondern bezieht sich vor allem auch auf vielschichtige und diffuse sowie situations- und kontextabhängige Eigenschaften und Verhaltensweisen.[33]

2.2 Sozialstrukturelle Grundlagen – kooperatives Verhalten

Trotz unterschiedlicher Sichtweisen und Erklärungsansätze besteht in der wissenschaftlichen Diskussion weitgehend Einigkeit darüber, dass sich Vertrauen nicht nur auf Erwartungen über zukünftige Ereignisse bezieht, sondern damit immer auch Erwartungen positiver Wirkungen verbunden sind. So wäre es nicht nur ungewöhnlich, sondern geradezu paradox, wenn darauf vertraut würde, dass eine Krise, ein Überfall, ein Betrug oder Ähnliches eintreten wird. Es geht somit nicht allgemein um Erwartungssicherheit, sondern um die Sicherheit, dass Erwartungen, die gewollt und erwünscht sind, erfüllt werden. Rechtliche und vertragliche Regulierungen erscheinen daher als ein geeignetes Instrument, um zu gewährleisten, dass ein pro-soziales Verhalten garantiert wird. Dies scheint umso notwendiger, wenn davon ausgegangen wird, dass zwischen unterschiedlichen Akteuren (Personen, Institutionen) konflikthafte und antagonistische Interessen bestehen. Doch dies ist keineswegs gene-

---

33 Vgl. Dasgupta, P. (1988).

rell der Fall. Soziale Beziehungen zeichnen sich auch dadurch aus, dass sie auf wechselseitiger Abhängigkeit und Kooperation beruhen, wobei Letzteres gerade auch aus der jeweiligen Perspektive resultiert. Prosoziales Handeln ist solchermaßen keineswegs ein sozialer Tatbestand, der nur durch äußeren Druck und Zwang zustande kommt.[34] Umso mehr kooperative Orientierungen aus den Interessen der Akteur*innen selbst resultieren, umso eher ist damit zu rechnen, dass wechselseitige Erwartungen erfüllt werden. In dieser Sicht beruht die zuvor beschriebene Entstehung und Herausbildung von Vertrauen und von Vertrauensbeziehungen wesentlich darauf, zu erfahren und zu erkunden, ob und in welcher Weise kooperative Orientierungen und prosoziales Handeln vorhanden sind bzw. wie sie in und durch soziale Beziehungen entstehen und gefördert werden können.

Moderne Gesellschaften beruhen speziell im Bereich der Ökonomie zwar nicht auf Kooperation, sondern auf marktvermittelndem Tausch und herrschaftsmäßiger Organisation. Dies könnte auch erklären, weshalb in modernen Gesellschaften rechtliche Regulierung und Kontrolle an die Stelle von Vertrauen tritt und Vertrauen nurmehr als ein riskantes Handeln erscheint. Doch hat die soziologische Forschung mehrfach aufgezeigt, dass auch bei solchen sozialen Beziehungen eine Ergänzung und Fundierung durch Kooperation notwendig ist und auch praktiziert wird. Die Kehrseite ist freilich, dass dadurch auch Misstrauen angebracht ist und diese eine reale Basis hat. So wird Misstrauen auch als Korrekturmodus für (vermeintliche) Vertrauensverhältnisse ausgewiesen.[35] Die Orientierung an Vertrauen kann trotz allem expliziten Wissen und rechtlicher Regulierung zugleich auch als Hinweis auf die Notwendigkeit

---

34 Vgl. Huchler et al. (2007); Böhle, F. (2006).
35 Luhmann, N. (2000); Endreß, M. (2012).

wie auch Existenz kooperativer Orientierungen gedeutet werden (siehe hierzu auch nochmals Abschnitt 3).

2.3 Soziale Beziehung – Vertrauenswürdigkeit

Zumeist wird Vertrauen aus der Sicht derer betrachtet, die vertrauen. Dies korrespondiert mit der Sicht, dass sich Vertrauen auf zukünftig zu erwartendes Verhalten anderer bezieht. Doch empirisch erweisen sich Vertrauen und Vertrauensbeziehungen als ein wechselseitiger Prozess. Es besteht nicht nur das Bedürfnis zu vertrauen beziehungsweise vertrauen zu können, sondern umgekehrt auch ein Interesse daran, Vertrauen zu erhalten. Ob und in welcher Weise dies eintritt, hängt wie zuvor geschildert wesentlich davon ab, in welcher Weise sich am aktuell praktizierten Verhalten auf zukünftiges Verhalten schließen lässt. Das aktuelle wahrnehmbare Verhalten erscheint damit immer auch als eine über die aktuelle Situation hinausgehende Mitteilung über zukünftig erwartbares Verhalten. Ob und in welcher Weise dies von anderen so gedeutet wird, ist allerdings offen und unbestimmt. Dies betrifft im Besonderen den Zusammenhang zwischen dem unmittelbar wahrnehmbaren Verhalten und die ihm zugrunde liegenden Intentionen wie auch strukturellen Gegebenheiten, durch die es beeinflusst, ermöglicht, aber auch begrenzt wird. Vertrauen beruht in dieser Sicht sowohl auf unmittelbar erfahrbarem Verhalten als auch auf den jeweiligen symbolischen Deutungen als Verweise auf zukünftig erwartbares Verhalten. Ein bekanntes Beispiel für eine solche symbolische Bedeutung aktuellen Verhaltens sind Entlassungen bei wirtschaftlicher Rezension. Unternehmen übersehen hier leicht, dass dies einen hohen Symbolcharakter für das Verhältnis zwischen Unternehmen und Arbeitenden hat.

Umgekehrt erweist sich die Vermeidung von Entlassungen als eine wirkmächtige Demonstration sozialverantwortlicher Unternehmenspolitik und kann als Basis für Vertrauen wirksam werden. Dies verweist darauf, dass die Herausbildung von Vertrauen nicht nur durch das faktische Verhalten beeinflusst wird, sondern maßgeblich auch dadurch, in welcher Weise dabei kooperative Orientierungen in besonderer Weise kommuniziert werden. Wer Vertrauen erwartet oder fordert, muss daher immer auch nicht nur vertrauenswürdig sein, sondern dies auch erfahrbar machen und demonstrieren. Zugleich verbindet sich damit aber immer auch die Möglichkeit sowie das Risiko einer bloßen »Inszenierung« von Vertrauenswürdigkeit und Täuschung. Die zuvor beschriebene Orientierung am Verhalten anstelle von Worten kann in diesem Zusammenhang auch als eine Absicherung gegenüber Täuschungen gesehen werden – auch wenn diese damit nicht grundsätzlich zu verhindern sind.

2.4 Soziale Regulierung – Informell, Appell und soziale Verpflichtung

Die Herstellung von Erwartungssicherheit durch rechtliche Regulierung begründet ihre Wirksamkeit vor allem auf den Tatbestand, dass hierdurch auch unabhängig von den jeweiligen Interessen und Motiven der Akteur*innen ein gewünschtes Verhalten gewährleistet werden kann. Durch rechtliche Regulierung kann damit auch bei antagonistischen und konflikthaften sozialen Beziehungen sichergestellt werden, dass Erwartungen anderer erfüllt werden. Wie in der Rechtstheorie und Rechtssoziologie allerdings hinlänglich dokumentiert, ist hierdurch abweichendes Verhalten nicht ausgeschlossen. Rechtsnormen erweisen sich daher vor allem dann als wirksam, wenn sie

nicht grundsätzlich der Intentionen der Akteur*innen widersprechen, sondern sich hierauf beziehen oder/und die Akteur*innen ihre
Handlungsintentionen und -orientierungen hierauf ausrichten und
anpassen. Rechtskonformes Verhalten entsteht damit nicht primär
aus der Angst vor Sanktionen, sondern aus der Integration normativer Regulierung in die eigenen Handlungsorientierungen.[36] Vertrauen erscheint demgegenüber labil und beliebig aufkündbar. Auch
scheint es kaum möglich, durch Vertrauen ein bestimmtes Verhalten
zu erzeugen. Doch dies ist nur bedingt zutreffend.

Vertrauen bezieht sich nicht nur auf kooperative Orientierungen, sondern diese werden hierdurch auch gefördert und stabilisiert.
Durch Vertrauen entsteht eine besondere soziale Beziehung mit
impliziten Verpflichtungen. An einem einfachen Beispiel lässt sich
dies verdeutlichen. Die Feststellung »X geht davon aus, dass Y sich
in einer bestimmten Weise verhält«, lässt nicht erkennen, ob dies
eine allgemeine Aussage über das Verhalten von Y ist oder ob das
Verhalten von Y für X bedeutsam ist. Die Feststellung hingegen »X
vertraut darauf, dass Y sich in einer bestimmten Weise verhält«, signalisiert die Bedeutsamkeit des Verhaltens von Y für X. Sie bringt
zudem zum Ausdruck, dass X nicht nur eine Erwartung an das Verhalten von Y hat, sondern auch davon ausgeht, dass Y grundsätzlich
bereit und dazu in der Lage ist, die Erwartung zu erfüllen. Mit Vertrauen verbindet sich damit auch die implizite Mitteilung, dass denjenigen, denen vertraut wird, auch zugetraut wird, die Erwartung zu
erfüllen. Einer solchen positiven Zuschreibung kann man sich nicht

---

36 So finden sich beispielsweise in wirtschaftlichen Unternehmen zahlreiche Beispiele dafür, wie rechtliche Regulierungen zugunsten der Arbeitenden zunächst als Beschränkun-
gen der Unternehmenspraxis wirksam wurden, im weiteren Verlauf aber nicht nur zum
Schutz der Arbeitenden, sondern auch zur Förderung der Unternehmenspolitik genutzt
werden konnten. Vgl. Böhle F. / Deiß, M. (1980).

umstandslos entziehen. Bei Nichterfüllung der Erwartungen entsteht ein Rechtfertigungsdruck oder zumindest eine Irritation, indem man das Zutrauen enttäuscht.

Vertrauen verliert dabei umso mehr seine Unverbindlichkeit, je
mehr es kommuniziert wird. Ein stillschweigendes Vertrauen ist zwar
grundsätzlich möglich. Die im Vertrauen liegenden Potenziale für die
Herstellung von Erwartungssicherheit werden hierdurch aber nur begrenzt entfaltet und genutzt. Daraus ergibt sich umgekehrt auch die
Möglichkeit, das Vertrauen und die damit verbundenen Erwartungen
abzuwehren oder ex ante auf die Möglichkeit einer Enttäuschung hinzuweisen. Wird das Vertrauen angenommen, lässt sich dies wiederum als eine Bestätigung der Kooperationsbereitschaft und -fähigkeit
deuten. Des Weiteren fehlt dem Vertrauen keineswegs die Sanktionierung. Dies kommt umso mehr zum Tragen, als Vertrauen nicht
nur als ein individueller und interpersoneller, sondern auch als gesellschaftlicher Tatbestand wahrgenommen und wirksam wird. Die
Veränderung eines auf Vertrauen beruhenden Verhaltens kann Reaktionen und Missbilligungen im sozialen Umfeld hervorrufen, die weit
über die jeweils unmittelbare Vertrauensbeziehung hinausweisen.

2.5 Reflexiv – Bewusste Herstellung

Die Herstellung von Vertrauen im und durch praktisches Handeln,
so wie es zuvor umrissen wurde, kann oberflächlich den Eindruck
erwecken, dass Vertrauen mehr oder weniger unbewusst und nicht
intendiert entsteht. Diese Sicht liegt auch bei praxistheoretisch ausgerichteten Analysen nahe.[37] Doch wie am Beispiel der Generierung

---

37 Vgl. Hartmann, M. (2011).

von Erfahrungswissen, der Orientierung nicht nur am unmittelbaren Verhalten, sondern an dahinterliegenden kooperativen Orientierungen sowie der Demonstration von Vertrauenswürdigkeit sichtbar wird, kann und muss Vertrauen immer auch bewusst hergestellt und gestaltet werden. Ein solches reflexives Vertrauen beruht allerdings nicht auf verstandesmäßig-rationaler Reflexion und explizitem Wissen, sondern wesentlich auf dem Bewusstsein über dessen Grenzen und der notwendigen Ergänzung durch Erfahrungswissen und subjektivierendes Handeln.

3. Weshalb Vertrauen

Im Vorhergehenden wurde gezeigt, in welcher Weise Vertrauen ein besonderer sozialer Modus zur Herstellung von Erwartungssicherheit neben explizitem Wissen und rechtlicher Regulierung ist und sein kann. Die Bestimmung von Vertrauen als ein besonderer Modus sozialer Beziehung eröffnet eine Perspektive, in der sich das als naiv und blind erscheinende Vertrauen als ein besonderes erfahrungsbasiertes und besonnenes Vertrauen entpuppt. Damit stellt sich jedoch zugleich (erneut) die Frage, weshalb ein solches Vertrauen in modernen Gesellschaften notwendig ist. Eine naheliegende Antwort wäre, dass sich durch erfahrungsbasiertes Vertrauen die Suche nach explizitem Wissen und rechtlicher Regulierung erübrigt. Doch eine solche, an Aufwands- und Nutzenkalkülen orientierte Erklärung greift zu kurz, da gerade auch das erfahrungsbasierte Vertrauen keineswegs von selbst entsteht. Eine andere Erklärung ergibt sich durch einen genaueren Blick auf Wissen und rechtliche Regulierung. Luhmann bezieht sich letztlich auf Grenzen des Wissens, bleibt aber eine Erklärung schuldig, weshalb diese in modernen Gesellschaften trotz aller Bemühungen und allen Fortschritts bestehen. In Anknüpfung an die Feststellung Max Webers, dass in modernen Gesellschaften im Prinzip alle Dinge durch Berechnen als beherrschbar gelten, könnte man dies bestenfalls mit einem »noch nicht« beantworten, und Vertrauen wäre dementsprechend eher ein Übergangsphänomen.

In der neueren gesellschaftstheoretischen Diskussion findet sich demgegenüber eine Sicht auf Wissen und Gewissheit, gemäß der in modernen Gesellschaften nicht nur Grenzen des Wissens bestehen bleiben, sondern auch immer wieder in neuer Weise entstehen und selbst hervorgebracht werden.[38] Am Beispiel von Ökonomie und Arbeit sei kurz illustriert, in welcher Weise in der neueren Entwicklung die Feststellung Max Webers eine ganz erhebliche Erschütterung erfahren hat. Ökonomie und Arbeit gelten in Verbindung mit Technik in modernen Gesellschaften als gesellschaftliche Bereiche, in denen in besonderer Weise wissenschaftliches Wissen angewendet wird und rechtliche Regulierungen Geltung haben. Doch in der neueren Entwicklung, spätestens seit den 1990er Jahren, zeigen sich nicht mehr nur Lücken im Sinne des »noch nicht«, sondern tiefgreifende Veränderungen, die auf strukturelle Grenzen der Herstellung von Erwartungssicherheit durch Verwissenschaftlichung und Verrechtlichung verweisen.

Die zentralistische-bürokratische Organisation und die technisch-organisatorische Standardisierung von Produktions- und Verwaltungsprozessen erweisen sich als zu starr, um im Wettbewerb auf den Märkten bestehen zu können. Sie werden ersetzt durch dezentrale, flexible und agile Organisationsformen mit einer hohen

---

38 Vgl. Beck et al. (2001); Böhle, F. (2013); Böhle, F. / Busch, S. (2012).

Eigendynamik.[39] An die Stelle strikter Arbeitsvorgaben treten selbstverantwortliche Tätigkeiten, die auf Selbstregulierung und Eigeninitiative beruhen. Ob und in welcher Weise dabei die erwarteten Arbeitsleistungen erbracht werden, lässt sich ex ante nicht exakt bestimmen und kontrollieren.[40] Neben der industriellen Produktion gewinnen zunehmend Dienstleistungen an Bedeutung. Dienstleistungen richten sich nicht nur auf – im Prinzip – beliebig manipulierbare Gegenstände, sondern auch auf Menschen an der Schnittstelle zu Kund*innen und Klient*innen. Dies beschränkt sich nicht nur auf die sogenannten personenbezogenen Dienstleistungen wie etwa im Gesundheitsbereich, sondern gilt auch für sachbezogene Dienstleistungen wie beispielsweise Versicherungen und Softwareentwicklung.[41] Die Arbeit an und mit Menschen weist grundsätzlich Unwägbarkeiten und Ungewissheiten auf. Kund*innen, Klient*innen und Patient*innen sind Akteure mit eigenen Bedürfnissen, Wünschen und Vorstellungen, und zudem unterliegen sie – im Unterschied zu den Beschäftigten in Unternehmen – nicht den Reglements und der Kontrolle der jeweiligen Dienstleistungsunternehmen. Umgekehrt ist für Kund*innen, Klient*innen und Patient*innen das Ergebnis der Dienstleistung ex ante nur begrenzt vorhersehbar. Die Dienstleistung wird (erst) in ihrem praktischen Vollzug hergestellt und ist erst dann voll erkennbar.[42] Und schließlich wird in der wirtschaftswissenschaftlichen Diskussion und Managementliteratur ein Übergang in eine VUCA-Welt diagnostiziert. Unternehmen sind demnach zunehmend mit Volatility / Unbeständigkeit,

---

39 Vgl. Porschen-Hueck et al. (2017).
40 Vgl. Böhle (2014), F., 59 ff.; 90 ff.
41 Vgl. Böhle, F. / Glaser, J. (2006); Böhle et.al. (2015).
42 Vgl. Dunkel, W. / Weihrich, M. (2012); Böhle, F. / Weihrich, M. (2020); Bauer, H. / Böhle, F. (2020).

Uncertainty / Ungewissheit, Complexity / Komplexität und Ambiguity / Mehrdeutigkeit konfrontiert.[43]

Diese Hinweise sollen genügen, um einige Konsequenzen, die sich aus den zuvor umrissenen Überlegungen für die Bedeutung von Vertrauen in der Medizin ergeben, zu umreißen. Es soll dabei bewusst nur bei einer Skizze bleiben, deren weitere Vertiefung und Ausarbeitung ein eigenes Vorhaben wäre.

4 Vertrauen in der Medizin

Das Verhältnis von Ärzt*innen und Patient*innen wird oft als ein Vertrauensverhältnis beschrieben, und Vertrauen wird dabei als ein wichtiges Element für den Erfolg einer medizinischen Behandlung betrachtet.[44] Doch was ist damit konkret gemeint, und entspricht dies den tatsächlichen Gegebenheiten?

Betrachtet man die Entwicklungen des Gesundheitswesens, so ist eine Zunahme sowohl der Verwissenschaftlichung als auch der Verrechtlichung festzustellen. Zudem wird medizinisches Handeln verstärkt durch ökonomische und technische Imperative geprägt. Letzteres kann ohne Zweifel medizinisches Handeln unterstützen und fördern – zugleich besteht aber die Gefahr der Verselbständigung, so etwa, wenn Kliniken sich nicht nur an Kostendeckung, sondern auch an Gewinnorientierung ausrichten oder sich die Technisierung umstandslos auf das Ziel der Automatisierung richtet.[45] An die Stelle des patriarchischen Ärzt*innen-Patient*innen-Verhältnisses ist heute – zumindest als Programm – der*die »mündige Patient*in« getre-

---

43 Vgl. Mack, O. / Khare, A. (2016).
44 Vgl. Mikusch, I. (2017).
45 Vgl. Merl, T. (2021), 1–84.

ten. Dies ist ohne Zweifel eine Entwicklung, die dem Verständnis des Menschen in modernen Gesellschaften entspricht. Doch allzu leicht (miss-)versteht sich der*die mündige Patient*in als medizinische*r oder juristische*r Expert*in, der*die mit Ärzt*innen in den Wettstreit um die richtige Informations- und Wissensgewinnung tritt und medizinische Probleme mit rechtlichen Mitteln zu lösen sucht. Dass eine wesentliche, wenn nicht die eigentliche Expertise von Patient*innen in ihrem erfahrungsbasierten »Körperwissen« besteht und sie in dieser Weise das ärztliche Wissen ergänzen können und müssen, gerät darüber allzu leicht aus dem Blick oder erst gar nicht in den Blick.

Bei allen Fortschritten der wissenschaftlichen Fundierung und technischen Unterstützung ärztlichen Handelns scheint dies allein keine Garantie für den medizinischen Erfolg zu sein. Vielmehr zeigt sich in der Praxis, dass der medizinische Erfolg neben Wissenschaft und Technik immer auch ein besonderes Erfahrungswissen erfordert und neben Expert*innenwissen immer auch die Patient*innen mit ihren Erwartungen und ihrem Verhalten bis hin zum sozialen Umfeld den Erfolg einer medizinischen Behandlung beeinflussen.[46] Wie empirische Untersuchungen zeigen, ist die Rede von der »ärztlichen Kunst« keineswegs nur eine Metapher, sondern sie verweist auf ein besonderes Wissen und Können, das sich nicht nur auf wissenschaftlich fundiertes Wissen und methodisches Vorgehen beschränkt. Das ärztliche Handeln und Wissen weisen nicht nur Merkmale auf, die in hohem Maße mit dem zuvor geschilderten subjektivierenden Handeln und Erfahrungswissen verbunden sind.

So sprechen Ärzt*innen von *unscharfen Informationen* oder dem *Eindruck*, den sie von Patient*innen gewinnen, und von *Kör-*

---

46 Vgl. Merl, T. (2021), 85; 205 ff.; Schachtner, C. (1999); Kathan, B. (2002); Troschke, J. von (2004); Catel, W. (1979); Cimino, J. (1999).

perarbeit, womit sie sich sowohl auf die Behandlung des Körpers von Patient*innen als auch auf ihre eigene Praxis als körperlich praktisches Tun beziehen. Die zuvor beschriebene Offenheit und Unbestimmtheit der Arbeit an und mit Menschen findet in der medizinischen Praxis einen besonderen Ausdruck. Auch wenn Patient*innen nicht als Kund*innen, sondern eher als Hilfesuchende auftreten und gewillt sind, sich in die medizinische Behandlung einzufügen, ist gleichwohl ihre eigene physische und psychische Verfassung nur (mehr) begrenzt kontrollierbar, und sie sind zudem in besonderer Weise verletzbar.[47] Die medizinische Praxis greift zudem in die persönliche Intimsphäre ein und erfordert von Patient*innen eine Rücknahme ihres Selbstschutzes. Trotz aller rechtlichen Regulierung bleiben dabei grundsätzlich Lücken in dem dadurch gewährten Schutz von Patient*innen. Verletzungen durch Fehlverhalten bis hin zu intendierten Übergriffen können zwar nachträglich rechtlich sanktioniert werden, ihre Folgen betreffen jedoch unmittelbar die persönliche Existenz und lassen sich nicht immer und umstandslos wieder korrigieren. Patient*innen setzen sich daher neben den bekannten Risiken immer auch der Gefahr einer Misshandlung aus.

Medizinisches Handeln erscheint vor diesem Hintergrund immer sowohl durch Ungewissheit als auch durch Lücken der Kontrolle gekennzeichnet – und zwar sowohl aus der Perspektive der Ärzt*innen als auch aus derjenigen der Patient*innen. Je mehr die Suche nach Gewissheit auf wissenschaftlich begründetem Wissen und rechtlicher Regulierung beruht, umso mehr werden zugleich auch deren Grenzen sichtbar. So wird trotz fortschreitender Verwissenschaftlichung und Verrechtlichung zugleich in der öffentlichen

---

47 Vgl. Schubert, C. (2016).

Diskussion eine Vertrauenskrise im Gesundheitssystem diagnostiziert.[48] Allerdings werden hierfür vor allem die Entfremdung durch Technisierung und Apparatemedizin sowie die Überlagerung medizinischen Handelns durch ökonomische Kalküle angeführt.[49]

Man könnte eine kritische Haltung bis hin zum Misstrauen gegenüber der ärztlichen Praxis und dem Gesundheitswesen insgesamt als Ausdruck eines aufgeklärten Bewusstseins, welches dabei an die Stelle eines naiven und durch Autorität abgesicherten Vertrauens tritt, interpretieren. Dies ist keineswegs von der Hand zu weisen und korrespondiert mit dem Verständnis der Patient*innen als mündige Bürger*innen. Im Fall der Medizin verbindet sich damit jedoch zugleich die Gefahr, dass hierdurch die Bemühungen um den Erfolg medizinischer Behandlung unterlaufen wird. Ungewissheit, Unsicherheit und Misstrauen seitens der Patient*innen können die Einleitung einer Behandlung verzögern und den Prozess der Genesung beeinträchtigen. Die subjektive Gewissheit und Überzeugung von Patient*innen, dass die ärztliche Behandlung zur Erhaltung und Wiederherstellung der Gesundheit führt, ist daher als ein wesentliches Element medizinischer Praxis anzusehen.

Im Gesundheitswesen wie auch bei den Patient*innen lassen sich unterschiedliche Strategien zur Herstellung von Erwartungssicherheit beobachten. Zum einen setzt das Gesundheitssystem vor allem auf eine weitere wissenschaftliche Fundierung sowie auch auf Technisierung. Beispiel hierfür ist die Förderung evidenzbasierter Medizin sowie die Ausweitung technischer Informationsgewinnung und -aufbereitung (Big Data). Seitens der Patient*innen korrespondiert dies mit der Suche nach Informationen und Gewissheit über techni-

---

48 Vgl. Merl, T. (2021), X.
49 Vgl. Merl, T. (2021), X.

sche Medien wie insbesondere über das Internet. Zudem zeigt sich aber auch bei Patient*innen eine Abwendung von der (Schul-)Medizin und die Suche nach alternativen Heilmethoden.

Es erscheint jedoch fraglich, ob durch Verwissenschaftlichung und Technisierung allein Erwartungssicherheit in der medizinischen Praxis gewährleistet werden kann. Auch wenn hier weitere Fortschritte erzielt werden, so verbindet sich hiermit zugleich die Gefahr einer Vereinseitigung medizinischer Praxis und der Ausgrenzung all jener Elemente, die sich nicht umstandslos in die Logik der Verwissenschaftlichung und Technisierung einfügen. Sie werden hierdurch zunehmend aus der medizinischen Praxis hinausgedrängt und erhalten das Etikett des Unzulänglichen. So zeigt sich bereits heute, dass vor allem jüngere Ärzt*innen beim Erstgespräch und der Anamnese weit intensiver auf den Bildschirm als auf die Patient*innen blicken oder diese gar berühren. Dem gegenüber können sich aus Hinwendung zu alternativen Heilmethoden durchaus Anregungen für eine Erweiterung medizinischer Praxis und des Verständnisses von Gesundheit ergeben. Insbesondere hinsichtlich einer ganzheitlichen Wahrnehmung und Erweiterung des biophysikalischen Körperbildes.[50] Als Ersatz für wissenschaftlich begründetes Wissen verbindet sich hiermit jedoch nicht nur eine Missachtung unverzichtbarer Erkenntnisse, sondern auch eine Ideologisierung alternativer Heilmethoden zur neuen Heilslehre.

Vor diesem Hintergrund erweist sich reflexiv erfahrungsbasiertes Vertrauen als eine notwendige und zukunftsweisende Perspektive. Dies ist nicht gleichbedeutend mit einer Rückkehr zu einem naiven Vertrauen in die Autorität medizinischer Experten. Wesentlich hierfür ist vielmehr das Bewusstsein sowohl für die wissenschaftlich be-

---

50 Vgl. Jütte, R. (1996); Weishaupt, S. (1994).

gründete Expertise, wie aber auch für die unverzichtbare Rolle von Erfahrungswissen, erfahrungsgeleitetem subjektivierenden Handeln sowie informellen Praktiken. Es geht hier nicht um ein »entweder – oder«, sondern ein »sowohl – als auch« von objektivierendem und subjektivierendem Wissen und Handeln. So wäre hiermit korrespondierend auch eine reflexive Verwissenschaftlichung und Verrechtlichung, die sich ihrer Potentiale wie auch ihrer Grenzen bewusst ist, notwendig. In welcher Weise erfahrungsbasiertes Vertrauen in der medizinischen Praxis entwickelt und gefördert werden kann, wäre zukünftig weiter zu konkretisieren. Auf der Grundlage der zuvor umrissenen Überlegungen lassen sich hierfür richtungsweisende Ansatzpunkte und Handlungsfelder wie folgt umreißen:

Die aktive Beteiligung von Patient*innen müsste weitergeführt werden. Doch anstelle des internetgestützten Wettstreits um das bessere (schul-)medizinische Wissen käme es vor allem darauf an, dass sich Patient*innen als Expert*innen ihrer eigenen körperlichen Befindlichkeit begreifen und ihr Erfahrungswissen hierzu (weiter-) entwickeln. Die Kommunikation zwischen medizinischen Expert*innen und Patient*innen müsste hierauf ausgerichtet und hierfür offen sein. Neben der rein verbalen Kommunikation und möglichst vielfältigen Daten- und Messwerten erweisen sich dabei der vielzitierte »ärztliche Blick« sowie körperliche Berührungen keineswegs als antiquiert, sondern als unverzichtbare Praktiken gerade auch einer »modernen Medizin«.

Die Arbeit des medizinischen Personals, die Arbeit von Ärzt*innen und Pflegekräften ist grundsätzlich als Arbeit an und mit Menschen und somit als Interaktionsarbeit zu begreifen. Auch dann, wenn im aktuellen Vollzug gegenstandsbezogene Tätigkeiten dominieren. Dies beschränkt sich nicht nur auf die unmittelbare Kommunikation beispielsweise bei der Anamnese, sondern bezieht sich auch auf die (physische) Behandlung sowie auch Tätigkeiten, bei denen in aktuellem Vollzug der Umgang mit materiellen oder immateriellen Gegenständen dominiert.[51] Interaktionsarbeit erfordert grundsätzlich eine emotionale Beteiligung und ein situatives Handeln, bei dem Unwägbarkeiten im Handlungsvollzug nicht als »Störung«, sondern als »Normalität« wahrgenommen und bewältigt werden. Sie kann nur gelingen, wenn an Stelle einseitiger Aktionen und Reaktionen eine wechselseitige Zusammenarbeit und damit Kooperation erfolgt. Die (aktive) Beteiligung von Patient*innen ist bei Interaktionsarbeit nicht nur als ein soziales Zugeständnis an den / die autonome/n Bürger*in zu verstehen, sondern sie ist ein notwendiges »sachliches« Element einer erfolgreichen medizinischen Praxis. Dass dies kein leichtes Unterfangen ist, zeigt sich unter anderem an dem bereits erwähnten Zusammenwirken unterschiedlicher Formen des Wissens und deren Nutzung. Des Weiteren mag es auch als paradox erscheinen, dass auch dann, wenn Patient*innen »ruhiggestellt« werden, dies nicht »gegen«, sondern nur »mit ihnen« vollzogen werden kann beziehungsweise muss.

Und schließlich kommt es darauf an, dass die Vertrauenswürdigkeit des Gesundheitssystems und des medizinischen Personals nicht nur durch fachliche Expertise, sondern vor allem auch durch »kooperative Orientierungen« demonstriert und erfahrbar wird. Eine besondere Ethik der Sorge (care) ist hierfür substantiell und bedarf einer besonderen anthropologischen und gesellschaftspolitischen Begründung. Sie hätte sich gegenwärtig im Besonderen gegenüber der Ökonomisierung und Technisierung zu bewähren und zu behaupten. Dies wendet sich nicht per se gegen wirtschaftliches Denken und Technik, sondern gegen ihre Verselbständigung

---

51 Vgl. Böhle, F. (2006).

und Dominanz gegenüber dem Auftrag, den Zielen und Erfordernissen medizinischer Praxis sowie der Verantwortung des hierfür zuständigen (medizinischen) Personals. Denn schließlich kann sich reflexiv erfahrungsbasiertes Vertrauen nur entwickeln, wenn trotz aller Anforderungen an Dynamik und Flexibilität auch Stabilität und Kontinuität in sozialen Beziehungen – mit Personen sowie Institutionen – gewährleistet wird, damit zeitliche Räume für ein »behutsames Erkunden und Erfahren« verbleiben, wie auch neu geschaffen werden.

Literatur

Baier, Anette (2001): Vertrauen und seine Grenzen. In: M. Hartmann / C. Offe (Hg.): Vertrauen. Die Grundlage des sozialen Zusammenhalts. Frankfurt am Main: Campus, 37–84.

Bauer, Hans G. / Böhle, Fritz (2020): »Haarige Kunst«. Über den Eigensinn des Haars und das Können von Friseuren. Wiesbaden: Springer.

Beck, Ulrich / Bonß, Wolfgang / Lau, Christoph (2001): Theorie reflexiver Modernisierung. Fragestellungen, Hypothesen, Forschungsprogramm. In: U. Beck / W. Bonß (Hg.): Die Modernisierung der Moderne. Frankfurt am Main: Suhrkamp, 11–59.

Beck, Ulrich / Bonß, Wolfgang (2001): Die Modernisierung der Moderne. Frankfurt am Main: Suhrkamp.

Beck, Ulrich / Lau, Christoph (2004): Entgrenzung und Entscheidung. Was ist neu an der Theorie reflexiver Modernisierung? Frankfurt am Main: Suhrkamp.

Böhle, Fritz / Deiß, Manfred (1980): Arbeitnehmerpolitik und betriebliche Strategien. Zur Institutionalisierung und Wirksamkeit staatlicher und kollektiver Interessensdurchsetzung. Frankfurt am Main / New York: Campus.

Böhle, Fritz (2006): Typologie und strukturelle Probleme von Interaktionsarbeit. In: F. Böhle / J. Glaser (Hg.): Arbeit in der Interaktion – Interaktion als Arbeit. Wiesbaden: VS Verlag für Sozialwissenschaften, 325–347.

Böhle, Fritz / Glaser, Jürgen (2006): Arbeit in der Interaktion – Interaktion als Arbeit. Arbeitsorganisation und Interaktionsarbeit in der Dienstleistung. Wiesbaden: VS-Verlag für Sozialwissenschaften.

Böhle, Fritz / Busch, Sigrid (2012): Management von Ungewissheit. Neue Ansätze jenseits von Kontrolle und Ohnmacht. Bielefeld: Transcript.

Böhle, Fritz / Porschen, Stephanie (2012): Verwissenschaftlichung und Erfahrungswissen. Zur Entgrenzung, neuen Grenzziehungen und Grenzüberschreitungen gesellschaftlich anerkannten Wissens. In: U. Wengenroth (Hg.): Grenzen des Wissens – Wissen um Grenzen. Weilerswist: Velbrück, 154–192.

Böhle, Fritz (2013): Handlungsfähigkeit mit Ungewissheit – Neue Herausforderungen und Ansätze für den Umgang mit Ungewissheit. Eine Betrachtung aus sozioökonomischer Sicht. In: S. Jeschke / E.-M. Jakobs / A. Dröge (Hg.): Exploring Uncertainty. Wiesbaden: Springer-Gabler, 281–293.

Böhle, Fritz et al. (2014): Vertrauen und Vertrauenswürdigkeit. Arbeitsgestaltung und Arbeitspolitik jenseits formeller Regulierung. Wiesbaden: Springer VS.

Böhle, Fritz (2015): Erfahrungswissen jenseits von Erfahrungsschatz und Routine. In: A. Dietzen et al. (Hg.): Soziale Inwertsetzung von Wissen, Erfahrung und Kompetenz in der Berufsbildung. Weinheim: Beltz Juventa, 34–63.

Böhle, Fritz / Stöger Ursula / Weihrich, Margit (2015): Interaktionsarbeit gestalten. Vorschläge und Perspektiven für humane Dienstleistungsarbeit. Berlin: edition sigma.

Böhle, Fritz / Stadelmacher, Stephanie (2016): Selbstorganisation als sozialer Mechanismus der reflexiv-modernen Herstellung sozialer Ordnung? – Zur gesellschaftlichen Verortung von Selbstorganisation und ihre theoretisch-konzeptuelle Bestimmung. In: F. Böhle / W. Schneider (Hg): Subjekt-Handeln-Institution: Vergesellschaftung und Subjekt in der Reflexiven Moderne. Weilerswist: Velbrück, 324–356.

Böhle, Fritz / Stadelmacher, Stephanie (2016): Soziale Ordnung durch Selbstorganisation und Grenzen der Rationalisierung des Handelns – Zur Notwendigkeit und Möglichkeit einer Erweiterung kognitiver Handlungsorientierungen in der reflexiven Moderne. In: F. Böhle / W. Schneider (Hg): Subjekt-Handeln-Institution: Vergesellschaftung und Subjekt in der Reflexiven Moderne. Weilerswist: Velbrück, 357–391.

Böhle, Fritz (2017a): Arbeit als Subjektivierendes Handeln. Handlungsfähigkeit bei Unwägbarkeiten und Ungewissheit. Wiesbaden: Springer.

Böhle, Fritz (2017b): Subjektivierendes Handeln – Anstöße und Grundlagen. In: F. Böhle (Hg.): Arbeit als Subjektivierendes Handeln. Handlungsfähigkeit bei Unwägbarkeiten und Ungewissheit. Wiesbaden: Springer VS, 3–34.

Böhle, Fritz / Weihrich, Margit (2020): Das Konzept der Interaktionsarbeit. In: Zeitschrift für Arbeitswissenschaft 74 (1), 9–22.

Catel, Werner (1979): Medizin und Intuition: Versuch einer Analyse. Stuttgart: Thieme.

Cimino, James J. (1999): Development of Expertise in Medical Practice. In: Tacit Knowledge in Professional Practice. Psychology Press, 101–120.

Dasgupta, Partha (1988): Trust as a commodity. In: D. Gambetta (Hg.): Trust. Oxford et al.: Basil Blackwell, 49–72.

Dunkel, Wolfgang / Weihrich, Margit (2012): Abstimmungsprobleme in Dienstleistungsbeziehungen. Ein handlungstheoretischer Vorgang. In: Kölner Zeitschrift für Soziologie und Sozialpsychologie 55 (4), 58–81.

Endreß, Matin (2012): Vertrauen und Misstrauen – Soziologische Überlegungen. In: C. Schilcher / M. Will-Zocholl / M. Ziegler (Hg.): Vertrauen und Kooperation in der Arbeitswelt. Wiesbaden: Springer VS, 81–102.

Funder, Maria (1999): Paradoxie in der Reorganisation. München / Mering: Hampp.

Giddens, Anthony et al. (1996): Reflexive Modernisierung. Eine Kontroverse. Frankfurt am Main: Suhrkamp.

Götz, Klaus (2006): Vertrauen als funktionale Systemeigenschaft? In: K. Götz (Hg.): Vertrauen in Organisationen. München / Mering: Hampp, 59–71.

Götz, Klaus (2006) (Hg.): Vertrauen in Organisationen. München / Mering: Hampp.

Hartmann, Martin (2001): Einführung. In: M. Hartmann / C. Offe (Hg.): Vertrauen. Die Grundlagen des sozialen Zusammenhalts. Frankfurt am Main: Campus, 7–36.

Hartmann, Martin (2011): Die Praxis des Vertrauens. Berlin: Suhrkamp.

Hartmann, Martin (2012): Die Praxis des Vertrauens. In: S. Porschen / F. Böhle (Hg): Reader zum Theorie-Workshop im Rahmen des Projektes »Vertrauen in flexiblen Unternehmen: reflexiv, erfahrungsbasiert, dynamisch«, 9. bis 10. Juli 2012, ISF München e.V.

Hobbes Thomas (1989): The Elements of Law, Natural and Politic [1640]. London: Simpkin, Marshall & Co.

Huchler, Norbert / Voß, Günter / Weihrich, Margit (2007): Soziale Mechanismen im Betrieb. Theoretische und empirische Analysen zur Entgrenzung und Subjektivierung von Arbeit. München / Mering: Hampp.

Joas, Hans (41996): Die Kreativität des Handelns. Frankfurt am Main: Suhrkamp.

Jütte, Robert (1996): Geschichte der Alternativen Medizin: Von der Volksmedizin zu den unkonventionellen Therapien von heute. München: C.H. Beck.

Jungtäubl, Marc / Porschen-Hueck, Stephanie / Weihrich, Margit (2020): Agilität? Herausforderungen neuer Konzepte der Selbstorganisation. Augsburg / München: Hampp.

Kathan, Bernhard (2002) Das Elend der ärztlichen Kunst – Eine andere Geschichte der Medizin. Berlin: Kulturverlag Kadmos.

Luhmann, Niklas (⁴2000): Vertrauen: Ein Mechanismus der Reduktion sozialer Komplexität [1968]. Stuttgart: UTB.

Mack, Oliver et al. (Hg.) (2016): Managing in a VUCA World. Cham: Springer.

Merl, Tanja (2021): Ärztliches Handeln zwischen Kunst und Wissenschaft. Gesundheit. Politik – Gesellschaft – Wirtschaft. Wiesbaden: Springer Fachmedien Wiesbaden.

Merleau-Ponty, Maurice (1966): Phänomenologie der Wahrnehmung. Berlin: De Gruyter.

Mlekusch, Irene (2017): Arzt-Patienten-Kommunikation: Der »schwierige« Patient. In: Österreichische Ärztezeitung 19 (10.10.2017), 33–37.

Neuweg, Georg Hans (2019): Könnerschaft und implizites Wissen: Zur lehr-lerntheoretischen Bedeutung der Erkenntnis- und Wissenstheorie Michael Polanyis. Münster: Waxmann Verlag.

Parsons, Talcott (1951): The Social System. London / Henley: Routledge & Kegan Paul.

Picot Arnold / Reichwald Ralf / Wigand, Rolf T. (2003): Die grenzenlose Unternehmung. Information, Organisation und Management. Lehrbuch zur Unternehmensführung im Informationszeitalter. Wiesbaden: Gabler.

Polanyi, Michael (1995): Implizites Wissen. Frankfurt am Main: Suhrkamp.

Reckwitz, Andreas (2003): Grundelemente einer Theorie sozialer Praktiken. Eine sozialtheoretische Perspektive. In: Zeitschrift für Soziologie 32 (4), 282-301.

Salati, Francesca (2017): Das flexible Unternehmen. Wiesbaden: Springer Gabler Verlag.

Schachtner, Christina (1999): Ärztliche Praxis: die gestaltende Kraft der Metapher. Frankfurt am Main: Suhrkamp.

Schmidt, Robert (2012): Soziologie der Praktiken. Konzeptuelle Studien und empirische Analysen. Berlin: Suhrkamp.

Schmitz, Hermann (1993): Die Liebe. Bonn: Bouvier.

Schmitz, Hermann (2003): Was ist Neue Phänomenologie? Rostock: Koch Verlag.

Schatzki, Theodore R. (1996): Social Practices: A Wittgensteinian Approach to Human Activity and the Social. Cambridge: Cambridge University Press.

Schön, Donald (2002): The reflective Practitioner: How professionals think in action. Aldershot: Ashgate.

Schubert, Cornelius (2016): Störungen und Improvisation. Über Sozio-Materielle Instabilitäten in der Praxis der technisierten Medizin. Working Paper. Berlin: Technische Universität.

Simmel, Georg (1908): Soziologie. Untersuchungen über die Formen der Vergesellschaftung. Leipzig: Duncker & Humblot.

Suchman, Lucy A. (1987): Plans and Situated Actions. The Problem of Human-machine Communication. Cambridge et al.: Cambridge University Press.

Troschke, Jürgen von (^{2}2004): Die Kunst, ein guter Arzt zu werden: Anregungen zum Nach- und Weiterdenken. Bern / Göttingen: Hogrefe AG.

Weber, Max (1964): Wirtschaft und Gesellschaft. Grundriß der verstehenden Soziologie [1922]. Studienausgabe, hg. von J. Winkelmann. Berlin: Kiepenheuer & Witsch.

Weingardt, Markus (2011): Vertrauen. Fragen und Leitfragen. In: Ders. (Hg.): Vertrauen in der Krise. Zugänge verschiedener Wissenschaften. Baden-Baden: Nomos, 7–18.

Weishaupt, Sabine (1994): Körperbilder und Medizintechnik. Die Verwissenschaftlichung der Medizin und ihre Grenzen. In: ISF München (Hg.): Schwerpunkt: Technik und Medizin (= Jahrbuch sozialwissenschaftliche Technikberichterstattung 1994). Berlin: Edition Sigma, 239–262.

Verletzlichkeit, Sensibilität und der Wert des Vertrauens

Martin Endreß

Auftakt

Wenn Menschen vertrauen, dann machen sie sich – ob wissentlich oder nicht – objektiv verletzlich. Die Phänomene des »Vertrauens« und der »Verletzlichkeit« verweisen somit unmittelbar und direkt aufeinander. Und in alltäglichen wie beruflichen Situationen stellt sich vielfach die Frage, wie sensibel Menschen diesen Zusammenhang realisieren – das heißt diesen sowohl identifizieren als auch mit ihm umgehen.

Die Frage nach dem Wert des Vertrauens kann somit eine Bestimmung des Phänomens menschlicher Verletzlichkeit gut zum Ausgangspunkt nehmen, um auf dieser Grundlage den Zusammenhang mit dem Phänomen des Vertrauens darzulegen und den Blick auf Konstellationen des Verhältnisses von Sensibilität, Verletzlichkeit und Vertrauen zu richten. Im Folgenden wird der Zugang zu diesem Thema mittels einer phänomenologisch fundierten Theorie des Vertrauens erfolgen, die für dieses Phänomen drei Modi des Vertrauens unterscheidet und zugleich einen Bogen von personalen beziehungsweise individuellen zu sozialen beziehungsweise gesellschaftlichen Aspekten schlägt.

Vertrauen – zwei Weichenstellungen

Wenn Vertrauen sowohl mit Blick auf zwischenmenschliche wie gesellschaftliche Zusammenhänge als eine wertvolle Ressource begriffen wird, dann stellt sich die Frage, was genau im Rahmen einer solchen Feststellung als »wertvolle Ressource« betrachtet werden kann, wenn zuvor eigentlich noch gar nicht klar ist, »was« Vertrauen »ist«. Vertrauen, so eine geläufige Annahme, verbindet und wird in nahezu allen gesellschaftlichen Bereichen – so auch in der Medizin – als bedeutsam erachtet. Doch worin genau besteht die Verbindung, von der behauptet wird, dass sie durch Vertrauen gestiftet wird, wenn doch zugleich unklar ist, was Vertrauen »ist«? Und welche Bedeutung kommt dem Phänomen Vertrauen – auch in der Medizin – zu, wenn offen ist, was unter »Vertrauen« zu verstehen ist?

Es wird bereits an dieser Stelle deutlich: Die Soziologie kommt als »Spielverderber« daher. Sie problematisiert, fragt nach Hintergründen, nach Begriffsverständnissen und macht die Dinge insgesamt damit offenkundig zunächst wieder einmal komplizierter. Dieser Eindruck ist auf den ersten Blick vermutlich unvermeidlich, aber aus soziologischer Perspektive muss diesem Einwand gleichwohl offensiv begegnet werden: Denn dies ist genau deshalb so, weil eben die Dinge kompliziert sind, und zwar keineswegs vorrangig nur aus soziologischer Perspektive. Es sind die Vielschichtigkeit, der Perspektivenreichtum und die vielfältigen Ambivalenzen des sozialen Lebens, auf die die soziologische Reflexion in ihren Analysen aufmerksam ist. Und die Aufmerksamkeit auf diese Konstellationen lässt schlicht keine einfachen Antworten zu.

Um das Argument mit einem Blick auf das Phänomen »Vertrauen« in einem ersten Schritt unter Rückgriff auf zwei Beispiele zu veranschaulichen: Wenn man sich als Patientin oder Patient an einen

Arzt oder eine Ärztin wendet und man den Eindruck gewinnt, dass einem nicht zugehört oder man mit seinen Beschwerden nicht ernst genommen wird, man gar meint, schlecht behandelt zu werden, dass einem keine Zeit gewidmet wird oder man nicht verstehen kann, was einem gesagt wird und so weiter, dann kann eine solche Situation aus der Perspektive einer Patientin oder eines Patienten als Katastrophe begriffen werden. Wurde in einer solchen Situation seitens einer Patientin oder eines Patienten vertraut? Und, wenn ja, auf was und in welcher Form wurde vertraut? Und inwiefern wurde dann im Zuge einer solchen Erfahrung »Vertrauen« gegebenenfalls verletzt?

Um dieses Beispiel aus dem medizinischen Bereich noch durch ein aktuelles politisches Beispiel zu ergänzen: Bis vor Kurzem hat die deutsche Politik darauf vertraut, Putin werde die nach 1989 von Seiten des »Westen« als etabliert begriffene europäische Sicherheitsordnung unangetastet lassen (trotz der seither verübten Auftragsmorde, ungeachtet des Tschetschenien-Krieges, jenseits der Annexion der Krim und obwohl von sog. »Separatisten« Teile des Donbas okkupiert wurden). Wurde hier auf Seiten zahlreicher »westlicher« politischer Akteure vertraut? Und, wenn ja, was für eine Form von Vertrauen war dies dann? Und in welcher Hinsicht wurde hier dann gegebenenfalls »Vertrauen« verletzt?

Diese beiden so unterschiedlich angelegten Beispiele ermöglichen nun eine erste nähere Bestimmung: Aus soziologischer Sicht kann der Formulierung, dass »Vertrauen etwas ist, was Menschen verbindet«, zwar grundsätzlich zugestimmt werden, aber das scheint mit Blick auf diese beiden Beispiele eben nur in einem formalen Sinne gelten zu können. Denn dieses »Verbinden«, von dem hier mit Blick auf »Vertrauen« gesprochen wird, kann gerade nicht nur positiv und förderlich, sondern eben auch negativ und schädigend sein. In den beiden angeführten, so unterschiedlichen Beispielen erweist es sich jeweils – wenn man so will – sowohl als »Brücke« wie auch als »Falle«. Das also gilt es meines Erachtens stets im Blick zu behalten, wenn man Vertrauen verstehen will: die Verletzungsoffenheit des Menschen beziehungsweise sozialer Beziehungen im Rahmen eines – wie auch immer gearteten – Vertrauensverhältnisses.

Theoretisch oder analytisch gesprochen: Vertrauen muss als strukturell (d. h. prinzipiell und nicht nur akzidentell) ambivalent verstanden werden. Um diese *Ambivalenz von Vertrauen* kurz an zwei besonders markanten Beispielen noch etwas eindringlicher zu veranschaulichen, sei der Blick sowohl auf die Mafia wie auf familiäre Konstellationen gerichtet: Die italienische Mafia wie überhaupt Strukturen von Clan-Kriminalität sind als umfassendes, familien-analog strukturiertes Regime zu begreifen, das gerade aufgrund seiner Fundierung auf Verlässlichkeit, Vertraulichkeit, Vertrautheit und die Betonung von Vertrauensverhältnissen zugleich als Gewaltzusammenhang existiert. Ebenso müssen allen empirischen Erkenntnissen zufolge auch Familien beziehungsweise allgemein soziale Nahverhältnisse als vermeintliche Rückzugs- und Schutzorte zugleich als Kontexte sprachlicher und körperlicher Gewalt begriffen werden. Als Orte also, von denen wir empirisch wissen, dass es eben gerade die Orte sind, in denen sich sexueller Missbrauch an Kindern, sexuelle und körperliche Gewalt von beziehungsweise an Partnern und Partnerinnen, also generell Missbräuche ereignen, die auch durch andere Sozialisationsagenten (Priester, Betreuer, Trainer etc.) bekannt sind.

Die *erste Weichenstellung* für ein Vertrauensverständnis lautet damit: Vertrauen ist strukturell ambivalent – es kann sowohl hinsichtlich des Zusammenhalts als auch hinsichtlich der Verletzbarkeit verbinden. Und aus dieser Einsicht folgt für die Analyse, dass die alltäglich so selbstverständliche, einseitig positive Auszeichnung von Vertrauen zumindest ergänzt werden muss. Und das ist – das sei an dieser Stelle gesondert betont – keineswegs ein besonders negativ geprägter Blick auf das Phänomen »Vertrauen«, sondern ein möglichst sensibler Blick im Hinblick auf die Konstellationen, in die Menschen eine Vertrauensgabe versetzen kann und – wie leider nur allzu gut bekannt – immer wieder versetzt.

Aber nicht nur das: Es tritt in diesem Zusammenhang sogleich auch eine *zweite Weichenstellung* hinzu. Denn »offen« bleibt ja nach wie vor ebenso, was denn in den angeführten Beispielen jeweils konkret mit »Vertrauen« gemeint ist.

So zeigt sich gerade im erstgenannten Beispiel einer Arzt-Patienten-Konstellation, dass das Vertrauensverhältnis offenkundig eine recht unterschiedliche Signatur zeigen kann: Im Falle einer ärztlichen Behandlungssituation vertrauen sich Menschen einer anderen Person an, der man entweder aufgrund ihrer Zugehörigkeit zu einem Berufsstand hinsichtlich ihrer Professionalität Vertrauen entgegenbringt oder aber der Menschen aufgrund längerer Bekanntheit und sogenannten guten bisherigen Behandlungserfahrungen vertrauen. Dieses Phänomen, einer Person »Vertrauen entgegenzubringen«, kann aufgrund spezifischer Erkundigungen erfolgen oder aufgrund bisher gemachter »positiver« Erfahrungen mit diesem oder auch einem anderen professionellen Akteur oder aber aufgrund eines verallgemeinerten, nicht weiter hinterfragten und selbstverständlich vorausgesetzten Vertrauens gegenüber Professionsmitgliedern.

Es lassen sich also – so die hier leitende These – drei unterschiedliche Modi, also Ausprägungsformen von Vertrauen in dieser Konstellation unterscheiden. Diese Modi lassen sich als reflexives Vertrauen, als habituelles Vertrauen und als fungierendes Vertrauen beschreiben:[1]

---

1 Vgl. dazu Endreß, M. (2002), (2010a), (2014) und (2020).

– Vom Modus *reflexiven Vertrauens* lässt sich dann sprechen, wenn der Vertrauensgabe eine Risikokalkulation aufgrund eingeholter Erkundigungen zugrunde liegt.

– Vom Modus *habituellen Vertrauens* kann im Falle eines möglichen Bezuges auf vorgängige positive Erfahrungen gesprochen werden, die zu einer dann gewohnheitsmäßig eingeschliffenen Vertrauensgabe führen.

– Vom Modus *fungierendem Vertrauens* schließlich kann dann gesprochen werden, wenn diese Vertrauensgabe als Ausdruck eines ontologischen Sicherheitsgefühls beschreibbar ist. Hier erfährt die Vertrauensgabe keinerlei vorgängige Problematisierung, sondern sie wird als fraglos selbstverständliche als solche noch nicht einmal zum Thema. Wohlgemerkt: Dieser Modus fungierenden Vertrauens ist trotzdem nicht einfach gleichzusetzen mit dem, was alltäglich gerne als »blindes Vertrauen« beschrieben wird. Denn eine solche Qualifizierung setzte voraus, dass ein vorgängiger Akt kritischer Prüfung seinerseits als notwendig oder selbstverständlich vorauszusetzen gewesen wäre. Gerade ein solcher vorgängiger Bezug auf Formen der kritischen Prüfung aber verfehlte den für Vertrautheitskonstellationen oder aber grundlegende Sozialbeziehungen (wie Eltern-Kind-Verhältnisse oder Lebenspartnerschaften etc.) charakteristischen Modus des Vertrauens.

Für die Situation eines Patienten ist vermutlich primär von einer Mischung aus den Modi des habituellen und des fungierenden Vertrauens auszugehen. Man mag positive Erfahrungen gemacht haben und die gesellschaftlich etablierten Rationalitäten legen routinemäßig bestimmte Erwartungen hinsichtlich des medizinischen Personals nahe, aber letztlich bleibt die Vertrauensgabe in solchen Situationen doch typischerweise vor-reflexiv; sie ist getragen von der ganz implizit bleibenden Haltung beziehungsweise Erwartung, »gut aufgehoben zu sein«.

Dieses Beispiel vermag zu verdeutlichen, warum die modale Unterscheidung und eine mittels dieser erfolgende Präzisierung des Vertrauensbegriffs für ein Verstehen von Vertrauen sinnvoll, wenn nicht unabdingbar ist. Diese Einschätzung lässt sich durch drei Argumente unter Hinweis auf das Kriterium der Phänomengerechtigkeit weiter plausibilisieren:

1. Eine Unterscheidung von Vertrauensmodi ist phänomengerecht, weil sie nicht den Gegenstand des Vertrauens mit der Art und Weise des Vertrauens verwechselt, also beispielsweise persönliches auf der einen und Institutionen- bzw. Systemvertrauen auf der anderen Seite nicht einfach nur deshalb unterscheidet, weil die Bezugshorizonte jeweils unterschiedliche sind, sondern weil sie an der Qualität des Vertrauensbezuges ansetzt.

2. Diese Unterscheidung von Vertrauensmodi ist zudem phänomengerecht, um die Kernstruktur von Vertrauen identifizieren zu können, die sich paradigmatisch in gelingenden sozialen Nahverhältnissen und im Modus fragloser Selbstverständlichkeit identifizieren lässt.

3. Und die Unterscheidung bewährt sich schließlich auch deshalb als phänomengerecht, weil sie eine sonst regelmäßig nicht realisierte Differenziertheit von Analysen ermöglicht.

Der Unterschied und die Fruchtbarkeit, das heißt das analytische Potential der drei angeführten Modi des fungierenden, habituellen und reflexiven Vertrauens wird nochmals besonders deutlich, wenn man sich in einem weiteren Schritt die jeweiligen Implikationen der Verletzung dieser Vertrauensmodi, also ihre Wirkmächtigkeit *ex negativo*, vergegenwärtigt:

- Im Falle der Verletzung des Modus *fungierenden Vertrauens* kann man von einem Gefühl sprechen, dass einem »der Boden unter den Füßen weggezogen« wird. Es ist der empfundene Verlust jedweder – auch sozialen – Orientierung, weil die Koordinaten der eigenen gesellschaftlichen Existenz weggebrochen sind oder geschliffen wurden. Es lässt sich dann von einer Erosion der zeitlichen, räumlichen und sozialen Koordinaten des Lebens sprechen.
- Eine Verletzung des Modus *habituellen Vertrauens* mag sodann gegebenenfalls auch schmerzlich sein, irritiert sie doch die Denk-, Handlungs- und Verhaltensgewohnheiten und somit das begleitende Sicherheitsgefühl alltäglicher Praxis. Aber eine solche Verletzung vermag doch typischerweise nicht sogleich in vergleichbarer Form vollständig das Selbst-, Sozial- und Weltvertrauen zu destabilisieren.
- Im Falle der Verletzung des Modus *reflexiven Vertrauens* hingegen werden ganz andere Register gezogen: hier wird gegebenenfalls eine Kundenbeziehung abgebrochen oder eine Kreditwürdigkeit entzogen oder auch ein Arzt oder eine Ärztin gar nicht mehr aufgesucht. Es handelt sich um eine Erfahrung, aufgrund derer ein Aspekt der Lebenspraxis oder der beruflichen Praxis neu eingestellt beziehungsweise umgestellt wird und die eigenen Entscheidungs- und Handlungskriterien gegebenenfalls neu justiert werden.

Vertrauen in der Medizin

Wer mit und wer für besonders verletzliche, und das heißt entweder für bedürftige oder für zu behandelnde Menschen arbeitet, von der oder dem wird gesellschaftlich in besonderem Maße verantwortliches Handeln erwartet. Denn die Betroffenen sind Helfenden aufgrund ihrer Verletztheit und Verletzlichkeit persönlich oder professionell anvertraut, und diese Menschen vertrauen typischerweise darauf, dass dieser Bedürftigkeit oder diesem Behandlungserfordernis angemessen entsprochen wird, das heißt, dass sich eine andere beziehungsweise mehrere andere als helfende Person(en) angesprochen fühlt(en).

Wichtig für den soziologischen Blick ist an dieser Stelle: Die entsprechenden Erwartungen sind gesellschaftlich etabliert, das heißt institutionalisiert und legitimiert, und deshalb machen Menschen typischerweise die Erfahrung, dass diesen Erwartungen von professionellen Akteuren auch entsprochen wird. Das ist die ethisch als geboten erachtete und die moralisch gesellschaftlich wohl weitgehend akzeptierte Auffassung. Nüchtern formuliert muss es jedoch offenkundig wohl eher heißen: Denn diese Menschen sind Helfenden in ihrer Hilfsbedürftigkeit (womöglich gar Hilflosigkeit) ausgeliefert und sie sind darauf angewiesen, dass dieser Zustand nicht ausgenutzt wird.

Was aber heißt das genau? Diese Frage und das mit ihr angesprochene Problem ließen sich zunächst gesellschaftspolitisch beantworten. Der Horizont der Antwort könnte dann etwa folgendermaßen umrissen werden: Dieser Verantwortung haben die Institutionen als Arbeitgeber Rechnung zu tragen. Dieser Verantwortung hat die Politik Rechnung zu tragen – gegebenenfalls über gesetzliche Maßnahmen – und dieser Verantwortung haben sich Arbeitnehmer zu stellen, da sie potentiell Leben gefährden können.

In allen drei Hinsichten spielen Vertrauensrelationen eine offenkundig eminente Rolle. Es geht hier *erstens* um Institutionen- und somit auch Politikvertrauen (gesellschaftlicher Kontext), es geht *zweitens* um professionelles Vertrauen (beruflicher Kontext) und es geht sodann *drittens* um individuelles Vertrauen (persönlicher Kontext). Und in allen drei Hinsichten geht es immer auch um Sensibilitäten, die verletzt werden können. Vor allem aber ist an dieser Stelle beziehungsweise im Hinblick auf diese Situation ein Rekurs auf die drei Vertrauensmodi für das Verstehen hilfreich.

Menschliche Verletzlichkeit

Verletzlichkeit hat – mit dem Freiburger Soziologen Heinrich Popitz[2] gesprochen – zwei Seiten: Verletzungsmächtigkeit – also das Verletzen-können – und Verletzungsoffenheit – also das Verletztwerden-können, die Verletzbarkeit. Handlungsfähigkeit auf der einen und Handlungsohnmacht auf der anderen Seite gehören mit Blick auf die konstitutive Verletzlichkeit des Menschen somit zusammen. Menschen können andere leiden lassen und sie können ihrerseits erleiden.

Das Verständnis von menschlicher Verletzungsoffenheit ist für Popitz konkret in genau drei Hinsichten beobachtbar: *erstens* in Bezug auf die »kreatürliche Verletzbarkeit«, *zweitens* in Bezug auf die »ökonomische Verletzbarkeit« – also den »Entzug von Subsistenzmitteln« – und schließlich *drittens* mit Blick auf die »Verletzbarkeit durch den Entzug sozialer Teilhabe«.[3]

---

2 Popitz, H. (1992).
3 Popitz, H. (1992), 24 f., 44.

Diese dreidimensionale Verletzungsgefährdetheit des Menschen, die »psychische Verletzungen« unter dem Aspekt der Kreatürlichkeit mit einschließt,[4] steht für Popitz im Zusammenhang seiner Analyse von Gewalterfahrungen, denen Menschen ausgesetzt sein können. Er bezieht den Begriff der »Gewalt« damit also explizit – neben der körperlichen Schädigung (Verletzung) – umfassender auch auf Phänomene der Exklusion (der sozialen Ausgrenzung) und der Deprivation (also der Ausbeutung).[5] Die für Menschen konstitutive Verletzungsoffenheit beziehungsweise Verletzbarkeit hat für Popitz somit stets auch eine unmittelbare gesellschaftliche, soziale Bedeutung. Nicht zuletzt verweisen uns zahlreiche Erkrankungen des Menschen auf dessen jeweilige gesellschaftliche Einbettung und Positionierung.[6]

Menschliche Verletzlichkeit begegnet im sozialen Leben danach im Kern in dreierlei Gestalt:

---

4 Popitz, H. (1992), 44.

5 Dabei kommt dem Phänomen der körperlichen Verletzung für Popitz besondere Bedeutung zu. Körperliche Unversehrtheit dient ihm als Bezugspunkt aller Formen von – das ist Popitz' Rahmenthema – Gewalt.

6 Jenseits dieser, auf den Menschen als individuelle Person zugeschnittenen Fassung begegnet der Begriff der Verletzlichkeit in den Sozialwissenschaften inzwischen aber längst auch in Bezug auf Gesellschaften. Insbesondere im Kontext der Katastrophenforschung und der Resilienzforschung ist die Rede von der »Verletzlichkeit von Gesellschaften« mittlerweile selbstverständlich gebräuchlich. Stets geht es hier um die Anfälligkeit von Gesellschaften insbes. für Naturkatastrophen (Erdbeben, Hochwasser, Dürre, Brände etc.), aber eben auch für deren Infrastrukturen (Akteure, Gruppen, Institutionen). Mit »Vulnerabilität« ist hier im Sinne von Popitz also typischerweise (nur) die »passive« Seite von Verletzlichkeit angesprochen, nämlich die der Verletzungsoffenheit von Gesellschaften oder auch Individuen und Gruppen. Klar ist dabei, dass diese natürlich wiederum die Verletzungsmächtigkeit anderer Gruppen etc. voraussetzt. Begrifflich hat es sich dabei eingebürgert von »Vulnerabilität« zu sprechen; vgl. als *locus classicus*: Bankoff, G. et al. (2004). In den nachfolgenden Überlegungen werden sich die beiden Bedeutungszusammenhänge notwendig miteinander verflechten; vgl. für eine Übersicht auch: Bohle, H.-G. / Glade, T. (2007).

- *zum ersten* als das individuelle Sich-verletzlich-Fühlen im Sinne des subjektiven Empfindens innerhalb eines soziokulturellen Rahmens (ob nun als individuelle Person und/oder als Teil einer Gruppe, also aufgrund einer Gruppenzugehörigkeit),
- *zum zweiten* als objektive Verletzlichkeit qua menschlicher Konstitution in physischer wie psychischer Hinsicht sowie schließlich
- *zum dritten* als Verletzlichkeit aufgrund sozio-struktureller Aspekte der Lebenssituation.

In allen drei Hinsichten spannt das Phänomen menschlicher Verletzlichkeit damit den Bogen von individuellen (wenn auch fraglos sozial geprägten) Verletzlichkeiten und Verletztheitsgefühlen bis hin zu kollektiven beziehungsweise gesamtgesellschaftlichen (sog. makro-sozialen) Aspekten individueller Lebenschancen beziehungsweise deren Einschränkung. Vulnerabilitäten beziehungsweise Verletzlichkeiten sind in diesem Sinne stets auch als gesellschaftliche und zugleich politische Phänomene zu begreifen: Ihre Phänomenalität weist stets einen sozio-historischen Index auf. Und das gilt gerade eben auch für Erkrankungen.

Verletzlichkeit ist somit also keineswegs nur ausschließlich aus subjektiver Perspektive zugänglich, sondern das Phänomen weist in vierfacher Hinsicht »objektive« (d. h. soziale bzw. gesellschaftliche) Qualitäten auf:

a) Verletzlichkeit beziehungsweise Verletzungsoffenheit ist Menschen als Lebewesen (nicht nur aufgrund ihrer Leiblichkeit) in konstitutionsanalytischer Hinsicht immanent, auch wenn deren Ausdrucksgestalten sehr unterschiedliche Zurechnungen ermöglichen und realisierbar machen (Bluten, Schmerzen haben, gekränkt sein, Trauern, Angst haben, sich gedemütigt fühlen etc.).

b) Gesellschaften erzeugen – durch Arbeitsbedingungen, Geschlechterordnungen, Verteilungsstrukturen, Infrastrukturen etc. – Verletzlichkeiten. Und dies sozio-strukturell wie kommunikativ, also beispielsweise durch Etikettierungspraktiken (»Penner«, »Obdachlose«, »Überflüssige«, »Zigeuner«, »Arbeitsunfähige« etc.). Denn allein schon das Bewusstsein, sich helfen lassen zu müssen, kann als große Kränkung empfunden werden, also eine Verletzlichkeit bedeuten.

c) Menschen sind sensibel für Verletzlichkeiten.[7] Und sie sind in unterschiedlichen sozio-kulturellen Kontexten unterschiedlich sensibilisierbar für Verletzlichkeiten und bilden im soziohistorischen Prozess unterschiedliche Kulturen der Sensibilität für Verletzlichkeiten aus. Zugleich vertrauen Menschen darauf, dass die jeweiligen Verletzlichkeiten in ihrer Welt auch Beachtung finden.

d) Zudem institutionalisieren Gesellschaften auch Kriterien für Verletzlichkeiten und den Umgang mit diesen. Das heißt, es wird gesellschaftlich bestimmt, welche Formen von Verletzlichkeit als »legitim« gelten und welche nicht. Um dafür nur zwei besonders markante gesellschaftliche Handlungsbereiche anzuführen: einmal im Bereich des Gesundheitswesens (wer darf wann wohin gehen, weil er/sie sich aus bestimmten Gründen zu Recht als krank beschreiben kann) und sodann im Bereich der Sozialpolitik (welche Benachteiligungen, welche Bedürfnisse, welche Anfälligkeiten sind identifizierbar,

---

7 Vgl. auch Liebsch, B. (2014), 84.

für die legitimerweise Anspruch auf politischen wie rechtlichen Schutz und finanzielle Subventionen geltend gemacht werden kann).

Jede Rede von Verletzlichkeit verweist so

- *zum einen* auf soziokulturelle Repertoires beziehungsweise Register der Identifizierung von Verletzlichkeit,
- *zum zweiten* auf in gesellschaftliche Reproduktionsprozesse eingebaute Strukturen von Verletzlichkeit,
- *zum dritten* auf Responsivitäten für und von Verletzlichkeit, das heißt auf das Vertrauen auf das Vorhandensein oder Nicht-Vorhandensein von Sensibilitäten und
- *zum vierten* auf gesellschaftlich institutionalisierte Reparaturleistungen sozio-historisch *ex post* identifizierter Verletzlichkeit.

Verletzlichkeit muss dabei im Kern als (sozial) zumeist nicht sichtbar begriffen werden, obwohl sie als stets schon gegeben zu verstehen ist. Menschliche Verletzlichkeit ist deshalb auf die subjektive Ausdrucksgabe und Ausdrucksgestalt des oder der je Einzelnen ebenso angewiesen wie auf die Ausdruckssensibilität und das Ausdrucksverstehen der jeweils anderen; wobei Ausdruck-geben wie Ausdruckverstehen wiederum als gesellschaftlich erzeugt verstanden werden müssen und nicht zuletzt gesellschaftlich auch immer wieder neu bearbeitet und ausgestaltet werden. Es steht also grundsätzlich zur Aufgabe, Verletzlichkeit über ihre Ausdrucksgestalten allererst lesbar zu machen, das heißt rekonstruieren zu können. Verletzlichkeit muss also in allen vier genannten Hinsichten als ein doppelt soziales Phänomen (als Erzeugtes wie als Erfasstes) begriffen werden.

Verletzungen als ein Fremdwerden

Eigene Verletzlichkeit lässt sich deshalb im Anschluss an Popitz als komplexe Konstellation aus konstitutiven Aspekten menschlicher, psychophysischer Existenz wie multidimensionaler Selbstdeutung verstehen. Letztere umfasst drei Dimensionen der sensiblen Aufmerksamkeit auf eigenes Befinden: Selbstwahrnehmung (Spüren, Empfinden), Selbstbetrachtung (Denken, Reflektieren) und Selbstbeobachtung (Sehen) ebenso wie das darin eingeschlossene reflexive Verhältnis zu den eigenen Möglichkeiten im Sinne von Leidensfähigkeiten etc. Verletzungen sind also offensichtlich multimodal: Sie lassen sich nicht einfach in kognitive, psychische, affektive oder physische Aspekte zergliedern oder aufteilen beziehungsweise in diese Elemente zerlegen.

Verletzungen reißen aus dem Alltag heraus und veranschaulichen dessen strukturelle Krisenhaftigkeit auf markante Weise: Verletzungen irritieren oder zerbrechen gar die geläufigen Routinen alltäglicher Krisenbewältigungen. Wobei sich jenseits der sozialtheoretischen (konstitutionsanalytischen) Ebene allgemeiner menschlicher Verletzlichkeit an dieser Stelle ihre sozio-historische Signatur wie auch situative Signatur an der zeitlichen (Epoche, Alter, Tages- und Nachtsituationen), räumlichen (Wohnlage, Wohnort, situativer Aufenthaltsort) und sozialen (gesellschaftliche Gruppen, Status, situative Alltagsbegegnungen (»Fremdheit«; Zugabteil, Aufzug etc.)) Diversität auf gesellschaftstheoretischer Ebene markant zeigt. Verletzungen lassen sich in diesem Sinne als Brüche begreifen. Als Brüche, die die Beziehung zum sozialen Leben im Hinblick auf das eigene Selbst, auf Andere wie auf den gesamten Lebenszusammenhang (»die Welt«) zeitweilig oder sogar (insbes. im Falle von Traumata) dauerhaft verloren gehen lassen (können).[8] In diesem Sinne können Verletzungen das Selbstvertrauen, das Sozialvertrauen wie auch das Weltvertrauen zumindest beschädigen, bisweilen jedoch auch vollständig erodieren lassen.

Verletzungen konstituieren solchermaßen dann asymmetrische Sinngeschichten: Während auf der einen Seite Menschen, die ihre Verletzungsmächtigkeit ausspielen, diese Akte typischerweise in einen Sinnzusammenhang einbetten (können), sind auf der anderen Seite für diejenigen, die ihre Verletzungsoffenheit in entsprechenden Erfahrungen erleben müssen, diese zunächst einmal Sinn-fremd, das heißt typischerweise nicht in die eigene bisherige biographische Sinngeschichte einfach einzubetten. Anders gesagt: Entsprechende Erfahrungen des Verletzt-Werdens werden als disruptive Ereignisse, als Diskontinuitäten erlebt und sie zerreißen solchermaßen die Sinn stiftenden Kontinuitäten einer Geschichte mit sich selbst, der Geschichten mit anderen wie auch (womöglich) der Lebensgeschichte und der Haltung zum Leben insgesamt.

Verletzungen lassen sich deshalb vermutlich als ein Fremdwerden beziehungsweise als eine Entfremdung beschreiben. Und zwar als Fremdwerden (eine Entfremdung) oder ein Unvertraut-geworden-Sein in dreifacher Hinsicht:

a) als ein Sich-selbst-gegenüber-fremd-Werden (einschließlich des Fremdwerdens des eigenen Körpers) – der Aspekt des Selbstvertrauens,

b) in sozialer Hinsicht sowohl als ein Anderen-gegenüber-fremd-Werden wie auch als ein Fremd-Werden-anderer-

---

8 Vgl. dazu Endreß, M. (2018).

einem-selbst-gegenüber – der Aspekt des Sozialvertrauens – und schließlich

c) als ein Mit-der-Welt-fremd-Werden, das heißt als Gefühl eines nicht mehr »in der Welt zu Hause seins« – der Aspekt des Weltvertrauens.

Es dürfte zudem ergänzend klar sein, dass der Grad erfahrener Verletzungen zugleich das eigene Sensibilitätspotential tangiert: Ein fortschreitendes Sich-selbst- beziehungsweise Mit-sich-selbst-fremd-Werden scheint eher dazu angetan, das Sensibilitätspotential für andere einzuschränken, als dieses umgekehrt zu erweitern beziehungsweise zu steigern. Wobei die Sensibilitäten des oder der einen nicht die Sensibilitäten des oder der anderen sein müssen; ja, die Sensibilitäten der einen mögen gerade die Animositäten der anderen sein. Und unterschiedliche Sensibilitäten streiten bisweilen in einem selbst miteinander. Vor allem aber verfügen darüber hinaus vor allem wohl Gesellschaften nur in Grenzen über kollektiv geteilte Sensibilitäten und Sensibilitätsschwellen – das gilt zumal im aktuellen Kontext sich vermeintlich fortschreitend dynamisch fraktionierender oder polarisierender Gesellschaften.

Vertrauensbrüche und die Modalitäten des Vertrauens

Für ein sachlich differenziertes und Phänomen-gerechtes Verständnis von »Vertrauen« war zuvor eine modale Unterscheidung vorgeschlagen und reflexives, habituelles und fungierendes Vertrauen unterschieden worden. Und es waren gerade Verletzungen – in ihren vielfältigen Ausdrucksformen –, die den Blick frei gaben auf die Unterschiede dieser modalen Ausprägungen von Vertrauen. Den Graduierungen von Sensibilitäten und Verletzbarkeiten (Verletzungsoffenheiten) entsprechen danach Graduierungen, genauer modale Differenzierungen des Vertrauens beziehungsweise seiner Erosion und/oder Verletzung.

Argumentiert man mit den Bezugshorizonten eines Selbst-, Sozial- und Weltvertrauens,[9] dann ist davon auszugehen, dass der Verlust von Selbst-, Sozial- und Weltvertrauen (»Grundvertrauen«) notwendig – wenn auch womöglich schrittweise und sukzessive – zu einer grundlegenden Veränderung des Lebens führt. Diesen Umstand bringt der Alltagsverstand auf die ebenso sprichwörtliche wie prägnante und bereits zuvor erwähnte Rede, dass »einem der Boden unter den Füßen weggezogen wird oder wurde«. In einer solchen Konstellation verschränken sich Welt-, Sozial- und Selbstvertrauen zu einer Abwärtsspirale der Ausweglosigkeit. Und dieser Verlust elementaren Vertrauens kann sich sowohl durch fremde Taten (Beobachten und/oder Erleiden) wie auch durch eigenes Tun oder Unterlassen (Handeln) ereignen.

Zu vertrauen heißt objektiv: verletzbar zu sein. Der Fähigkeit, vertrauen zu können, steht die Möglichkeit, verletzt werden zu können, stets zur Seite. Zu vertrauen macht verletzbar, und vertraut zu haben, macht dauerhaft verletzbar. Und eine erfahrene Verletzung kann die Fähigkeit zu vertrauen untergraben – also dieser ersten Verletzung gewissermaßen eine Verletzung zweiter Ordnung hinzufügen: Auf die Erfahrung verletzten Vertrauens kann der Verlust der Fähigkeit, überhaupt noch vertrauen zu können, folgen.

Vertrauen basiert aber im Kern gerade darauf, dass diese Verletzbarkeit, diese Verletzungsoffenheit ebenso wie die eigene Verlet-

---

9 So bspw. auch Waldenfels, B. (2012), 256.

zungsmächtigkeit gerade nicht einmal in Erwägung gezogen und für den Vertrauensprozess als leitend angesehen beziehungsweise wirksam werden. Ganz im Unterschied also zu einem entscheidungsanalytisch verkürzten Vertrauensbegriff als eines Handelns aufgrund von Risikokalkulation, ist es schon der Gedanke an die potentielle Verletzbarkeit beim Eintreten in oder beim Eingehen einer Vertrauensbeziehung, die eine reflexive Wendung, also ein kalkulatorisches Element in das Vertrauen einziehen lässt. Ein derartiges Heraustreten aus einer Vertrauensbeziehung, welches dann deren überhaupt noch gegebene Verlässlichkeit, deren Stabilität und die Vertrauenswürdigkeit des anderen kritisch hinterfragt, eine solche Konstellation lässt das Kernphänomen von »Vertrauen«, lässt also eine elementare und das heißt implizit und vorreflexiv bleibende Vertrauensbeziehung im Sinne des fungierenden Modus letztlich erodieren beziehungsweise ist Ausdruck eines bereits eingetretenen Erosionsprozesses.[10]

Diese Überlegung verdeutlicht also noch einmal den Weg zu einer modalen Differenzierung des Phänomens »Vertrauen« mit der Unterscheidung der Modi des reflexiven, des habituellen und des fungierenden Vertrauens. Will man die Durchdringungstiefe beziehungsweise die Intensität und die Ausprägung der zuvor skizzierten drei Hinsichten des Fremd-Werdens durch Verletzungen in seinen graduellen Ausprägungen analysieren, dann bedarf es, so die leitende These, einer entsprechenden modalen Differenzierung.

Generell gilt wohl: Vertrauensbrüche verletzen, und verletzt werden zu können setzt voraus, vertraut zu haben. Vertrauensbrüche können deshalb – abhängig von ihrer Intensität und der auf sie gerichteten Sensibilität – zu (schleichenden) Prozessen der Vertrauenserosion führen und letztlich einen Zustand vollständigen Ver-

---

10 Dazu bes. Endreß, M. (2010b), (2012) und (2021).

trauensverlustes herbeiführen, also eine Situation der Vertrauenslosigkeit begründen.

Im Falle des Modus reflexiven Vertrauens und ebenso im Falle des Modus habituellen Vertrauens scheinen Vertrauensbrüche mehr oder weniger bruchlos zu bewältigen sein. Mit einem wort- oder vertragsbrüchigen Geschäftspartner wird man sich sehr genau überlegen, eine erneute Geschäftsbeziehung einzugehen, und wenn man sich auf bestimmte Routinen mit und eingeschliffene Abläufe bei anderen nicht mehr verlassen kann, wird man nachhaken und die Dinge gegebenenfalls neu justieren oder sich andere Menschen suchen. In besonderem Maße hingegen dürften Verletzungen durch Vertrauensbrüche jedoch Erosionen fungierenden Vertrauens nach sich ziehen. Freunde und Freundinnen oder Lebenspartnerinnen und Lebenspartner, die einen hintergehen, oder andere Nahestehende und Eltern wie Großeltern, die einem in der Not nicht beistehen, hinterlassen typischerweise tiefe Narben und führen zu grundlegenden Irritationen und Verwerfungen im eigenen Lebenskosmos.

Auch hier also muss eine phänomenologisch-fundierte soziologische Analyse erneut auf die strukturelle Ambivalenz von Vertrauen verweisen: Vertrauen mag vor Verletzungen schützen – wenn man sich beispielsweise anderen anvertraut, ihren Rat suchen kann, sich ihrer Hilfe sicher ist, stets um ihren Schutz weiß: das kann fraglos Verletzungen vermeiden helfen. Gleichwohl ist es gerade diese Nähe, die objektiv die Intensität der Verletzungsoffenheit zugleich exzessiv steigert. Denn verschiedene Formen von Gewalt vollziehen sich gerade und in besonderer Weise – wie bereits angesprochen – im Rahmen von sozialen Nahverhältnissen.

Vertrauen kann also Handlungsspielräume erweitern wie auch eröffnen und so zu einer Resilienz gegenüber faktisch erlebten Verletzungen oder der Erfahrung des eigenen Verletzlichkeitspotentials führen; zugleich impliziert Vertrauen aber eben auch, sich der Verletzungsmächtigkeit anderer objektiv in spezifischer Weise auszusetzen. Insofern sich Vertrauen damit als strukturell ambivalent erweist, lässt es sich nicht generell als etwas Positives auszeichnen.

Sensibilitäten, Verletzlichkeiten und Vertrauensverständnisse müssen dabei zugleich stets auch als sozio-historische Konstruktionen und somit als historisch variabel, also in gesellschaftliche Ordnungs-, Um-Ordnungs- beziehungsweise Transformationsprozesse eingebunden verstanden werden. Die aktuell besonders in die öffentliche Aufmerksamkeit gerückte Intensität des Klimawandels, die Ressourcenknappheit und Umweltverschmutzung, individuelles Alter oder die gesamtgesellschaftliche Altersstruktur, ungünstige Wohnlagen in der Nähe von emissionsintensiven Industrien oder von Verkehrsadern, ein sozio-ökonomisch prekärer Status – all dies sind offenkundig sozio-historische und situative Konstellationen, die die individuellen Signaturen von Verletzungsoffenheit ebenso in erheblichem Maße tangieren wie das individuelle Vertrauensvermögen und die gesellschaftliche Vertrauenskultur.

Fazit

Verletzungen irritieren Sensibilitäten. Sensibilitäten für Verletzlichkeiten können Verletzungen vermeiden und sie können Vertrauen begründen. Vertrauen kultiviert und schult für Sensibilitäten: Vertrauen ist solchermaßen sensibel für Verletzlichkeiten. Vertrauensbrüche hingegen verletzen. Verletzungen können allerdings auch Sensibilitäten generieren – für sich selbst wie gegebenenfalls für andere. Und in dieser Dialektik zeigen Sensibilität, Verletzlichkeit und Vertrauen jeweils eine sozio-historische Signatur.

Die Frage der »Sensibilisierung menschlicher Sensibilität«[11] wirft also vor allem auch übergeordnete Fragen auf. Denn für welche »Phänomene verletzter Sensibilität« soll sensibilisiert werden? Da jede Sensibilisierung selbst ihre Grenzen hat – das verdeutlicht gerade auch aktuell wieder (ob nun im Zuge der Flutkatastrophe des Jahres 2021 oder aber des Überfalls Russlands auf die Ukraine) die mediale Dauerbelieferung mit Bildern des Katastrophalen[12] –, wird sich jede Grenzziehung von Sensibilität strukturnotwendig »mit der Frage konfrontiert sehen, ob sie sich ihrerseits sensibel zu Phänomenen ... verletzter Sensibilität verhält«.[13]

Welches Ausmaß (hinsichtlich seiner Intensität (Ausprägungstiefe) wie Extension (Ausprägungsweite)) von Sensibilitätsforderungen ihrerseits noch sensibel mit der Sensibilitätskapazität von Menschen oder eben mit dem Sensibilitätspotential von Gesellschaften umgeht, das ist ebenso eine empirische, also historische Frage.

Die Geschichte der Ausprägung westlicher Modernität ist – jenseits ihrer Geschichte multipler Gewalt – auch eine Geschichte der Etablierung von Standards einer fortschreitenden Sensibilisierung für verletzte menschliche Sensibilität und der Einsicht in die Fragilität von Vertrauensverhältnissen.[14] In beiden Richtungen bleibt sie damit bis in die Gegenwart hinein ein ambivalentes Projekt.

---

11 So Liebsch, B. (2014), 93.
12 Vgl. auch Liebsch, B. (2014), 96.
13 Liebsch, B. (2014), 92.
14 Vgl. Endreß, M. (2013).

Literatur

Bankoff, Greg / Frerks, Georg / Hilhorst, Dorothea (Hg.) (2004): Mapping Vulnerability: Disasters, Development and People. London: Routledge.

Bohle, Hans-Georg / Glade, Thomas (2007): Vulnerabilitätskonzepte in Sozial- und Naturwissenschaften. In: C. Felgentreff / T. Glade (Hg.): Naturrisiken und Sozialkatastrophen. Berlin/Heidelberg: Spektrum Akademischer Verlag, 99–119.

Endreß, Martin (2002): Vertrauen. Bielefeld: Transcript.

Endreß, Martin (2010a): Vertrauen – soziologische Perspektiven. In: M. Maring (Hg.): Vertrauen – zwischen sozialem Kitt und der Senkung von Transaktionskosten. Karlsruhe: KIT, 91–113.

Endreß, Martin (2010b): Vertrauenskrisen und Vertrauensverluste. In: Widerspruch. In: Münchner Zeitschrift für Philosophie 29 (51), 27–40.

Endreß, Martin (2012): Vertrauen und Misstrauen – Soziologische Überlegungen. In: C. Schilcher et al. (Hg.): Vertrauen und Kooperation in der Arbeitswelt. Wiesbaden: Springer VS, 81–102.

Endreß, Martin (2013): Zur Struktur von »Grundvertrauen« und der Vertrauenssignatur in Gegenwartsgesellschaften. In: I. Dalferth / S. Peng-Keller (Hg.): Grundvertrauen. Hermeneutik eines Grenzphänomens. Leipzig: Evangelische Verlagsanstalt, 115–144.

Endreß, Martin (2014): Vertrauenskonstellationen – Zur Relevanz und Tragfähigkeit der Unterscheidung von persönlichem und systemischem Vertrauen. In: S. Bartmann et al. (Hg.): Vertrauen in der erziehungswissenschaftlichen Forschung. Opladen et al.: Barbara Budrich, 31–47.

Endreß, Martin (2018): Trauma – Schritte zu einer phänomenologisch-fundierten soziologischen Analyse. In: M. Endreß / A. Hahn (Hg.): Lebenswelttheorie und Gesellschaftsanalyse. Studien zum Werk von Thomas Luckmann. Köln: Herbert von Halem, 39–75.

Endreß, Martin (2020): Vertrauen – eine soziologische Perspektive. In: T. Hax-Schoppenhorst / M. Herrmann (Hg.): Treue und Vertrauen. Handbuch für Pflege-, Gesundheits- und Sozialberufe. Bern: Hogrefe, 159–169.

Endreß, Martin (2021): Vertrauen und Verletzlichkeit. In: Menschen 2021 (5), 6–9.

Liebsch, Burkhard (2014): Verletztes Leben. Studien zur Affirmation von Schmerz und Gewalt im gegenwärtigen Denken. Zug: Graue Edition.

Popitz, Heinrich (1992): Phänomene der Macht. Tübingen: Siebeck.

Waldenfels, Bernhard (2012): Hyperphänomene. Modi hyperbolischer Erfahrung. Frankfurt am Main: Suhrkamp.

Vertrauen und Verletzlichkeit. *Wie* wir ausgesetzt sind

Christina Schües

Vertrauen und Verletzlichkeit sind miteinander verschränkt. Ihre Verschränkung zeigt sich in der Weise, wie jemand in der Gesellschaft und mit Anderen zu leben vermag. Es ist ein Grundphänomen menschlicher Existenz, dass wir Menschen schon mit unserer Geburt dem Leben ausgesetzt sind. In diesem Leben sind wir einander ausgesetzt, voneinander abhängig und in bestimmte Situationen und Umstände eingebunden. Diese Tatsache, dass Menschen nicht einfach »geworfen« wurden, was Martin Heidegger als ontologisches Grundfestum verstand, bedeutet auch, dass sie nicht nur angefangen wurden, wie Hannah Arendt gegen den Existenzphänomenologen hervorhob, sondern von anderen Menschen angefangen wurden und stets einander in einem historischen Kontext ausgesetzt sind.[1] Als existierende, als wissende und fühlende Wesen sind sie ausgesetzt und situiert, abhängig von dem, was andere für sie tun oder ihnen antun, sind sie immer bereits bestimmten Beziehungen und Verhältnissen verhaftet und konkreten historischen und gesellschaftlichen Situationen und Praktiken ausgesetzt.[2] Als Beziehungs-

---

1 Heidegger, M. (1979); Arendt, H. (1987); Schües, C. (²2016); Liebsch, B. (2018). Liebsch hat in einer großangelegten Studie das mitmenschliche Zusammenleben und die Frage, wie Menschen einander ausgesetzt sind, untersucht. Zum Thema des Vertrauens im historischen Kontext, siehe insbesondere das XXII. Kapitel »Ausgesetztes und sich aussetzendes Vertrauen – in historischer Perspektive«, 799–812. Bemerkenswert hier ist der Verweis auf den Zusammenhang zwischen Vertrauen und Frieden, einem Frieden, der nicht bloß auf eine Art Waffenstillstand hinausläuft.

2 Haraway, D. (1995).

wesen sind wir immer auf Beziehungen angewiesen, die uns tragen, aber auch schaden können.

Der französische Phänomenologe Maurice Merleau-Ponty weist pointiert darauf hin, was es bedeutet, dass wir immer bereits situiert wurden und uns in der jeweiligen Situation vorfinden. Ich bin geboren »in die Natur, und die Natur erscheint mir nicht nur außerhalb meiner selbst in geschichtslosen Gegenständen, sie zeigt sich im Innersten der Subjektivität selbst.«[3] Jede Handlung, jede Weise meines Zur-Welt-seins bringt die Situation in mich und sie bringt mich in die Situation. Sie situiert mich in der Welt und richtet mich zur Welt aus. Hier in dieser ambig anmutenden Konstellation ist meine Habitualisierung verortet, meine Verletzlichkeit begründet, mein Vertrauen ermöglicht und meine Verantwortung motiviert.

Im folgenden Beitrag geht es nicht nur um die Tatsache, *dass* wir einander in einer bestimmten Situation ausgesetzt sind, sondern um die Frage, *wie* wir ausgesetzt sind. Die Weise, wie jemand ausgesetzt ist, kennzeichnet eine existentielle Grundbedingtheit und deutet darauf, wie verletzlich eine Person ist und inwiefern sie in Vertrauensverhältnissen leben kann. Unterscheiden möchte ich:

Erstens spreche ich ein passives Ausgesetztsein als Grundlage von Verletzlichkeit und Vertrauen an. Zweitens möchte ich die Möglichkeit, *sich* dem Anderen, also sich einer Beziehung, Situation, Praxis aktiv auszusetzen, als Weg des Vertrauens einführen. Hierbei wird auch die Frage nach der Moralität von Vertrauen angesprochen. Und drittens werde ich unterscheiden, wie sich jemand *ausgesetzt fühlen* oder *ausgeliefert fühlen* kann.

---

3   Merleau-Ponty, M. (1966), 253.

1. Verletzlichkeit und Vertrauen

Eine körperliche, sprachliche, epistemische und existentielle Verletzlichkeit gehört zur *conditio humana*, zur Bedingung und Verfasstheit der Menschen. Sie beinhaltet die Möglichkeit, Gewalt, Demütigung oder Vernachlässigung und damit Angst, Schmerzen oder Hoffnungslosigkeit zu erleiden. Der Begriff der Verletzlichkeit ist Teil einer negativen Sozialphilosophie, die ihren Ausgangsort darin findet, was *ist*, mehr oder weniger sein *kann*, aber normativ nicht sein *soll*.[4] Sie ist somit Sein, Möglichkeit und Norm. Verletzlichkeit bedeutet, dass jemand *noch nicht* verletzt ist, es aber im Kontext des Ausgesetztseins in die spezifische Existenz eine Fragilität oder Sensibilität, eine Struktur der Beziehung oder des Verhältnisses gibt, die Verletzungen *mehr oder weniger* möglich machen. *Wie* aber Menschen einem konkreten Beziehungskontext, einer bestimmten Gesellschaft und Umwelt ausgesetzt sind, das ist nicht einfach eine existentielle, gar individuelle Bedingung, sondern immer auch mit einer sozialen Prekarität verschränkt. Prekarität bedeutet, dass unser Leben immer schon »in der Hand des Anderen liegt«, immer schon in einer Situation verortet und mit einer bestimmten Praxis verwoben ist.[5] Das heißt, unser Leben ist immer schon ein soziales; es existiert durch unsere gesellschaftlichen Beziehungen und Verhältnisse, die mehr oder weniger prekär, unsicher oder fragil sind. Je prekärer eine Beziehung ist, desto verletzbarer ist die Person.

Mitmenschliche Beziehungen können Gewalt oder Fürsorge, Vertrauen, wenig Vertrauen oder Misstrauen beinhalten, Gesellschaften ermöglichen mehr oder weniger Sicherheit, Freiheit und

---

4   Delhom, P. (2011).
5   Butler, J. (2010), 21.

Schutz für die Menschen, normative Ordnungen bieten mehr oder weniger Orientierung oder Stabilität. Menschen als leibliche, körperliche Wesen sind nicht einfach schutzlos verletzlich, gefährdet oder prekär, weil sie sterblich, also dem Tod ausgesetzt sind. Sie *sind* verletzlich, weil sie sozial sind; sie können sich letztendlich einer Verletzlichkeit nicht entziehen. Aber wie sehr verletzlich sie sind und inwiefern sie sich verletzlich machen können, das hängt auch von ihrer Situation, ihren Beziehungen und Verhältnissen ab. Das heißt, Menschen leben in Beziehungen und erfahren ihr Leben in Beziehungen.[6] Diese Beziehungen werden folglich sehr unterschiedlich gelebt und erlebt. Gesellschaften, Institutionen oder auch mitmenschliche Beziehungen können von einem »Klima des Vertrauens«[7] oder einem »Klima des Verdachts«[8] geprägt sein – jeweils werden wir uns unterschiedlich fühlen, mit mehr oder weniger Sicherheit auf andere Menschen zugehen, ihnen leichter oder schwerer vertrauen können.[9]

Wenngleich es einige Menschen geben mag, deren Vertrauen aufgrund von menschenunwürdigsten Extremsituationen zerrüttet und zerstört ist, oder solche, die im Kontext von emotionalen oder mentalen Gegebenheiten Vertrauen nicht fühlen können, üblicherweise haben Menschen mehr oder weniger Vertrauen. Man könnte sagen, jeder Mensch hat in irgendeiner Form Vertrauen, vielleicht meistens ohne es zu bemerken, und das gilt für Erwachsene wie für Kinder.

---

6 Butler, J. (2010, 2005) bezieht den Verletzlichkeitsbegriff auf das Leben. So inspirierend ihr Ansatz ist, sie wird dem Ansatz von Levinas, auf den sie sich bezieht, nicht gerecht. Denn dieser geht von den Menschen und ihren Beziehungen aus.

7 Baier, A. (2001), 42, 60.

8 O'Neill, O. (2002).

9 Die Extreme, wie der völlige Vertrauensverlust oder das absolute Vertrauen, scheinen letztendlich kaum vorstellbar, denn Vertrauen zeigt sich erst in der Brüchigkeit, in der Befragung oder des Verlustes.

Vertrauen scheint selbstverständlich zu sein, und erst sein Verlust offenbart das Gewesene, wenngleich nicht notwendig in wirklich greifbarer Form. Wie Annette Baier sagt, leben wir in einer Atmosphäre des Vertrauens. »Wir bewohnen ein Klima des Vertrauens, so wie wir in der Atmosphäre leben. Wir nehmen es wahr wie die Luft, nämlich erst dann, wenn es knapp wird oder verschmutzt ist.«[10] Der Vergleich ist angebracht, denn Vertrauen ist 1) unverzichtbar für eine mitmenschliche Gesellschaft, 2) subtil im Sinne, dass es oft unbemerkt und unthematisiert bleibt, 3) transzendent, da Vertrauen die Kenntnis einer Person oder eine mögliche Liste von Gründen für das Vertrauen übersteigt und 4) primär, da einerseits – ontologisch betrachtet – es in einem möglichen Grundvertrauen ruht, das mehr oder weniger erschüttert werden kann, und andererseits – epistemologisch gesehen – sich erst in seiner Erschütterung wirklich zeigt, also wenn es Gründe für einen Vertrauensschwund oder ein Misstrauen gibt. Misstrauen braucht Gründe, Vertrauen gründet darauf, keine Gründe des Misstrauens zu haben.[11]

Wie Menschen in der Welt, ihrer jeweiligen Situation und Beziehungen ausgesetzt sind, hat einerseits mit ihrem jeweiligen Ort des Geborenseins und ihrem Lebensweg zu tun, und andererseits mit der Frage, wie sie ihr Leben *leben* können – also damit, wie sie es hinsichtlich ihrer jeweiligen gesellschaftlichen Situiertheit und Eingebundenheit zu führen vermögen. Dieses Vermögen, ein Leben aktiv zu führen, hängt davon ab, in welcher Weise eine Person in der Welt situiert und eingebunden und damit mehr oder weniger verletzlich ist. Die Verletzlichkeit einer Person zeigt sich darin, wie sie angesichts der passiven und aktiven Momente des Ausgesetztseins eine

---

10 Baier, A. (2001), 42.
11 Gambetta, D. (2001).

Vertrauensbeziehung eingehen kann. Das Vermögen, sein Leben zu führen, sich aktiv Situationen oder Beziehungen auszusetzen, um Vertrauen zu wagen, soll im nächsten Abschnitt besprochen werden.

2. Sich aktiv einer Beziehung aussetzen und verletzlich machen

In den bisherigen Überlegungen wurde davon ausgegangen, dass jemand einer Situation, auch einer anderen Person oder Handlung ausgesetzt wird. Eine Person ist, weil sie existiert, passiv immer irgendwie ausgesetzt. Eine weitere Existenzweise der Aussetzung ist die des aktiven Sich-Aussetzens. Personen können *sich*, zumindest wenn sie einen Ermächtigungsspielraum über eine Situation und ein Geschehen haben, *aktiv* einer Beziehung, Situation oder Handlung aussetzen. In diesem Zusammenhang macht die italienische Philosophin Adriana Cavarero auf einen wichtigen und weiteren Pol des Begriffs der Verletzlichkeit aufmerksam, der im Kontext von *Caring* verortet wird. Dieser Begriff ist schlecht ins Deutsche zu übersetzen, denn er beinhaltet die Ambivalenz zwischen sich *um* jemanden sorgen und *für* jemanden sorgen. Aufgrund dieser im englischen Wort nicht aufgelösten Doppelsinnigkeit und des Bedeutungsverlustes bei der Wiedergabe eines möglichen deutschen Wortes wird auch der Begriff der *Care Ethics* im Englischen belassen.[12] Cavarero nennt zwei Pole, die wesentlich der Verletzlichkeit eingeschrieben sind, »wounding and caring«,[13] also verwunden und sorgen. Ihre Beschreibung richtet sich mit dem Begriff des *wounding* einerseits

---

12 Schües, C. (2016).
13 Cavarero, A. (2009), 20.

auf den bereits hier angesprochenen Aspekt des Ausgesetztseins, andererseits thematisiert sie einen zweiten Aspekt, der uns zu einer zentralen Charakterisierung des Vertrauens führen wird und mit *Caring* überschrieben ist.

Sich in einer Situation oder Beziehung mit Anderen auszusetzen, sich somit verletzlich oder empfindlich zu machen, beinhaltet ein aktives Moment. Es ist eine Aktivität, durch die sich jemand einer anderen Person zuwendet, sich ihr öffnet und sich damit selbst verletzlich macht, aber damit andererseits auch die Möglichkeit eröffnet, diese Beziehung zu stärken. Wer sich aktiv einer Situation, Beziehung oder Handlung auszusetzen vermag, transformiert gleichsam die passive Rolle des Ausgesetztseins. Sich in der Gesellschaft oder in einer Beziehung engagieren, und hierbei einem Mitmenschen vertrauen, vielleicht einem Fremden oder Freund in der Not helfen, sie vielleicht sogar bei sich wohnen lassen, sich Ungerechtigkeit entgegenstellen, sich gegen Vorgesetzte auflehnen, in schwierige Situationen eingreifen, politische Kämpfe führen – all das sind Haltungen und Handlungen, sich anderen auszusetzen und sich selbst verletzlich zu machen. Sie sind mehr oder weniger gefährlich oder riskant. Jede dieser Handlungen erfordert gewissen Mut. Es ist der Mut, sich möglichen Verletzungen auszusetzen und sich trotzdem zu engagieren, und das oft nur aus Gründen, die man manchmal selbst nicht so genau kennt. Ich nenne es den Mut zur Verletzlichkeit: sich verwundbar zu machen, indem man sich in und für Beziehungen zu anderen Menschen und in der Welt öffnet. Diese Öffnung zum Anderen bedarf des Mutes, der sich mir aber *als Mut* gar nicht unbedingt zeigt. Es ist nur indirekt ein Mut zum Vertrauen, denn dieser lässt sich nicht vornehmen oder per Entscheidung herbeiführen; es ist letztendlich der Mut, den wir brauchen, um uns jemandem oder etwas auszusetzen. Und in dieser Weise des Sich-Aussetzens kann

Vertrauen eine Rolle spielen. Es ist ein Vertrauen, das nicht nur wie ein Geschenk gegeben wird, weil man bereits eine vertrauensvolle Beziehung oder gemeinsame Vergangenheit in Verbundenheit geteilt hat. Es ist ein Vertrauen, über das letztendlich nicht entschieden wurde, denn Vertrauen basiert weder auf einer Willensentscheidung noch nur auf rationalen Kriterien. Das heißt, sich Anderen oder einer Beziehung auszusetzen, kann sogar damit einhergehen, dass ich unter Umständen nicht darauf hoffen kann, dass die Sache gut ausgeht. Sich auszusetzen, das heißt sich einer Person gegenüber verletzlich zu zeigen, bedeutet also, die Norm der Verletzlichkeit zur Disposition zu stellen. Das gegebene Vertrauen könnte verletzt oder missbraucht werden. Vertrauen wird durch das Phänomen, sich verletzlich zu machen, zu einer Norm, für deren Einhaltung die Anderen, denen Vertrauen geschenkt wurde, zuständig gemacht werden. Darüber hinaus könnte es wohl sein, dass durch den geschenkten Vertrauensvorschuss die Vertrauenswürdigkeit der beschenkten Person zu ihrer Verpflichtung wird. Das Geschenk des Vertrauens ist eine Zumutung, weil es verpflichtet.

Wer einer anderen Person Vertrauen schenkt, fordert diese mit ihrem »Geschenk« auf, ihr Handeln und ihre Haltung gegenüber der vertrauenden Person entsprechend auszurichten.[14] Dieser Aufforderungscharakter aber bleibt *implizit*. Mit dem Geschenk des Vertrauens werden der Person, der Vertrauen geschenkt wird, nicht nur Verpflichtungen zugemutet; sie wird obendrein gestärkt in ihrer Haltung und ihrer Rolle, sie bekommt innerhalb dieser Vertrauensbeziehung einen Spielraum des Handelns und sie wird Teil einer sie bestärkenden Beziehung. Diese Stärkung beruht auf dem Vertrauen

---

14 Der Begriff »Person« ist hier im Singular gesetzt, weil damit entweder ein einzelner Mensch oder auch eine Institution (im Sinne der Rechtsperson) gemeint ist.

als Herzensangelegenheit, aber ebenfalls auf der Überantwortung eines Ermessensspielraums, der im Sinne eines Verantwortungsraums gedeutet werden kann.

Die Moralphilosophin Annette Baier hat aufschlussreich dargelegt, dass »Vertrauen die akzeptierte Verwundbarkeit gegenüber der Macht des anderen ist«,[15] aber darüber hinaus bedeutet es die Stärkung beider Personen, wenn Vertrauen gelingt. Doch gibt es ein Paradox, das besonders in der interpersonellen Beziehung auftritt: Wie lässt sich über das Vertrauensverhältnis sprechen, ohne das Vertrauen zur Disposition zu stellen oder Zweifel zu säen? Wer jemandem vertraut, begibt sich in eine Situation der Verletzlichkeit. Wer vertraut, macht sich einer bestimmten Person gegenüber verletzlich, und zwar nicht nur weil Vertrauen einen empfindsam macht, sondern auch weil es dazu führt, die »Mauer der Alarmbereitschaft« niederzureißen, also nicht mehr so sehr aufzupassen. Doch sich durch Vertrauen dem anderen gegenüber verletzlich zu machen, bedeutet darüber hinaus, die Beziehung und damit auch sich selbst zu stärken. »Sich verletzlich machen« geschieht also nicht einfach durch den Willen und gezielte emotionale Anstrengung. Vielmehr geschieht es – wenn es gut läuft – in der Interaktion, des Sich-Aussetzens im Miteinandersein, das in ganz unterschiedlichen Kontexten, wie etwa der Familie, in der Pflege oder auch in transkulturellen Beziehungen, gelebt werden kann.

Vertrauen ist ein Konzept des interpersonellen Kontextes, sei es zwischen zwei Personen oder zwischen Personen und Institutionen. Wer vertraut, hat nicht Vertrauen in Bezug auf *eine* Handlung, sondern *in* eine Person und in Bezug auf einen ungefähr umrissenen Handlungs-, Lebensbereich und Ermessensspielraum. Vertrauen

---

15 Baier, A. (1991), 113.

wird einer Person geschenkt, nicht einer Sache.[16] Strenggenommen ist Vertrauen nicht als eine Eigenschaft zu verstehen, die jemand hat oder nicht hat, sondern als mehrdimensionales Gefühl in Bezug auf eine andere Person, die als vertrauenswürdig angesehen und erfahren wird. Vertrauen ist ein Gefühl, das ohne Korrelat nicht bestehen kann. Es ist ein relationales Konzept, dem die Kontingenz und Unterbestimmung der jeweils beteiligten Personen immanent ist. Vertrauen überbrückt genau diesen Mangel an Transparenz des Anderen in der Beziehung. Somit ist die Vertrauensbeziehung zwischen Wissen und Nichtwissen eingelassen, ohne dass je Transparenz erzeugt werden könnte. Im Vertrauensverhältnis liegt eine Zukunftsgewandtheit, die oft mit »Optimismus«, einer positiven Vorausschau, verbunden wird.[17] Die potentielle Unsicherheit, die durch die Interpersonalität und Temporalität entsteht, wird durch Vertrauen *kompensiert*. Diese Kompensation führt dazu, dass Vertrauensverhältnisse üblicherweise nicht befragt werden, selbstverständlich wirken und unthematisiert bleiben. Wer vertraut, ist in vielerlei Hinsicht unaufmerksam, nicht misstrauisch und verletzbar mit Blick auf das eigene Wohlergehen.

Die Kategorie des Sich-Aussetzens ist durchwirkt von der zuerst angesprochenen und ihr vorausgesetzten Existenzweise des Ausgesetztseins. Wir leben in einem fragilen und ambiguen Vertrauensgebilde mit unseren Mitmenschen, das zwischen einem Ausgesetztsein und einem Sich-Aussetzen changiert. Das vorausgesetzte Ausgesetztsein verdeutlicht ein Phänomen, nämlich, dass oft *Verletzlichkeit* nicht als solche empfunden wird, denn sie ist verborgen hinter dem Sicherheitsgefühl und dem Optimismus, die durch Vertrauen

---

16 Man spricht auch von Vertrauen im Zusammenhang der Verlässlichkeit eines Computers oder Fahrrads. Hier wird aber »Vertrauen« eher im übertragenen Sinne verwendet.

17 Vgl. Jones, K. (1996), 5.

gebildet werden. Diese im Vertrauen gebildeten Dimensionen liegen jenseits von Interessen und Versprechen, Rechten und Pflichten, die ihrerseits immer auf einen bestimmbaren Gegenstand oder eine bestimmte Sache abzielen.

2.1 Die moralische Dimension des Vertrauens

In der moralischen Dimension wird Vertrauen meist im Sinne der Vertrauenswürdigkeit der Person, der vertraut wird, diskutiert. In diesem Zusammenhang sind im Rahmen des hier verhandelten Kontextes drei Aspekte wichtig:

Erstens, Vertrauen ist nicht immer gut. Von daher ist der bisweilen beklagte Vertrauensverlust nicht notwendig schlecht, so wie übrigens auch Misstrauen nicht notwendig schlecht ist. Ein Vertrauensverlust oder explizites Misstrauen kann in entsprechenden Umständen oder Situationen durchaus angemessen sein. Wenn es zu einer ungerechten Handlung oder einem Betrug zwischen Personen kommt, dann ist nicht der Vertrauensverlust als solcher schlecht, sondern eben der Betrug und die betrügerische Person. Hier wäre Misstrauen hinsichtlich der vertrauensunwürdigen Personen schlicht angemessen.

Vertrauen ist dann gut, wenn die Person beziehungsweise auch eine Institution, der vertraut wird, vertrauenswürdig *ist*. Ist sie nicht vertrauenswürdig, dann hat die vertrauende Person ihr Vertrauen *falsch* gegeben.[18] Aus der Dritte-Personen-Perspektive werden bisweilen Vertrauensbeziehungen oder Vertrauensbekundungen missbilligt und die Vertrauenswürdigkeit der Person, der Institution

---

18 Den Begriff des *falschen Vertrauens* diskutiere ich in Schües, C. (2015), 174–177.

oder des Systems, der oder dem vertraut wird, bezweifelt. Ob ein Vertrauen richtig oder falsch geschenkt wurde, kann nur aus der Dritte-Personen-Perspektive oder nachträglich beurteilt werden, nämlich dann, wenn entweder das Vertrauen gebrochen ist oder sich eine Person als vertrauensunwürdig erwiesen hat. Wer behauptet, er vertraue jemandem, aber es handle sich um ein falsch gegebenes Vertrauen, widerspricht sich selbst.

Zweitens bedingen sich eine vertrauensvolle Beziehung und das geschenkte Vertrauen gegenseitig. Vertrauen funktioniert als Verstärkung von Beziehungen. Gleichermaßen festigen gerechte und fürsorgliche Beziehungen das Vertrauen der jeweiligen Beteiligten. Deshalb gehört es zu der Verantwortung einer Person, die das ihr gegebene Vertrauen akzeptiert, dass sie sich nicht nur um die andere Person kümmert, sondern auch für die vertrauensvolle Beziehung selbst einsteht und für sie sorgt. Hier bekommt das bereits angesprochene *Caring* seine Rolle.

Drittens kann Vertrauen unter bestimmten Bedingungen zerstört werden; zu den Bedingungen gehören nicht nur Verrat, Betrug oder Lüge, sondern auch enge Kontrollmaßnahmen und die Gleichgültigkeit gegenüber einer Beziehung. Wie Annette Baier hervorhebt, geht es einem Vertrauenden darum, dem Vertrauten etwas zu überantworten und ihm einen »Ermessensspielraum« (*margin of discretion*) zu gewähren und darüber hinaus zu glauben, dass er eine *Verpflichtung in* und *für* die Beziehung hat.[19] Hierbei geht es um die *gutgläubige* Übertragung eines Ermessensspielraums, und zwar sowohl hinsichtlich eines individuellen Wohls als auch einer Bezie-

---

19 Baier, A. (2001), 28. »For to trust is to give discretionary power to the trusted, to let the trusted decide how, on a given matter, one's welfare is best advanced, to delay the accounting for a while, to be willing to wait to see how the trusted has advanced one's welfare.« Baier, A. (1991), 117.

hung, die – wenigstens aus der Perspektive des Vertrauenden, in Bezug auf denjenigen, dem vertraut wird – das mitmenschliche Wohl zu befördern verspricht.

Allerdings korrelieren Vertrauen und Vertrauenswürdigkeit nicht notwendig miteinander. Einer vertrauenswürdigen Person kann das Vertrauen entzogen werden; und selbstverständlich kann Vertrauen einer nicht vertrauenswürdigen Person geschenkt werden. Diese beiden Varianten sind Fälle eines Missverhältnisses, die zu Enttäuschungen führen. Obwohl Vertrauen scheinbar grundlos geschenkt wird und als Begriff kaum greifbar erscheint, haben Menschen doch Kenntnis vom Vertrauen und eine Disposition, Vertrauen zu suchen und zu finden. Vertrauen ist ein Beziehungsphänomen und ist dem Misstrauen oder der Gleichgültigkeit vorgelagert. Die Vorgängigkeit des Vertrauens bedeutet, dass zuerst Vertrauen in seiner Verletzlichkeit vorliegt. So wie Ausgesetztsein dem Sich-Aussetzen vorgängig ist, so ist gleichermaßen Vertrauen dem Misstrauen vorausgesetzt. Diese Voraussetzungsverhältnisse sind in der Natalität der Menschen gegründet, nämlich in der Tatsache, dass Menschen von anderen Menschen auf die Welt gebracht wurden.

Der Entfaltung des im ersten Abschnitt besprochenen passiven Ausgesetztseins als ontologische Grundkategorie der *conditio humana* folgten nun im zweiten Abschnitt dieses Beitrages die Erörterungen über die Möglichkeit des aktiven Sich-Aussetzens. Sich aktiv einer Situation oder Beziehung auszusetzen, setzt die Existenz, also die Situierung und das Eingebundensein in Beziehungen in der Welt voraus. Allerdings ist es auch möglich und zu oft der Fall, dass Menschen nicht nur Situationen oder Beziehung ausgesetzt, sondern diesen regelrecht ausgeliefert sind. Seien es Krieg, Armut, Gewaltverhältnisse – es gibt viele Weisen und Verhältnisse, die verhindern, dass Menschen den Weg des Vertrauens gehen können.

3. Sich ausgesetzt fühlen und sich ausgeliefert fühlen

Eine Person kann sich mehr oder weniger ausgesetzt fühlen, und zwar hinsichtlich bestimmter Beziehungen oder Situationen, in die sie hineingerät, oder aufgrund von Praktiken oder Handlungen, mit denen sie konfrontiert ist. Diese können alle Bereiche des Lebens betreffen, seien es Beziehungen der Gewalt, massive Einschüchterung, Armut, Ungerechtigkeit, aber auch Atmosphären der Unsicherheit, Bedrängnis oder Praktiken des Zwangs oder Erniedrigung. Ein Gefühl, etwas ausgesetzt zu werden, bedeutet, sich in besonderer Weise verletzlich zu fühlen. Diese Gefühle von Verletzlichkeit und Auslieferung korrelieren auch mit der Frage nach Vertrauen. Denn ist Vertrauen zur Frage geworden, so ist es immer bereits durchsetzt von Unsicherheiten, Zweifeln oder einer besonderen Wachsamkeit seitens der betroffenen Person.

Menschen können dem Wetter oder etwa Flutkatastrophen ausgeliefert sein. Diese Weise des Ausgeliefertseins an die Natur würde vermutlich nicht das Vertrauen in die Mitmenschen schmälern, es sei denn, jemand hätte mit Absicht Hilfe verweigert oder verhindert. Somit berührt die Frage nach Vertrauen immer die Weise, wie mitmenschliche Beziehungen gelebt werden und zum Tragen kommen. Menschen können sich anderen Menschen ausgesetzt und ausgeliefert fühlen. Blicke können Menschen verunsichern. Spott oder Kränkung, Gewalt bis hin zur Folter werden in sehr unterschiedlicher Weise Gefühle des Ausgeliefertseins hervorrufen. Sich ausgeliefert fühlen bedeutet mehr oder weniger ein Gefühl der Entmachtung, des Ausschlusses von gesellschaftlichen (Vertrauens-)Beziehungen, ein Verlust von Vertrauen. Sich ausgesetzt oder ausgeliefert fühlen ist immer gebunden an eine mitmenschliche Situation.

Allerdings mag hier eingewendet werden, dass es Praktiken gibt, etwa im Bereich der Sexualität, die in nahen, vertrauensvollen oder zumindest per Absprache geregelten Beziehungen damit spielen, ein Gefühl des Ausgeliefertseins und der Verletzlichkeit zu erzeugen. Hierbei werden ein Vertrauensraum und das Vertrauen, zumindest aber eine Verabredung zwischen den Personen, zur Grundlage für ein Gelingen dieser Praktiken aus Sicht der Beteiligten. Werden allerdings von einer beteiligten Person die festgelegten Regeln und Vereinbarungen verletzt, so kann das gegebene Vertrauen umschlagen in Misstrauen und in ein negatives Gefühl des Ausgeliefertseins. Üblicherweise wird das Ausgeliefertsein eher mit einem Gefühl, verletzt zu werden, und mit Unsicherheit, Zwang und Bedrohung assoziiert.

Wie Menschen ausgesetzt sind und wann oder warum jemand sich ausgeliefert fühlt, hängt unter anderem von den Werten und Normen einer Gesellschaft ab. Simone de Beauvoir hat in ihren Werken, besonders in *Das andere Geschlecht,* die Situierung einer Person und ihre Erfahrungen untersucht. Frauen seien in ihrer spezifischen Situation und in einer für sie ungünstigen Weise den Männern und den männlich konnotierten gesellschaftlichen Normen ausgesetzt. Diese betreffen die epistemischen, psychischen, sozialen und moralischen Dimensionen sowohl des Allgemeinwissens wie auch des Alltagslebens. Sie schreibt: »Die Menschheit ist männlich, und der Mann definiert die Frau nicht als solche, sondern im Vergleich zu sich selbst: Sie wird nicht als autonomes Wesen gesehen. [...] Er ist das Subjekt, er ist das Absolute: Sie ist das Andere.«[20] Bei genauer Betrachtung hat sich das heute nicht so sehr geändert: Neu ist der Kontext, in dem »Frauen weiterhin ›das Andere‹ bleiben –

---

20 Beauvoir, S. (1986), 12.

eine Welt, die immer stärker auf Daten basiert und immer stärker von Daten beherrscht wird. [...] Wenn Big Data von umfassendem Schweigen korrumpiert wird, bekommen wir bestenfalls Halbwahrheiten – die auf Frauen oft gar nicht zutreffen.«[21]

Frauen erleben sich immer wieder einer Welt oder Gesellschaft ausgesetzt, die weitgehend eine männliche, weiße Welt ist und von männlichem Wissen im historischen, medizinischen oder sozialen Bereich geprägt ist. Wissen, Informationen, Daten, die SIE – die so genannten »Anderen« und »Mitgemeinten« – betreffen, sind unterrepräsentiert; sie ist verlassen – vom Allgemeinwissen, vom *common sense*. Die von Sartre in den Menschen gesetzte freie Wahl, die er in »Der Existenzialismus ist ein Humanismus« propagiert, ist für Frauen keine lebbare Realität, so Beauvoirs Quintessenz in ihrer Untersuchung.[22]

Die gesellschaftlichen Praktiken – hier die der 1950er Jahre – bewirken, dass *man* Jungen und Mädchen unterschiedlich gegenübertritt und die Mädchen *als* Mädchen entsprechend normiert und behandelt. Sie erleben unter dem Blick des Anderen das »Drama jedes Existierenden, d. h. das Drama seiner Beziehung zum Andern«[23] in einer jeweils formenden Weise, die zur »Verlassenheit«, »Angst« oder auch »glückliche[n] Passivität« führen kann.[24] An Geschichten aus Alltag, Literatur und Psychologie wird das, was an Erfahrungen erlebt, an körperlichen Zuschreibungen erlitten, an Enttäuschungen beeinflusst oder an Aktivität oder Passivität erwartet wird, zu einer Genese der sexuellen Differenz und zum Werden der Frau zusammengesetzt. Die Frau »erlernt« ihr Frausein und »empfindet« es sogar entsprechend.

---

21 Criado-Perez, C. (2020), 12 f.
22 Sartre, J.-P. (1994); Beauvoir, S. (1986).
23 Beauvoir, S. (1986), 266.
24 Beauvoir, S. (1986), 266 f.

Beauvoirs Analyse ist nicht mehr eins zu eins zeitgemäß, aber ihre Analyse ist nützlich, um zu verstehen, wie Menschen einander und Normen ausgesetzt sind und wie unterschiedlich die Möglichkeiten, sich einer Situation oder Beziehung aktiv auszusetzen, gelebt werden können. Das Bild einer Person, die sich aktiv jemandem oder etwas aussetzt, würde nicht mit Einschränkungen, die durch eine zugeschriebene Passivität im Sinne einer *gehemmten Intentionalität* erfolgen, zusammenpassen. Dieses Konzept stützt sich auf Merleau-Pontys Konzept der Motilität, in der die Intentionalität als »Ich kann« verankert ist; doch die weibliche Körperexistenz hält zugleich ihren Einsatz in einem gesellschaftlich sozialisierten selbst auferlegten »ich kann nicht« zurück.[25] Mädchen erfahren sich körperlich als weniger aktiv und raumgreifend, also eher zerbrechlich und gehemmt. Aufgrund dieser Beobachtung im Einklang mit Beauvoir konstatiert Young, dass Frauen weniger Raum einnehmen, als ihnen physikalisch möglich wäre, und körperlich und emotional behindert sind und dieses auch so erleben und fühlen. Diese Beobachtungen können entsprechend übertragen werden auf die Möglichkeiten, wie sich Menschen mehr oder weniger auf andere Menschen einlassen oder sich einer bestimmten Situation aussetzen können.

Warum sind diese Überlegungen wichtig für die Klärung des Gefühls von Vertrauen? Ich möchte in diesem Zusammenhang auf eine Ambiguität hinweisen, die der Existenz als ein Ausgesetztsein und ein (Sich-)Ausgesetztfühlen eigen ist. Eine Person ist ausgesetzt und fühlt sich mehr oder weniger ausgesetzt, damit ist sie mehr oder weniger in der Situation, sich auszusetzen und aktivisch Vertrauen zu wagen. Wie kann also aus dieser Situation des Sich-Ausgesetzt-

---

25 Young, I. M. (1980), 146. Young nennt es ein »self-imposed ›I cannot‹«.

fühlens vertraut werden? Wie kann der Mut gefunden werden, sich jemandem auszusetzen und damit Vertrauen zu wagen?

Ein Beispiel aus einer konkreten Gesprächssituation in der medizinischen Praxis soll hier zeigen, wie diese Fragen besprochen werden könnten. Es soll aber auch nahelegen, dass eine allgemeine Antwort, die für viele verschiedene Situationen gültig wäre, hier nicht gefunden werden kann. Sehr konkret möchte ich mich der Arzt-Patienten-Beziehung zuwenden. Wir stellen uns also eine Ärztin mit ihrem Computer und eine Patientin vor.[26]

Die Arzt-Patienten-Beziehung ist eine asymmetrische Beziehung: Die Patientin ist in der Arztpraxis beziehungsweise konsultiert eine Ärztin aufgrund eines Leidens, einer Verletzung oder einer Krankheit. Die Ärztin nimmt sich ihrem »Fall« an. Sie wird einige Daten abfragen und sich kurz die Krankheitsgeschichte erzählen lassen. Üblicherweise findet sie bereits einige Daten (Name, Versicherungsstatus, Labordaten ...) der Patientin auf ihrem Rechner vor. Verschiedene Aspekte prägen die Situation:

1. Die Tatsache, dass der Computer als drittes Element neben Ärztin und Patientin dabei ist, ist nicht neu. Je nach der kommunikativen Geschicklichkeit der Ärztin und ihrem Blick, der üblicherweise zwischen Computer und Patientin hin und her wechselt, wird mehr oder weniger, besser oder schlechter ein Gespräch ermöglicht. Bleibt der Blick der Ärztin nur auf den Bildschirm gerichtet, wird die Patientin später vermutlich sagen, dass sie sich nicht wahrgenommen fühlte. Ein Vertrauensverhältnis wird dann nicht gebildet.

---

26 Im Folgenden wird die jeweils weibliche Form gewählt. Hierbei ist das generische Maskulinum inkludiert.

2. Wer zu einer Ärztin geht, wird sich zumeist auch einer Krankheit oder einem Leiden ausgesetzt fühlen. Dieses Gefühl des Ausgeliefertseins schmälert sicherlich die allgemeine Beziehung zu anderen Menschen oder zur Welt – wer ist schon besonders weltzugewandt mit zum Beispiel Fieber. Diese Situation des Sich-einer Krankheit-ausgesetzt-Fühlens wird aber nicht notwendig oder automatisch die Vertrauensbeziehung zur Ärztin schmälern.

3. Der mögliche Vertrauensverlust aufgrund eines Sich-ausgeliefert-Fühlens in interpersonaler Hinsicht kann auf unterschiedlichen Dimensionen beruhen. Auf epistemischer und psychischer Ebene wird eine Person verletzt, wenn ihr aufgrund von äußeren Gründen (etwa Geschlecht, rassistischen Zuschreibungen, äußeren Merkmalen) zum Beispiel fehlende Glaubwürdigkeit und mangelnde Kommunikationsbereitschaft unterstellt wird.[27] Hier zeigt eine Beispielgeschichte eine Form der epistemischen Verletzung: Unüberlegt und ohne »Vorwarnung« fragt die Psychotherapeutin die Patientin, die sie als muslimisch einordnet, ob sie beschnitten sei, und dass sie wohl keinen Freund haben dürfe. Hier wird eine Patientin übergriffig von einer Person im Rahmen eines Fürsorgeverhältnisses befragt und von vornherein in eine bestimmte Rolle gedrängt. Oder: Eine als jung und ausländisch empfundene Ärztin kommt ins Zimmer und der Patient ist von vornherein abweisend und misstrauisch. Sie wird nichts können, da ist er sich sicher.[28] Betroffene Personen fühlen sich

---

27 Schües, C. (2020).

28 Diese Geschichten werden von Laura Drolshagen in der Masterarbeit der Psychologie »(K)ein sicherer Ort – Eine Interviewstudie zu Rassismuserfahrungen von Patient:innen in der Psychotherapie« (Universität zu Lübeck 2022) vorgestellt und interpretiert.

einer Situation ausgesetzt, in der sie schwerlich adäquat reagieren können. Ich finde es hier sogar schwierig, von einem
Vertrauensbruch im Sinne des Misstrauens zu sprechen. Bestimmte Formen der Erschütterung zerstören die Möglichkeit
eines Vertrauens, aber enden nicht im Misstrauen. Misstrauen
ist ein Gegenspieler von Vertrauen, scheint stets zu lauern in
einer Gesellschaft, die auf Rationalität bedacht ist und somit
stets den Verdacht oder Zweifel zur Hand hat. Rassistische
Mikroaggression – etwa auch versinnbildlicht in der unzähl-
bar insistierenden Frage an eine Frau aus Düsseldorf: »Wo
kommst du *wirklich* her?« – bewirkt Unbehagen und das Gefühl der Ausgrenzung bei der betroffenen Person. Wiederholen sich diese Vorfälle, kommt es zu Depressionen und Be-
lastungsstörungen, eine Offenheit für andere Menschen, gar
Vertrauen wird unmöglich. »Ich kann nicht mehr vertrauensvoll auf Menschen zugehen.«[29] Was heißt das wirklich? Misstrauen würde den Sachverhalt nicht angemessen umschrei-
ben, denn genaue und gute Gründe sind schwer formulierbar.
Denn so sagten sogar Psychotherapeutinnen »Es war ja nicht
so gemeint« oder »Du bist aber empfindlich«, so wird in der
erwähnten Interviewstudie mit von Rassismus betroffenen
Patientinnen berichtet.[30] Es lässt sich leicht verstehen, dass
von Rassifizierung und Rassismus betroffene Personen zö-
gern, sich bestimmten Menschen oder Situationen auszusetzen. Die Kraft für die Suche nach einer passenden und unvor-
eingenommenen Unterstützung gerade im sensiblen Bereich
der Psychotherapie kann nach diesen Erfahrungen oft nicht

---

29 Drolshagen, L. (2022).
30 Drolshagen, L. (2022).

mehr aufgebracht werden. Die Hoffnung auf einen Raum des Schutzes und somit auch des Vertrauens ist zerstört.

4. Eine weitere Form des Sich-ausgesetzt-Fühlens entsteht, wenn etwa einer Patientin ihre Schmerzen aufgrund der »Datenlage« abgesprochen werden. Diese Form der epistemischen Verletzung entzieht betroffenen Personen ihre Erfahrungs- und Wahrnehmungsfähigkeit. Sie verlieren ihre Vertrauenswürdigkeit als auskunftsfähige Personen im Rahmen ihrer Krankheitserfahrung. Geglückt scheint das Arzt-Patienten-Gespräch, wenn die Ärztin die Daten gut erklärt – so wird üblicherweise angenommen. Diese Annahme ist auch nicht falsch, sie berührt gleichwohl nur eine Seite der Frage nach dem Gelingen einer Arzt-Patienten-Beziehung und dem in diesem bestimmten Rahmen erhofften Vertrauen. Wie geht es aber einer Patientin, die die Erfahrung hat, dass die Daten sie, ihr Leben, nicht widerspiegeln? Wird sie sich als *gesehen* fühlen? Hier möchte ich zur konzeptionellen Entfaltung des Vertrauensverhältnisses hinzufügen, dass der Eindruck, vielleicht sogar die Überzeugung, gesehen worden zu sein, eine wichtige Voraussetzung dafür ist, dass ein Vertrauensverhältnis überhaupt in Frage kommt. Die Patientin muss nach einem Arztbesuch sagen können, dass die Ärztin sie und ihre Probleme gesehen hat.

Bereits in den 50er Jahren warnte der Dialogphilosoph Gabriel Marcel davor, »aus dem Arzt einen Funktionär der sozialen Sicherheit zu machen«.[31] Dies hätte die »Entpersönlichung der Beziehung

---

31 Marcel, G. (1956), 15.

zwischen dem Kontrolleur und dem Kontrollierten«[32] zur Folge. Marcel hatte Statistiken und Richtlinien im Blick, die aufgrund von Durchschnittswerten hergestellt wurden. Aber medizinische »Akten mit Daten« – das war einmal. Heute sind Akten zu Pools mit gigantischen Datenströmen geworden. Biobanken speichern eine Flut an Proben und Informationen von Millionen von Menschen, inklusive ihren genetischen Codes. Weltweit vernetzt durchsuchen Algorithmen die Datenbanken systematisch nach Zusammenhängen auf mehreren molekularen Ebenen, die oft dem ärztlichen Auge verborgen bleiben. Ich denke nicht, dass jeder Computer im Krankenhaus oder in einer Arztpraxis so benutzt wird. Aber perspektivisch kann jede Patientin – also jeder Körper – für eine genaue Diagnose auf mehreren zusammenhängenden molekularen Ebenen digitalisiert (Genome, Transkriptome, Epigenome, Mikrobiome, Exposome) und abgebildet werden. Das Versprechen ist, dass für die meisten molekularen Krankheiten (Krebs, immunologische, inflammatorische und metabolische Krankheiten) die Analyse des Genoms und Transkriptoms[33] bereits einen ausreichend tiefen molekularen Einblick geben wird, sodass die richtige individuelle pharmagenomische Therapieentscheidung für ein besseres Outcome und Überleben für *diesen* Patienten getroffen werden kann. Mir scheint, dass die Optionen auch ein »Vertrauen« im Sinne der Verlässlichkeit in die Medizin beflügeln.

Schon jetzt hilft künstliche Intelligenz in der medizinischen Praxis, sei es bei der Auswertung von MRT-Bildern (Kernspintomografie) oder im Labor. Der Algorithmus macht weniger Fehler als der

---

32 Marcel, G. (1956), 15.
33 Das Transkriptom ist die Summe aller zu einem bestimmten Zeitpunkt in einer Zelle transkribierten, das heißt von der DNA in RNA umgeschriebenen Gene, also die Gesamtheit aller in einer Zelle hergestellten RNA-Moleküle.

menschliche Blick, unermüdlich und billig ist er. Im Alltag begleitet das »Google-Selbsthilfe«-Programm internetaffine und besorgte Patientinnen bei der medizinischen Selbstdiagnose. Doch Patientinnen sind weitgehend »datafiziert« mit am weißen Mann trainierten Algorithmen.

Das Thema Vertrauen und Verletzlichkeit adressierend möchte ich nun fragen, wo sie in diesem Kontext zu verankern wären? Die radikale Frage, ob in diesem Kontext Vertrauen als Grundphänomen menschlicher Existenz ausgedient hat, werde ich hier jetzt nicht klären. Gleichwohl möchte ich darauf hinweisen, dass der vermehrte Einsatz von KI-gestützten Assistenzsystemen und die schon seit Jahrzehnten kritisierte Entpersönlichung oder Datafizierung der Patientinnen ein wichtiges Diskussionsthema sind. Diese Diskussion hat insbesondere die Frage nach der Übersetzbarkeit von Daten und Erfahrungen zum Inhalt. Wichtiger für die Frage, wie wir Menschen unser Leben führen möchten, ist die Erkundung, wie wir aufgrund unserer *conditio humana* immer schon ausgesetzt sind, wie wir uns jemand anderem auszusetzen vermögen und wie wir uns in welcher Weise einer Situation, vielleicht auch Algorithmen oder einer bestimmten Person ausgesetzt fühlen. Aus diesem Gefühl des Ausgesetztseins kann das gesteigerte und als bedrohlich empfundene Gefühl entstehen, dass man einer Person, einer Struktur oder einer »Sache« regelrecht ausgeliefert sei. Die Erörterung der Frage, wie jemand ausgesetzt oder ausgeliefert ist, bedarf stets einer sehr konkreten Annäherung. Wenngleich Menschen immer anderen Menschen, aber etwa auch Algorithmen, Maschinen und schlicht ihrer jeweiligen Umwelt ausgesetzt sind, so liegt die Beantwortung der Frage, *wie* sie ausgesetzt sind, *wie* sie sich anderen aussetzen können oder wie sie Vertrauen wagen können, jeweils in den persönlichen Möglichkeiten, etwa auch des Mutes, in der Hand der Anderen und der konkreten Situation. Wie einzelne Menschen, die in ihren jeweiligen konkreten Beziehungsverhältnissen leben, ausgesetzt sind und wie sie sich jeweils ausgesetzt fühlen, das hat wesentlich mit der Gestaltung der sozialen Beziehungen, politischen, wirtschaftlichen und rechtlichen Situationen und kulturellen Praktiken zu tun. Somit hat das Gefühl, wie jeweils Menschen ausgesetzt sind, auch damit zu tun, wie sie ihr Leben führen und in welchen Vertrauensverhältnissen sie leben können. Hierbei sind Verletzlichkeit und Vertrauen untrennbar aneinandergebunden.

Literatur

Arendt, Hannah (51987): Vita Activa oder Vom tätigen Leben. München / Zürich: Piper.

Baier, Annette C. (1991): Trust. The Tanner Lectures on Human Values. Delivered at Princeton University, 6–8 March 1991, 109–174.

Baier, Annette C. (2001): Vertrauen und seine Grenzen, übers. von M. Hartmann. In: M. Hartmann / C. Offe (Hg.): Vertrauen. Die Grundlage des sozialen Zusammenhalts. Frankfurt am Main / New York: Campus, 37–84.

Beauvoir, Simone de (1986): Das andere Geschlecht. Sitte und Sexus der Frau, übers. von E. Rechel-Mertens / F. Montfort. Hamburg: rororo.

Butler, Judith (2005): Gefährdetes Leben. In: Dies.: Gefährdetes Leben. Politische Essays. Frankfurt am Main: Suhrkamp, 154–178.

Butler, Judith (2010): Raster des Krieges. Warum wir nicht jedes Leid beklagen, übers. von R. Ansén. Frankfurt am Main / New York: Campus.

Cavarero, Adriana (2009): Horrorism. Naming Contemporary Violence. New York: Columbia University Press.

Criado-Perez, Caroline (2020): Unsichtbare Frauen. Wie eine von Daten beherrschte Welt die Hälfte der Bevölkerung ignoriert. München: btb Verlag.

Delhom, Pascal (2011): Das Erleiden von Verletzung als leibliche Quelle von Normativität. In: A. Reichold und P. Delhom (Hg.): Normativität des Körpers. Freiburg / München: Alber, 96–115.

Drolshagen, Laura (2022): (K)ein sicherer Ort – Eine Interviewstudie zu Rassismuserfahrungen von Patient:innen in der Psychotherapie [unveröffentlichte Masterarbeit]. Universität zu Lübeck.

Gambetta, Diego (2001): Kann man dem Vertrauen vertrauen? In: M. Hartmann und C. Offe (Hg.): Vertrauen. Die Grundlagen des sozialen Zusammenhalts. Frankfurt am Main/New York: Campus, 204–237.

Haraway, Donna J. (1995). Situiertes Wissen. Die Wissenschaftsfrage im Feminismus und das Privileg einer partialen Perspektive. In: Dies.: Die Neuerfindung der Natur. Primaten, Cyborgs und Frauen. Frankfurt am Main / New York: Campus, 73–97.

Heidegger, Martin ([15]1979): Sein und Zeit. Tübingen: Niemeyer.

Jones, Karen (1996): Trust as an Affective Attitude. In: Ethics 107 (1), 4–25.

Liebsch, Burkhard (2018): Einander ausgesetzt – Der Andere und das Soziale, Bd. 2: Elemente einer Topographie des Zusammenlebens. Freiburg / München: Alber.

Marcel, Gabriel (1956): Bemerkungen über die Entpersönlichung der Medizin. In: Ders.: Was erwarten wir vom Arzt? Stuttgart: Hippokrates-Verlag.

Merleau-Ponty, Maurice (1966): Phänomenologie der Wahrnehmung, R. Böhm (Übers. / Hg.). Berlin: de Gruyter.

O'Neill, Onora (2002): A Question of Trust. The BBC Reith Lectures 2002. Cambridge: Cambridge University Press.

Sartre, Jean-Paul (1994): Der Existenzialismus ist ein Humanismus. In: W. Bökenkamp et al. (Übers. / Hg.): Gesammelte Werke. Philosophische Schriften I. Hamburg: Rowohlt, 117–142.

Schües, Christina (2015): Vertrauen oder Misstrauen vertrauen? In: P. Delhom / A. Hirsch (Hg.): Friedensgesellschaften – zwischen Verantwortung und Vertrauen. Freiburg: Alber, 156–181.

Schües, Christina ([2]2016): Die Philosophie des Geborenseins. München / Freiburg: Alber.

Schües, Christina (2016): Ethik und Fürsorge als Beziehungspraxis. In: E. Conradi und F. Vosmann (Hg.): Schlüsselbegriff der Care-Ethik. Frankfurt am Main: Campus, 251–272.

Schües, Christina (2020): Epistemische Verletzlichkeit und gemachte Unwissenheit. https://www.praefaktisch.de/nichtwissen/epistemische-verletzlichkeit-und-gemachte-unwissenheit/ [Zugriff 02.11.2022].

Young, Iris Marion (1980): Throwing like a girl: A Phenomenology of Feminine Body Comportment Motility and Spatiality. In: Human Studies 3 (2), 137–156.

Vertrauensvolle Arzt-Patienten-Beziehung durch das Recht?

Gunnar Duttge

I. Einleitung

Vertrauen ist eine fundamentale Voraussetzung für jedwede Form der zwischenmenschlichen Kooperation und letztlich ein geradezu existentielles Grundbedürfnis des Menschen: Erst ein Vertrauenkönnen und -dürfen auf eine gesicherte Existenzgrundlage und auf verlässliche Handlungs- und Kommunikationsstrukturen in der Welt öffnet den Raum für das selbstschöpferische Entfalten des eigenen Lebens. Angesichts der überbordenden, durch Informationsgewinnung nicht restlos zu beseitigenden Komplexität der Realität handelt es sich um einen »spezifischen Modus der Handlungskoordinierung«[1] im Zustand fehlender Kontrolle[2] qua »Antizipation des Günstigen«,[3] denn die Zukunft »überfordert das Vergegenwärtigkeitspotential des Menschen, und doch muss der Mensch in der Gegenwart mit einer solchen, stets überkomplexen Zukunft leben«.[4] Vertrauen ist daher eine Kategorie, die vorrangig das Erkenntnisinteresse vor allem der Anthropologie, der Soziologie und der Psychologie betrifft. Was aber – so ließe sich zugespitzt fragen – hat das Ganze mit dem Recht zu tun? Ist es nicht so, dass immer

---

1 Funder, M. (1999), 76.
2 Zutreffend von Rohr, A. (2001), 142: »Hat ein Individuum alle entscheidungsrelevanten Informationen, dann braucht es nicht mehr zu vertrauen; es hat Kontrolle.«
3 Schüler-Springorum, H. (1994), 216.
4 Luhmann, N. (1989), 14.

dann, wenn Rechtsanwälte die Bühne betreten, wir uns relativ sicher sein können, dass dies eher das effektivste Mittel ist, um vielleicht noch vorhandenes Restvertrauen zwischen den streitenden Parteien endgültig zu ruinieren? Francis Fukuyama beispielsweise sieht das Recht bloß als ein notdürftiges »Substitut« von Vertrauen, nur ein unvermeidbares Übel nach dem Zusammenbruch einer vertrauensvollen Beziehung.[5]

In der Tat kann das Recht – in welcher seiner Erscheinungsformen auch immer (Gesetze, Verwaltungsakte, Urteile und so weiter) – nicht *zwischenmenschliches* (»personales«)[6] Vertrauen begründen; dennoch hat die Rechtsordnung als zentrale Kategorie unserer gesamtgesellschaftlichen Verfasstheit erheblichen Einfluss auf unser Verhalten, und zwar nicht etwa nur wegen des erwarteten Rechtsgehorsams, sondern weil es – wenngleich auf eine ganz andere Weise – vertrauensbegründend wirken will: Seine Zwecksetzung liegt darin begründet, dass die durch seinen spezifischen Geltungsanspruch gesetzten »kongruent generalisierten Verhaltenserwartungen«[7] auch gegenüber Unvertrauten, also Fremden, von einer ständigen eigenen Kontrolle des Geschehens entlasten und infolgedessen eine eigene Realität der Verhaltenssicherheit und Erwartungskontinuität kreiert: »Normen schaffen Verhaltensgleichförmigkeit und erleichtern damit eine Wiedererkennbarkeit«.[8] Insoweit versteht sich das Recht in seiner verhaltenssteuernden Sinngebung als ein komplementärer Modus sozialer Orientierung und Kommunikation,[9] weil das Risiko enttäuschten Vertrauens nach Maßgabe des jeweiligen Norm-

---

5 Fukuyama, F. (1996), 27.
6 Näher z. B. Steinfath, H. (2016), 45 ff.
7 Luhmann, N. (1972), 94 ff.
8 von Rohr, A. (2001), 164.
9 Schmidt-Aßmann, E. / Dimitropoulos, G. (2011), 148 f.

schemas bei demjenigen liegt, der vom Normgemäßen abweicht.[10] In dieser Funktion zeigt sich das Recht in modernen, arbeitsteilig strukturierten Gesellschaften als eine fundamental bedeutsame Institution der »Sozialkontrolle«.[11]

Eben dieses Selbstverständnis des Rechts soll im Folgenden im Rahmen des hier unternommenen interdisziplinären Dialoges noch etwas näher skizziert werden, um besser verstehen zu können, warum das Recht auch im hier interessierenden Fokus des Arzt-Patienten-Verhältnisses mit seinem genuin rechtlichen Instrumentarium machtvoll in Erscheinung tritt. Im Sinne einer ersten Annäherung lässt sich dabei ohne Weiteres konzedieren, dass es sich im Laufe der jüngeren Entwicklungsgeschichte offenbar als nicht befriedigend erwiesen hat, die existentiellen Belange der Patienten (»Leib und Leben«, letztentscheidende »Selbstbestimmung« kraft Subjektstellung, Vertraulichkeitsschutz und so weiter) allein vom »Goodwill« innerhalb der jeweiligen interpersonalen Beziehung abhängig zu machen. Oder anders gewendet: Soweit es um die allgemeine Geltung von Patientenrechten geht, bedarf es aller Erfahrung nach einer Instanz, mit deren Hilfe sich diese im Konfliktfall auch durchsetzen lassen.[12]

Allerdings ist der »Verrechtlichung« ärztlichen Handelns auch das Potential dysfunktionaler Effekte immanent, das heißt die verhaltens- und erwartungsstabilisierende Kraft des »Rechtsvertrau-

---

10 Duttge, G. / Er, D. / Fischer, E. S. (2016), 250 f.

11 Zur Unterscheidung von zwischenmenschlichem und Systemvertrauen auch Giddens, A. (1995), 83 ff.

12 Die Kodifizierung des Behandlungsvertrages in den §§ 630a ff. BGB durch das Patientenrechtegesetz 2013 war justament durch die Zielsetzung veranlasst, die bestehenden Defizite bei der Durchsetzung der Patientenrechte zu beseitigen und den Patienten zu ermöglichen, ihren Ärzten »auf Augenhöhe« begegnen zu können: BT-Drs. 17/10244, 1 ff.; BR-Drs. 312/12, 6, 10.

ens« hat offensichtlich ihre Grenzen und Schattenseiten.[13] Diese Problematik, die bis heute weithin im »toten Winkel« rechtswissenschaftlicher Analysen liegt, soll anhand dreier ausgewählter Anwendungskontexte etwas näher beleuchtet werden: erstens am Beispiel der ärztlichen Aufklärung, zweitens in Bezug auf die Patientenverfügung samt der damit eng verknüpften Frage der Stellvertretungsregelung und drittens mit Blick auf die Sonderfragen der Verteilungsgerechtigkeit bei knappen Ressourcen in Fällen der sogenannten »Triage«. Es wird sich im weiteren Verlauf zeigen, dass bislang ganz und gar ungeklärt ist, wie mit den noch näher aufzuzeigenden negativen Effekten der Verrechtlichung in unserer heutigen individualisierten und ökonomisierten Gesellschaft eigentlich umgegangen werden soll.

II. Die Rolle des Rechts in medizinrechtlichen Anwendungskontexten

1. Das »Rechtsvertrauen«

Der Ausgangspunkt des rechtlichen Selbstverständnisses ist bestens bekannt: Wo zwei oder mehr Menschen zusammenkommen, bedarf es orientierender Verhaltensregeln, um das wechselseitige »Fremdsein« und die damit verbundene Unsicherheit über das erwartete Tun der jeweils Anderen aushalten zu können.[14] Weil es aber im täglichen Leben nicht sonderlich zielführend wäre, sich mit jedem

---

13 Von Duttge, G./ Er, D. / Fischer, E. S. (2016), 256 als »dunkle Seite« des Rechts benannt.

14 Stellvertretend für zahlreiche rechtsphilosophische Werke sei lediglich genannt: Jakobs, G. (2008), 13 ff., 23 ff., 28 ff.

Einzelnen im Rahmen der jeweiligen Lebenswelten erst von Fall zu Fall persönlich vertraut zu machen, soll jenseits der unverbindlichen Konventionen das Recht diese Erwartungsunsicherheit verlässlich beseitigen: Ihm kommt die übergreifende Ordnungs- und Steuerungsfunktion im gesamtgesellschaftlichen Rahmen zu, um die menschliche Entfaltung ohne fortwährende Konflikte zu ermöglichen und berechtigte Individualinteressen (»subjektive Rechte«) zur Geltung zu bringen.[15] Idealerweise gilt also: Verbindlich angeordnetes und befolgtes beziehungsweise notfalls (bei rechtswidrigem Abweichen vom Gesollten) zwangsweise durchgesetztes Recht[16] macht das Verhalten der Bürger untereinander voraussehbar – das ist die vielgepriesene »Rechtssicherheit«.[17]

Aus einer rein juristischen Binnenperspektive ist diese bereits dann gewährleistet, wenn die verbindlichen Regeln verabschiedet und im Gesetzesblatt verkündet sind: Dies dürfte vor allem das Selbstverständnis unserer parlamentarischen Gremien und deren Personal sein. Gerichte und Rechtswissenschaftler würden aufgrund der unvermeidlichen Deutungsunsicherheiten der gesetzlichen Formulierungen noch ergänzend verlangen, dass die jeweiligen Regelungsgehalte mit juristischem Scharfsinn und in systematisierender Absicht auf mittlerer Abstraktionsebene[18] (also hin zum Konkreteren) ausreichend kanonisiert sind (sogenannte Rechtsdogmatik).[19]

---

15 Zu weiteren Einzelfunktionen des Rechts, neben der übergreifenden Ordnungs- und anlassbezogenen Konfliktbereinigungsfunktion etwa auch die Integrations- und wertbezogene gesellschaftspolitische Gestaltungsfunktion, im Überblick: Rüthers, B. / Fischer, C. / Birk, A. (2022), Rn. 72 ff. (m.w.N.).

16 Durch Bekräftigung des rechtlich Gesollten per Verwaltungsakt und/oder Urteil und Sanktionierung des Rechtsbruchs.

17 Nach ständiger Rechtsprechung des BVerfG »notwendiger Bestandteil« eines jeden Rechtsstaats, vgl. BVerfGE 74, 129, 152; 86, 288, 327; vertiefend von Arnauld, A. (2006).

18 Z. B. Waldhoff, C. (2022).

19 Vertiefend Bumke, C. (2017).

Um aber ihre soziale Effektivität, das heißt Verlässlichkeit in praxi entfalten zu können, müssen rechtliche Regeln auch für den nicht-juristischen Laien verständlich und ihm zuvor überhaupt erst einmal bekannt sein;[20] darüber hinaus bedarf es in den sozialen Welten auch noch einer gewissen Sensibilität für die jeweiligen rechtsrelevanten Situationen, um diese in ihren normativen Sinngehalten als solche erkennen zu können. Es muss sich des Weiteren auch noch eine gewisse allgemeine Übung im Sinne des rechtlich Gesollten einstellen, so dass Normverletzungen im Innenverhältnis wie in der Folge auch nach außen sichtbar werden.[21] Und es wird die Erwartungssicherheit in Verhaltensweisen der Normadressaten nicht minder davon abhängen, ob die gesetzlichen Vorgaben von ihnen – also von den Menschen wie von den betroffenen Einrichtungen – jedenfalls cum grano salis als angemessen empfunden werden.[22] Das Recht sollte sich also um seiner eigenen Akzeptanz willen nicht allzu weit von den Richtigkeitsvorstellungen der Gesellschaft entfernen, wiewohl diese natürlich mittel- und langfristig ihrerseits beeinfluss- und wandelbar sind.

---

20 Im Strafrecht sind die Anforderungen an die »Bestimmtheit« der sanktionsbegründenden »Tatbestände« nach Maßgabe des Art. 103 Abs. 2 GG, § 1 StGB (jedenfalls dem Grundsatz nach) erhöht.

21 Hierzu wie zu weiteren Variablen der sozialen Rechtsgeltung im Überblick: Duttge, G./ Er, D. / Fischer, E. S. (2016), 254 ff.

22 Pointiert Blankenburg, E. (1972), 56: »Je mehr sich die Gesetze von dem, was auch ohne sie geschieht, entfernen, desto mehr erweisen sie ihre Unwirksamkeit«.

2. Das Arzt-Patienten-Verhältnis

Für das nun im Besonderen interessierende Arzt-Patienten-Verhältnis hatte die frühere Rechtsprechung noch konstatiert, dass dieses »weit mehr ist als eine juristische Vertragsbeziehung«.[23] Denn im Vordergrund stehe doch die vertrauensvolle menschliche Begegnung und das Zusammenwirken von hilfsbedürftigem Patienten und ärztlichem Experten im Rahmen einer »therapeutischen Partnerschaft«.[24] Vertrauen in diesem Sinne ist also personal gemeint, gerichtet auf die konkrete Person als Repräsentant und »Vertrauensintermediär«[25] einer allgemein vertrauenswürdigen Berufsgruppe, dem sich der Patient in »Antizipation einer günstigen Zukunft«[26] – das heißt in bewusstem Eingehen von Risiken und Akzeptanz seiner Verletzlichkeit – anvertraut. Der Modus des Rechts ist aber ein wesentlich anderer: Es wird durch Zuschreibung von Rechten und Pflichten das Eingehen von Risiken minimiert, indem die Einhaltung der normierten Verhaltenserwartungen kontrolliert und ihre Missachtung sanktioniert werden kann. Im Falle einer Erwartungsenttäuschung – dem Arzt unterläuft beispielsweise ein Behandlungsfehler – fällt das Schadensrisiko dann nicht (allein) dem Vertrauenden zur Last, sondern mit Hilfe des Rechts demjenigen, dem das Rechtssystem die Verantwortung hierfür zuschreibt. Rechtsvertrauen gründet sich daher auf ein institutionalisiertes Misstrauen: den Verdacht, dass in Rechtsform gegossene Pflichten (schuldhaft) verletzt werden könnten.

---

23 BVerfGE 52, 131, 169 f.
24 Peintinger, M. (2003).
25 Coleman, J.S. (1990), 175 ff.
26 Oben Fn. 3.

Wesentlich sind dabei zwei konkrete Feststellungen – erstens: Personales und Rechtsvertrauen gehören zwar zwei verschiedenen Welten an, beeinflussen sich aber gegenseitig, und das nicht immer vertrauensstärkend. So verlangt beispielsweise § 630c Abs. 2 S. 2 BGB von dem behandelnden Arzt, seine Patienten eigeninitiativ über Umstände in Kenntnis zu setzen, »die die Annahme eines Behandlungsfehlers begründen« könnten, sofern diese Information relevant ist zur Abwendung gesundheitlicher Gefahren oder wenn der Patient danach fragt.[27] Es liegt auf der Hand, dass die Möglichkeit eines Behandlungsfehlers nicht ohne Weiteres ein vertrauensstabilisierender Gesprächsgegenstand während der laufenden Behandlung auf der personalen Ebene des Arzt-Patienten-Verhältnisses sein dürfte.[28] Es ist deshalb davon auszugehen, dass die Bereitschaft der Ärzteschaft, diese Rechtsvorschrift zu befolgen, (milde gesprochen) recht überschaubar sein dürfte; und jenseits von streit- und risikoaffinen Zeitgenossen dürften auch jene Patienten, die fortlaufend die Möglichkeit eventuell behandlungsfehlerbegründender Umstände erfragen, die deutliche Minderheit ausmachen.[29]

Die zweite mir bedeutsame Feststellung lautet: Vertrauen in die Funktionalität eines Systems wie etwa das System »Recht« impliziert das Vertrauen in die Funktionalität der ihr immanenten Kontroll- und Sanktionsmechanismen. Wo das Gesollte nur im Gesetzbuch, nicht aber in der sozialen Wirklichkeit zu finden ist, steht

---

27 Ausführliche Interpretation der rechtlichen Einzelheiten bei Hegerfeld, N. (2018), 320 ff.

28 Wie hier auch z. B. Spickhoff, A. (2022), § 630c BGB Rn. 27.

29 So auch Gutmann, T. (2021), 43: »die Norm läuft weitgehend leer«. Siehe auch das – aus Sicht des Gesetzgebers – ernüchternde Ergebnis einer Befragungsstudie unter Patienten/Innen, Verbänden und Rechtsvertretern: IGES (2016), 131: »[…] kann nicht davon ausgegangen werden, dass die Regelung des § 630c Abs. 2 S. 2 BGB zu einer besseren Information der Patienten bei Verdacht auf einen Behandlungsfehler geführt hat«

die Glaubwürdigkeit des Systems in Frage. Als der Gesetzgeber mit Einführung des sogenannten Patientenrechtegesetzes im Jahr 2013[30] die Rechtssicherheit im Arzt-Patienten-Verhältnis stärken wollte, indem er zentrale Pflichten der Behandlerseite in Gesetzesform goss, hat er nicht nur die Möglichkeiten rechtlicher Steuerung deutlich überschätzt, sondern vor allem das janusköpfige Potential rechtlicher Steuerung in Bezug auf die sozialen Realbeziehungen verkannt. Denn Menschen handeln und entscheiden stets innerhalb von konkreten sozialen Rahmenbedingungen und nicht – jedenfalls nicht nur und nicht allein – nach den Idealvorstellungen des Gesetzgebers. Die moderne Medizin kennt heute aber Ressourcenknappheit, ökonomischen Druck, Überforderung durch ausfernde Bürokratisierung und Formalisierung als zentrale Einflussfaktoren, die es mitbedingen, dass der eigentliche Bezugspunkt aller ärztlichen Tätigkeit – der Patient – immer mehr in den Hintergrund rückt. Bei aller Notwendigkeit einer rechtlichen Kontrolle des Arzt-Patienten-Verhältnisses kann das Recht von den wahren Aufgaben ablenken und interessengeleitet benutzt werden; es schafft jenseits einer bloßen Missbrauchskontrolle[31] Gefahren für das Selbstverständnis eines Arztes, die dazu angetan sind, dieses »in seinem Wesen zu verändern«.[32] Das sei anhand der schon eingangs erwähnten Anwendungsbeispiele etwas eingehender illustriert.

---

30 Gesetz zur Verbesserung der Rechte von Patientinnen und Patienten vom 20.2.2013 (BGBl. I, 277); zu den zentralen Fehlern dieses Gesetzes näher Duttge, G. (2013a), 135 ff.

31 Auf diese Funktion zutreffend beschränkend Schreiber, H.-L. (1984).

32 Wieland, W. (1986), 74 ff., 89.

3. Ausgewählte Anwendungskontexte

a) Ärztliche Aufklärung

Der »informed consent« ist ganz gewiss ein zentrales, medizin-
ethisch wie juristisch überzeugend begründetes Konzept und Legiti-
mationserfordernis für die Vornahme eines ärztlichen Heileingriffs:
Ganz im Sinne der großen Aufklärungsidee[33] ist es die Legitimation
kraft eigenverantwortlichen Urteils des Patienten über das Ob und
Inwieweit seiner das Behandlungsgeschehen mittragenden Akzeptanz in Bezug auf das therapeutisch Gebotene, das ihm von einem
sachkundigen Arzt kraft dessen Heilauftrags angeboten wird. Wenn
das Recht aber die Ärzteschaft mit dem Drohmittel des Haftungs-
und sogar Strafrechts[34] dazu nötigt, ihre Patienten ohne Rücksicht
auf deren individuellen Informationsbedürfnissen mit einem Füll-
horn von medizinischen Details zu überschütten, »insbesondere« –
das Gesetz will gar nicht abschließend sein (!) – über »Art, Umfang,
Durchführung, zu erwartende Folgen und Risiken der Maßnahme
[Risiken ohne Rücksicht auf deren statistische Vernachlässigbar-
keit][35] sowie ihre Notwendigkeit, Dringlichkeit, Eignung und Er-
folgsaussichten« (§ 630e Abs. 1 S. 1 BGB) und des Weiteren über
gleichrangige Behandlungsalternativen mitsamt den jeweils hierzu geltenden Nutzen-, Risiko- usw. -erwartungen (§ 630e Abs. 1

---

33 Kant, I. (1784).

34 Für eine Begrenzung der strafrechtlichen Relevanz von Aufklärungsmängeln siehe den
neuen Regelungsvorschlag des Kriminalpolitischen Kreises (2021), 65 ff.

35 So die ständige Rechtsprechung, z. B. BGH NJW 1980, 633, 634; OLG Düsseldorf NJW
1989, 2334, 2335; OLG Koblenz NJW 1999, 3419, 3420 f.; MedR 2004, 501; OLG Köln
VersR 2008, 1072, 1073: auch bei »extrem seltenen Risiken eines Eingriffs« ist aufzuklären, sofern dieser »eingriffsspezifisch« ist.

S. 3 BGB),[36] und wer hierfür auch noch die Ärzteschaft im Haftungs-prozess als beweispflichtig betrachtet (vgl. § 630h Abs. 2 S. 1 BGB), der muss sich nicht wundern, wenn »defensivmedizinisch« nicht mehr das mündliche Gespräch, sondern das zur Unleserlichkeit verkommene standardisierte Aufklärungsformular die gängige Re-aktion der klinischen Praxis ist – und der Aufklärungsgedanke auf diese Weise ad absurdum geführt wird.

Defensivmedizin meint bekanntlich ein Entscheidungsverhal-ten des Arztes, das nur noch auf die eigenen forensischen Risiken blickt, statt in wahrhaft ärztlicher Verantwortung – »in authen-tischer Sorge um den ganzen Menschen«[37] – zu handeln. Dann geht es nur noch um »Dienst nach Vorschrift«, um einen »Ali-bismus«, auf dass formaliter alles »korrekt« erscheint, in letzter Konsequenz – mit Anschütz – um eine »seelen- und rücksichtslo-se Absicherung gegen den Juristen«.[38] Einer ärztlichen Aufklärung bedarf es de jure übrigens auch für jede Medikamentengabe, weil die Packungsbeilage (§ 11 AMG) vom pharmazeutischen Herstel-ler stammt und deshalb nicht der Selbstbestimmungs-, sondern der Sicherheitslogik folgt. Aufklärungspflichtig gilt die Medika-mentengabe unabhängig davon, ob sie ambulant oder stationär im Krankenhaus erfolgt.[39] Ist es jedoch überhaupt vorstellbar, dass offenbar in einem Teilbereich ärztlichen Handelns tagtäglich flä-chendeckend Unrecht geschieht, und es niemand bemerkt und be-anstandet?

---

36 Hinzu kommen noch die Sicherungs- und die wirtschaftliche Aufklärung sowie jene schon erwähnte des § 630c Abs. 2 S. 2 BGB (Umstände eines möglichen Behandlungs-fehlers); instruktiver Über- und näherer Einblick in die verschiedenen Aufklärungstypen bei Deutsch, E. / Spickhoff, A. (2014), Rn. 435 ff.
37 Maio, G. (2012), 394 ff.
38 Anschütz, F. (1987), 186.
39 Dazu näher Duttge, G. / Meyer, T. (2021), 335 f.

Noch fundamentaler und für das hiesige Generalthema noch be-
trachtungswürdiger ist aber, wie in diesem juristischen Aufklärungs-/
Einwilligungskonstrukt eigentlich das Arzt-Patienten-Verhältnis be-
ziehungsethisch gedacht ist: Es ist erkennbar nicht das jeweils individuelle, empathische, vertrauensvolle Miteinander, sondern weit
mehr das Kunden-Dienstleistungsmodell nach der modern-abge-
klärten Devise des »take it or leave it!«: Denn natürlich kann der
Patient, wenngleich unter nicht restlos geklärten rechtlichen Voraussetzungen,[40] auf eine ärztliche Aufklärung auch verzichten. Aber es
gibt dabei ebenso wenig den »Standardpatienten« – den Humun-
culus normalis[41] – wie die standardgemäße Sozialbeziehung, so dass
es auch keinen Informationsstandard geben kann, der für jeden individuell Bedürftigen gleichermaßen adäquat wäre.[42]

Freilich will das Recht den Fürsorgegedanken keineswegs vollständig aus dem Informationsgeschehen ausschließen: Bekanntlich
reicht die Kontroverse um die »Wahrheit am Krankenbett« bereits
Jahrzehnte zurück und gab es immer eine deutliche Neigung, dem
behandelnden Arzt die Befugnis einzuräumen, besonders belasten-
de Diagnosen aus »therapeutischen Gründen« jedenfalls zeitweise
zurückzuhalten. Der Reformgesetzgeber aus dem Jahre 2013 hat sich
aber um der politisch verlautbarten »Stärkung der Patientenrechte«
willen nicht getraut, diesen Vorbehalt klar und unmissverständlich
ins Gesetz zu schreiben; nach entsprechender Kritik am Referenten-

---

40 Die ältere Rechtsprechung betont den »Ausnahmecharakter« des Aufklärungsverzichts
   und tendiert dazu, dem Patienten »Basisinformationen« aufzudrängen: BGHZ 29, 46,
   54; BGH NJW 1973, 556, 558.
41 Duttge, G. (2016), 667.
42 Deshalb dürfte ein radikaler Paradigmenwechsel im Recht der ärztlichen Aufklärung
   unvermeidlich sein, so dass von vornherein die individuellen Informationswünsche des
   individuellen Patienten Reichweite und Grenzen des »informed consent« markieren:
   Duttge, G. (2015a), 193 ff.

entwurf (der eine ausdrückliche Regelung noch vorsah)[43] ist jetzt in § 630e Abs. 3 BGB nur noch davon die Rede, dass die ärztliche Aufklärung »aus besonderen Gründen« entfallen könnte. Erst die Gesetzesmaterialien, die dem juristischen Laien nicht ohne Weiteres zugänglich sein dürften, klären über die Rechtslage auf.[44] Und diese Rechtslage gibt einer intransparenten, nicht ohne Weiteres aus der persönlichen Beziehung geschöpften ärztlichen Eigenmacht den Vorrang, statt den jeweils einzelnen Patienten kraft seines »Rechts auf Nichtwissen«[45] selbst entscheiden zu lassen – zu Lasten nicht nur der eigentlich bezweckten Rechtssicherheit, sondern selbstredend zu Lasten auch des fragilen interpersonalen Vertrauens. Im Übrigen beinhaltet humanitäre Fürsorge nicht die Entmündigung des Patienten, sondern eine menschliche Begegnung mitsamt dem Bemühen um ein empathisches Miteinander, um dem Hilfsbedürftigen zu einem eigenständigen (»selbstbestimmten«) Mitentscheiden und Mitbegleiten zu befähigen.

b) Patientenverfügung und Patientenvertreter am Lebensende

Wenn wir uns von diesem allgemeinen arztrechtlichen/-ethischen Fokus nunmehr der heute im Besonderen im Mittelpunkt der gesellschaftlichen Debatte stehenden »Vertrauenssache Sterbebegleitung«[46] zuwenden, so ist eines ganz gewiss: In der letzten, ausnehmend sensiblen Lebensphase im Vorfeld eines bereits absehbaren Ablebens bedarf der vulnerable Mensch in besonderem Maße einer geschützten Sphäre, die ihm ein behütetes Abschied-nehmen-Können ermöglicht. Das Letzte, was schwerstkranke, dem Tode geneigte

---

43 Dazu bereits Duttge, G. (2014), 157.
44 Vgl. BT-Drs. 17/10488, 22 f.
45 Z.B. Duttge, G. (2015b), 75 ff. und Duttge, G. (2019), 9 ff.
46 So die Betitelung eines Bandes von Höver, G. / Baranzke, H. / Schaeffer, A. (2013).

Patienten gebrauchen können, ist ein »Kampf ums Recht«[47] zwischen Behandlungsteam und Angehörigen – oder den Angehörigen untereinander – um die »richtige« Entscheidung zwischen lebenserhaltender Therapieverlängerung und Begrenzung/Einstellung der intensivmedizinischen Intervention. Man sollte die Stärkung des Selbstbestimmungsrechts durch die Option rechtsverbindlicher Vorausverfügungen (vgl. § 1901a Abs. 1 BGB a.F. bzw. § 1827 Abs. 1 BGB n.F.[48]) aber nicht zu geringschätzen, weil es ganz offensichtlich ein geradezu als existentiell empfundenes Bedürfnis vieler Menschen gibt, in der letzten Lebensphase nicht zu einem »willen- und würdelosen[49] Objekt der Apparatemedizin« herabgewürdigt zu werden. Insofern ist es also wiederum die Leitidee der »Rechtssicherheit« im Sinne einer verbindlichen und effektiven (antizipierenden) Festlegung oder jedenfalls Beeinflussung künftiger Therapieentscheidungen und einer hinreichenden Verlässlichkeit der juristischen Konstrukte und Verfahren, die garantieren soll, dass der frühere Patientenwille im späteren Zustand der Handlungsunfähigkeit die Entscheidungen Anderer determiniert.

Welch schöne Utopie! In Wahrheit kann das Recht – und dies ist als allgemeingültige Einsicht gemeint – seine Befolgung im Sinne der jeweils in Bezug genommenen Leitidee nicht restlos erzwingen, selbst wenn nachträglich feststellbare Pflichtwidrigkeiten hin und wieder Sanktionen nach sich ziehen sollten. Das Recht setzt vielmehr redliche und rechtliche, verständige und verständnisvolle, sach- und auch rechtskundige, streng an der mit dem Leben gestellten konkreten

---

47 In Anlehnung an eine berühmte Schrift des Rechtstheoretikers Rudolph von Jhering (1872).

48 Mit Wirkung zum 1.1.2023 durch das Gesetz zur Reform des Vormundschafts- und Betreuungsrechtes vom 4.5.2021 (BGBl. I, 882).

49 Zum Bedeutungsgehalt des »Würdelosen« in diesem Kontext näher (am Beispiel der Spaemann´schen Befassung mit dem Kontext des Sterbens) Klitzke, K. (2013), 315 ff.

Herausforderung unter Absehung eigener Interessen und dem Drang zur Rechthaberei orientierte und befähigte Menschen voraus. Im hiesigen Kontext also: Vorsorgebevollmächtigte (vgl. §§ 1896 Abs. 2, 1901a Abs. 6, 1901b Abs. 3, 1904 Abs. 5 BGB a.F. bzw. §§ 1814 Abs. 3 S. 2 Nr. 1, 1820 Abs. 2, 1827 Abs. 6, 1828 Abs. 3, 1829 Abs. 5 BGB n.F.[50]), die ihre Stellvertreterrolle im Außen- wie Innenverhältnis (das heißt mit Bindung an den mutmaßlichen Patientenwillen, § 1901a Abs. 2 BGB a.F. bzw. § 1827 Abs. 2 BGB n.F.[51]) im gesollten Sinne mit aller notwendigen Ernsthaftigkeit wahrnehmen, gerichtlich bestellte Betreuer (§§ 1896 ff. BGB a.F. bzw. §§ 1814 ff. BGB n.F.[52]), die sich mit aller Sorgfalt und im Gespräch mit den (sonstigen) Angehörigen und Vertrauenspersonen (§ 1901b Abs. 2 BGB a.F. bzw. § 1828 Abs. 2 BGB n.F.[53]) um die Ermittlung des mutmaßlich (vom individuellen Patienten) Gewollten bemühen, Betreuungsrichter, die nicht nur bei formell-rechtlicher Genehmigungsbedürftigkeit (vgl. §§ 1904 Abs. 2, 4, 1906 Abs. 2, 1906a Abs. 2 BGB a.F. bzw. §§ 1829 Abs. 2, 4, 1831 Abs. 2, 1832 Abs. 2 BGB n.F.), sondern auch bei sonstigen Mitteilungen und Anzeigen von Amts wegen[54] (zeitnah) wegweisend tätig sind, und schließlich Ärzte, die ihre bzgl. der Patientenautonomie de jure ihnen zugedachte Rolle als eine bloße Missbrauchskontrolle gegenüber den Stellvertretern,[55] ohne kurzerhand selbst das »Steuer« zu übernehmen, respektieren und sich ansonsten auf ihre professionelle Expertise (»Indikation«!) konzentrieren.

---

50 Siehe Fn. 48.
51 Wie vorstehende Fn.
52 Wie vorstehende Fn.
53 Wie vorstehende Fn.
54 Vgl. BGH NJW 2014, 3572, 3574 f.; 2016, 3297, 3301: »Zum anderen kann jeder [...] aufgrund des Amtsermittlungsprinzips im Betreuungsverfahren jederzeit eine betreuungsgerichtliche Kontrolle der Entscheidung des Bevollmächtigten in Gang setzen«
55 Vgl. BGHZ 211, 67, 80 Rn. 39: »wechselseitige Kontrolle zwischen Arzt und Betreuer«; siehe auch Duttge, G. (2017), 576: »checks and balances«.

Mit Wirkung zum 1.1.2023 hat der Gesetzgeber allen Ehegatten[56] ein automatisches wechselseitiges Recht zur Stellvertretung in Gesundheitsangelegenheiten eingeräumt, das heißt, ohne dass es noch einer vorherigen Bevollmächtigung oder gerichtlichen Bestellung bedarf (§ 1358 BGB n.F.[57]). Diese neue Stellvertreterbefugnis[58] wirft auf die Vertrauensfrage interessante Schlaglichter: Denn es sollte hierdurch in gesamtgesellschaftlicher Dimension die gemutmaßte bevölkerungsweite Annahme rechtliche Bestätigung und Beglaubigung finden, auf dass in der klinischen Realität nicht mehr Enttäuschungen vorprogrammiert sind. Jedoch sind auf diese Weise neue Hinderungsgründe des Vertrauenkönnens im einzelnen Behandlungsfall produziert worden, denn die ärztliche Seite muss sich nach der gesetzgeberischen Konzeption nahezu blind auf die Versicherung der vertretungswilligen Ehegatten verlassen, dass er/sie sich mit dem Patienten in einer bestehenden persönlichen Lebensgemeinschaft befindet (nicht »getrennt lebend«), der vertretungsbedürftige Ehegatte nicht einer solchen Interessenwahrnehmung zuvor widersprochen hat und nach Kenntnis des potentiellen Notvertreters (gilt jedenfalls für eine Übergangsphase, maximal jedoch bis zu sechs Monaten) weder eine Vorsorgevollmacht erteilt noch ein Betreuer bereits bestellt worden ist. Es liegt auf der Hand, dass mit dieser Verfahrensweise, die der Ärzteschaft aus praktischen Gründen aufwendige Nachforschungen ersparen wollte,[59] erhebliche Vertrauensprobleme im Verhältnis zu den Ehegatten geschaffen worden sind. Denn diese haben jetzt einen Anspruch auf Ausstellung einer ärztlichen Bescheinigung, die

---

56 Gleichgültig, ob heterosexuelle oder homosexuelle Verbindungen, vgl. § 21 LPartG.
57 Wie Fn. 48.
58 Zu den Voraussetzungen im Einzelnen und den praktischen Folgen z.B. Duttge, G. (2022a), 1464 ff.
59 Vgl. BT-Drucks. 19/24445, 181.

ihre gesetzliche Vertretungsbefugnis ausweist, obgleich der ausstellende Arzt Teile seiner Bescheinigung nur deshalb beglaubigen kann, weil sie ihm vom jeweiligen Ehegatten zuvor (schriftlich) versichert worden sind.[60] Der Eindruck drängt sich auf, dass dadurch – auch um der intendierten Schonung der knappen Justizressourcen (Betreuungsgerichte) willen[61] – die formal-juristische Seite eine vordergründige Lösung verspricht, die das Eigentliche des Sachproblems eher verschleiert. Denn juristisch ist natürlich auch der Ehegatte im Innenverhältnis an den mutmaßlichen Patientenwillen gebunden (§ 1358 Abs. 6 i.V.m. §§ 1821, 1827 f. BGB n.F.[62]) – doch wer vermag diese im Lichte der Patientenautonomie fundamentale Gegebenheit überhaupt noch von außen zu evaluieren und sicherzustellen?

Über die Schwächen und Mängel des Rechts zur Patientenverfügung könnte an dieser Stelle ausschweifend referiert werden: Als bloße Stichworte zu den fortbestehenden Unsicherheiten seien nur das Zentralproblem ihrer hinreichenden »Bestimmtheit«,[63] die streitige Frage der »Interpretationshoheit« (wer darf rechtsverbindlich beurteilen, was das Geschriebene zu bedeuten hat)[64] und die eklatante Unklarheit hinsichtlich der personenbezogenen Wirksamkeitsvoraussetzung eines Widerrufs nach § 1901a Abs. 1 S. 3 beziehungsweise (nach neuem Recht) § 1827 Abs. 1 S. 3 BGB (Einwilligungsfähigkeit erforderlich?) genannt.[65] Immerhin sei als Positivum, ja geradezu als hochbedeutsamer Fingerzeig in eine

---

60 Kemper, R. (2021), 267: »Der Arzt bestätigt dem vertretenden Ehegatten Tatsachen, von denen er nur weiß, weil ihm gerade dieser Ehegatte davon berichtet hat«

61 BT-Drs. 19/24445, 109 und 155.

62 Wie Fn. 48.

63 Dazu die jüngere höchstrichterliche Spruchpraxis, die einer »Echternacher Springprozession« ähnelt: BGHZ 211, 67 ff.; BGHZ 214, 62 ff.; BGH NJW 2019, 600 ff.

64 Zu diesem bis heute fortbestehenden Problem näher Duttge, G. (2011), 34 ff.

65 Vertiefende Kritik an der bestehenden Rechtsgestaltung zum Instrument der Patientenverfügung z.B. bei Duttge, G. (2015c), 39 ff.

Richtung jenseits des scharfen Antagonismus von »Recht« und »Unrecht«, »Pflicht« und »Pflichtverletzung« ebenso erwähnt, dass die dialogische Struktur bei der Komplexitätsbewältigung der jeweils konkreten Grenzsituation nahe dem Lebensende etwa im Gewand eines Klinischen Ethikkomitees im Gesetz durchaus angelegt ist (vgl. § 1901b Abs. 1 S. 2 bzw. § 1828 Abs. 1 S. 2 BGB) – was beglaubigt, dass nur eine prozesshafte (hermeneutische) Annäherung im vertrauensvollen Miteinander und eine fortwährende Aktivierung ernsthafter Reflexionsprozesse aller Beteiligten zu allseits mitgetragenen, als »richtig« empfundenen Antworten führen kann. Dies garantiert natürlich keine »Sicherheit« im Sinne einer definitiven Festlegung mit nachfolgendem Recht zum Einklagen, wohl aber eine diskursive Spiegelung der Überlegungen, Einschätzungen und des Für-richtig-Haltens im bestmöglichen Sinne des betroffenen Patienten – wenn das Prozedere einen guten Verlauf nimmt und die richtigen Menschen zusammenkommen. Was die Aufgabe sehr erschwert, ist allerdings der Umstand, dass ausgerechnet jene Person, um deren Schicksal es letztlich geht, in diesem Prozess nur noch als Objekt in den Händen der Anderen und nicht mehr als partizipierender Experte in eigenen höchstpersönlichen Angelegenheiten[66] in Erscheinung tritt – bei allem juristischen Euphemismus um die »Selbstbestimmung am Lebensende«.

c) Triage

In der zuletzt wieder aufgeflammten Kontroverse um die Fragen der Verteilungsgerechtigkeit bei (zu) knappen Ressourcen stellt sich die Vertrauensfrage deutlich anders: Hier vermisste das BVerfG in

---

66 Vgl. Duttge, G. (2018), 48: Der Patient ist der unvertretbare »Experte« zu seinen höchstpersönlichen Wertvorstellungen und Lebenszielen.

seinem Urteil vom 16.12.2021[67] eine demokratisch legitimierte, also parlamentarische Rahmenentscheidung, die insbesondere eine eventuelle Benachteiligung von Patienten mit »Behinderung« verlässlich unterbindet. Dass körperlich gehandicapte oder psychisch belastete Menschen die Sorge haben, in den Einrichtungen der Gesundheitsversorgung nicht in äquivalenter Weise wie andere »behandelt« zu werden, ist offenbar eine nicht ganz unbegründete Sorge, wenn der klinischen Medizin vorgehalten wird, dass ihr Blick auf Behinderte noch immer mehr defizit- denn teilhabeorientiert sei.[68] Hier ist also schon im Ausgang das generelle Vertrauen in einen sach- wie gleichgerechten Zugang zu den an sich allen offenstehenden Behandlungsmöglichkeiten brüchig, und es liegt auf der Hand, dass dieses Misstrauen auch die Haltung der betroffenen Menschen beeinflusst. Was daran allerdings eine gesetzesförmliche Bekräftigung dessen ändern könnte, was sich auch schon in der einschlägigen medizinischen Leitlinie der deutschen Intensivmedizin[69] unmissverständlich ausgesprochen findet: nämlich ein ausnahmsloses Verbot jedweder Diskriminierung von »Behinderten«, diese Frage muss sich jedem Unbefangenen geradezu aufdrängen, der nicht an die heilende Kraft eines Gesetzes im Bundesgesetzblatt glaubt. Hierzu zählt jedoch – nicht ganz überraschend – die Mehrheit des Deutschen Bundestages und das für die Verabschiedung des neuen § 5c Abs. 1 IfSG[70] federführende Bundesgesundheitsministerium.

---

67 NJW 2022, 380 ff.
68 Siehe dazu die sachverständigen Hinweise im Rahmen des Verfahrens vor dem BVerfG (Fn. 67).
69 Zuletzt in der Fassung vom 14.12.2021 (3. Auflage), https://www.divi.de/joomlatools-files/docman-files/publikationen/covid-19-dokumente/211214-divi-covid-19-ethik-empfehlung-version-3-entscheidungen-ueber-die-zuteilung-intensivmedizinischer-ressourcen.pdf. [10.05.2022].
70 BR-Drs. 577/22, inzwischen in Kraft getreten: BGBl. I 2022, 2235.

Diffiziler ist die in diesem Zusammenhang besonders umstrittene Frage, ob der Covid-19-Patient mit Aufnahme seiner intensivmedizinischen Versorgung – weil er zu diesem Zeitpunkt gegenüber anderen Bedürftigen priorisiert wurde – berechtigterweise darauf vertrauen darf, dass er die lebensrettende Versorgung nach Maßgabe seines individuellen Bedarfs auch weiterhin und unabhängig davon erhält, dass nach ihm neu eingetroffene lebensbedrohlich Erkrankte ihm gegenüber nach demselben Priorisierungskriterium eigentlich vorrangig behandelt werden dürften, aber jetzt mangels freier Kapazitäten sterben müssen (sog. ex post-Triage). Schon der Umstand, dass dasselbe Problem der Verteilungsgerechtigkeit zu zwei unterschiedlichen Zeitpunkten verschieden beurteilt würde, spricht gerechtigkeitstheoretisch deutlich für eine Geltung des Gleichbehandlungsgebots zugunsten aller Patienten, unabhängig davon, wann der Zufall sie in die Notfallaufnahme bringt.[71] Bedenken hiergegen ließen sich jedoch insofern begründen, als eine vorzeitige Aufkündigung der individuellen Fürsorge um der Hilfeleistungspflichtigkeit für das gesamte Patientenkollektiv wohl unweigerlich als Vertrauensbruch gegenüber denjenigen aufgefasst werden muss, denen die weitere lebensrettende Behandlung vorzeitig »weggenommen« wird.[72] Ist es aber nicht ein ebenso fundamentaler Vertrauensbruch, wenn lebensbedrohlich Erkrankte – dem allgemeinen Hilfeleistungsversprechen zuwider – an der Eingangspforte abgewiesen werden müssen, weil die knappen Ressourcen aufgrund der schicksalhaften Lebensläufe bereits von anderen verbraucht werden, selbst wenn diese inzwischen bereits einen besseren Gesundheitsstatus erreicht haben?

---

71 Dazu näher Duttge, G. (2022b), 154 ff.; Hörnle, T. (2021), 169 ff.: Zuordnung knapper Ressourcen ist eine Frage von Teilhaberechten, nicht von Abwehrrechten.

72 So u. a. auch Sowada, C. (2020), 457 f.: Unterminierung des »kollektiven Systemvertrauens«.

III. Ausblick

Am Ende dieses kleinen Ausflugs in die unendlichen Weiten des juristischen Universums sei resümierend vor allem betont, dass das Recht ebenso unverzichtbar wie allgemein überschätzt ist: Es hat in seinen zentralen Festlegungen sehr wohl wertbildende beziehungsweise stärkende Kraft – man denke nur an das Selbstbestimmungsrecht von Patienten, auch der einwilligungsunfähigen –, und es gibt eine klare Orientierung über Zuständigkeiten und Pflichtigkeiten, Verfahren, Informations- und Partizipationsmöglichkeiten. Gerade für die Patienten ist es ein unter Umständen machtvolles Instrument, um innerhalb der vorherrschenden Machtasymmetrien die eigene Teilhabe am Behandlungsgeschehen durchzusetzen.

Das Recht ist aber nicht »self-executiv«, und es kann seinen Fehlgebrauch, selbst seinen bewussten Missbrauch nicht effektiv verhindern. Vor allem hat es aber das Potential, die eigentlichen Sachthemen und Herausforderungen zu »kolonialisieren« und dadurch auf Imperative umzustellen, die dafür dysfunktional sind[73] – die »gesuchte Unverantwortlichkeit« einer Defensivmedizin ist dafür nur ein besonders naheliegendes Beispiel. Mit seinem Hang zur Perfektion kann das Recht eine geradezu erdrückende Wirkung entfalten, obgleich das intendierte Ziel einer wirklich lückenlosen und nicht mehr in Frage zu stellenden Rechtssicherheit eine Fata Morgana der Rechtsinstanzen bleiben wird. Dieser allgemeine Trend zur Überregulierung weist allerdings auf eine Grundbefindlichkeit unserer Gesellschaft hin, die uns alle Sorgen bereiten sollte: »Wo Recht und Ethik blühen, steht es[...]« – in Anlehnung an Otfried Höffe – »[...] um die Sitten und das allgemeine Vertrauen in

---

73 In Anlehnung an Habermas, J. (1981), 522 ff., 547.

einer Gesellschaft schlecht.«[74] Wenn rechtliche Regulierung inzwischen weitreichend das System »Medizin« und »Gesundheitsversorgung« beherrscht, kann es um das allgemeine Vertrauen darauf, dass hier alles nach arztethischem Ideal zum besten Wohle aller und insbesondere auch der Schwächsten geschieht, nicht zum Besten bestellt sein. Das Recht ist also eher ein Notbehelf zur Abwehr gröbster Fehlentwicklungen, aber kein vollwertiger Ersatz für das vertrauensvolle Miteinander im Arzt-Patienten-Verhältnis. Es täte daher gut daran, sich auf die wesentlichen »Grenzkontrollen« und Rahmungen zu beschränken.

>>*Der moderne Mensch schiebt zwischen sich und die Natur eine
immer abstraktere und kompliziertere Maschinerie, die ihn in die
Einsamkeit stößt. Aus Papier, Büros und Beamten ist eine Welt
entstanden, aus der alle menschliche Wärme geschwunden ist
und wo der Kontakt von einem zum andern nur noch durch ein
Labyrinth von Formalitäten führt [...].*<<*
Albert Camus, La crise de l'homme (1946/47). In: Bibliothèque de
La Pléiade, Œuvres complètes, Bd. II: 1944–1948, 737–748.

Literatur

Anschütz, Felix (1987): Ärztliches Handeln. Grundlagen, Möglichkeiten, Grenzen, Widersprüche. Darmstadt: Wissenschaftliche Buchgesellschaft.

von Arnauld, Andreas (2006): Rechtssicherheit. Perspektivische Annäherungen an eine »idée directrice« des Rechts. Tübingen: Mohr Siebeck.

Blankenburg, Erhard (1972): Über die Unwirksamkeit von Gesetzen. In: Archiv für Rechts- und Sozialphilosophie (ARSP) 63 (1), 31–57.

---

74 Höffe, O. (2002), 14.

Bumke, Christian (2017): Rechtsdogmatik. Eine Disziplin und ihre Arbeitsweise. Tübingen: Mohr Siebeck.

Camus, Albert (1946/47): La crise de l'homme. In: Bibliothèque de la Pléiade, Œuvres complètes, Bd. II: 1944–1948, 737–748.

Coleman, James S. (1990): Foundations of Social Theory. Cambridge: Harvard University Press.

Cross, Frank B. (2005): Law and Trust. Working paper No. 064, Law and Economics Working paper series, University of Texas at Austin, School of Law. http://ssrn.com/abstract=813028 [10.05.2022].

Deutsch, Erwin / Spickhoff, Andreas (2014): Medizinrecht. Berlin / Heidelberg: Springer.

Duttge, Gunnar (2011): Patientenverfügungen unter ärztlicher Deutungshoheit? In: Intensiv- und Notfallmedizin 48 (1), 34–37.

Duttge, Gunnar (2013a): Fehler im Patientenrechtegesetz. Juristische und ethische Probleme der Neuregelung. In: A. Frewer / K. Schmidt / L. Bergemann (Hg.): Fehler und Ethik in der Medizin – Neue Wege für Patientenrechte (Jahrbuch Ethik in der Klinik, Bd. 6). Würzburg: Königshausen & Neumann, 135–151.

Duttge, Gunnar (2013b): Vertrauen am Lebensende durch Recht? In: G. Höver / H. Baranzke / A. Schaeffer (Hg.): Sterbebegleitung: Vertrauenssache. Herausforderungen einer person- und bedürfnisorientierten Begleitung am Lebensende. Würzburg: Königshausen & Neumann, 143–174.

Duttge, Gunnar (2014): Begrenzung der ärztlichen Aufklärung aus therapeutischen Gründen? Renaissance eines alten Themas im neuen Patientenrechtegesetz. In: K. Yamanaka / F. Schorkopf / J.-M. Jehle (Hg.): Präventive Tendenzen in Staat und Gesellschaft zwischen Sicherheit und Freiheit. Göttingen: Universitätsverlag, 143–159.

Duttge, Gunnar (2015a): Die Rolle der Wahrheit im Medizinrecht. In: U. Nembach (Hg.): Informationes Theologiae Europae. In: Internationales ökumenisches Jahrbuch für Theologie 18. Frankfurt am Main et al.: Lang, 193–208.

Duttge, Gunnar (2015b): Rechtlich-normative Implikationen des Rechts auf Nichtwissen in der Medizin. In: P. Wehling (Hg.): Vom Nutzen des Nichtwissens. Sozial- und kulturwissenschaftliche Perspektiven. Bielefeld: Transcript, 75–92.

Duttge, Gunnar (2015c): Die Patientenverfügung – Sinngebung, Kritik und offene Fragen. In: M. Coors / R.J. Jox / J. in der Schmitten (Hg.): Advance Care Planning. Von der Patientenverfügung zur gesundheitlichen Vorausverfügung. Stuttgart: Kohlhammer, 39–51.

Duttge, Gunnar (2016): Das Recht auf Nichtwissen in einer informationell vernetzten Gesundheitsversorgung. In: Medizinrecht 34 (9), 664–669.

Duttge, Gunnar (2017): Zur Reichweite von Lebensschutz und Selbstbestimmung im geltenden Sterbehilferecht. In: F.-J. Bormann (Hg.): Lebensbeendende Handlungen. Ethik, Medizin und Recht zur Grenze von »Töten« und »Sterbenlassen«. Berlin / Boston: de Gruyter, 569–594.

Duttge, Gunnar (2018): Patientenautonomie zwischen Ideal und Realität. In: National University of Kaohsiung Law Journal (taiw.) 14 (1), 43–79.

Duttge, Gunnar (2019): Zur Sinnhaftigkeit des Nichtwissens und seiner normativen Absicherung. Eine thematische Einführung. In: G. Duttge / C. Lenk (Hg.): Das sogenannte Recht auf Nichtwissen. Normatives Fundament und anwendungspraktische Geltungskraft. Münster: mentis, 9–20.

Duttge, Gunnar (2022a): Notvertretungsrecht in der Intensivmedizin. In: Deutsche Medizinische Wochenschrift (DMW) 147 (22), 1464–1468.

Duttge, Gunnar (2022b): Zwischen Lebensrettung und Preisgabe an den Tod: Zu den verfassungs- und medizinstrafrechtlichen Grenzen der Triage. In: T. Bahne / J. Römelt (Hg.): Lebenswert in Verantwortung. Ethische Herausforderungen in der Corona-Pandemie. Würzburg: Echter Verlag, 147–165.

Duttge, Gunnar / Er, Derya / Fischer, Eike Sven (2016): Vertrauen durch Recht? In: H. Steinfath et al. (Hg.): Autonomie und Vertrauen. Schlüsselbegriffe der modernen Medizin. Wiesbaden: Springer, 239–291.

Duttge, Gunnar / Meyer, Thomas (2021): Ärztliche Aufklärungspflichten nach Bekanntgabe eines Warnhinweises über unerwünschte Arzneimittelwirkungen. In: Medizinische Klinik – Intensivmedizin und Notfallmedizin 116 (4), 332–338.

Funder, Maria (1999): Vertrauen: Die Wiederentdeckung eines soziologischen Begriffs. In: Österreichische Zeitschrift für Soziologie (ÖZS) 24 (3), 76–97.

Fukuyama, Francis (1996): Trust. The social virtues and the creation of prosperity. New York et al.: Free press.

Giddens, Anthony (1995): Konsequenzen der Moderne. Frankfurt am Main: Suhrkamp.

Gutmann, Thomas (2021): Stärkung und Weiterentwicklung der Patientenrechte in Deutschland. Rechtswissenschaftliches Gutachten im Auftrag des Sozialverbands Deutschland e.V. https://www.sovd.de/gutachten-patientenrechte [10.05.2022].

Habermas, Jürgen (1981): Theorie des kommunikativen Handelns. Bd. 2. Zur Kritik der funktionalistischen Vernunft. Frankfurt am Main: Suhrkamp.

Hegerfeld, Nicola (2018): Ärztliche Aufklärungs- und Informationspflichten. Eine Auseinandersetzung mit der Qualität der Kodifizierung der § 630e und § 630c BGB. Tübingen: Mohr Siebeck.

Höffe, Otfried (2002): Medizin ohne Ethik? Frankfurt am Main: Suhrkamp.

Hörnle, Tatjana (2021): Ex-post-Triage: Strafbar als Tötungsdelikt? In: T. Hörnle / S. Huster / R. Poscher (Hg.): Triage in der Pandemie. Tübingen: Mohr Siebeck, 149–186.

IGES Institut in Zusammenarbeit mit Gerhard Igl (2016): Studie zu den Wirkungen des Patientenrechtegesetzes. Studienbericht für das Bundesministerium für Gesundheit. https://www.iges.com/kunden/gesundheit/forschungsergebnisse/2016/patientenrechtegesetz-verbesserungen-reichen-noch-nicht-aus/index_ger.html [10.05.2022].

Jakobs, Günther (2008): Norm, Person, Gesellschaft. Vorüberlegungen zu einer Rechtsphilosophie. Berlin: Duncker & Humblot.

Kant, Immanuel (1784): Beantwortung der Frage: Was ist Aufklärung? In: Berlinische Monatsschrift H.12, 481–494.

Kemper, Rainer (2021): Die große Reform: Das Notvertretungsrecht für Ehegatten kommt. Familien-Rechtsberater (FamFB) 20, 260–268.

Klitzke, Kristina (2013): Robert Spaemann und die Frage der Gestaltung eines würdevollen Sterbens. In: H. Baranzke / G. Duttge (Hg.): Autonomie und Würde. Leitprinzipien in Bioethik und Medizinrecht. Würzburg: Königshausen & Neumann, 315–338.

Kriminalpolitischer Kreis (2021): Für eine sachgerechte Begrenzung der eigenmächtigen Heilbehandlung. In: medstra 7, 65–73.

Luhmann, Niklas (1972): Rechtssoziologie. Bd. 1. Reinbek bei Hamburg: Rowohlt.

Luhmann, Niklas (1989): Vertrauen. Ein Mechanismus der Reduktion sozialer Komplexität. Stuttgart: Ferdinand Enke.

Maio, Giovanni (2012): Mittelpunkt Mensch. Ethik in der Medizin. Stuttgart: Schattauer.

Peintinger, Michael (2003): Therapeutische Partnerschaft. Aufklärung zwischen Patientenautonomie und ärztlicher Selbstbestimmung. Wien: Springer.

von Rohr, Alexandre (2001): Evolutionsbiologische Grundlagen des Rechts. Zum Einfluss neurogenetischer Information auf das Recht. Ein Beitrag zur Rechtsethologie unter besonderer Berücksichtigung des Vertrauens im Recht. Berlin: Duncker & Humblot.

Rüthers, Bernd / Fischer, Christian / Birk, Axel (2022): Rechtstheorie und juristische Methodenlehre. München: C.H. Beck.

Schmidt-Aßmann, Eberhard / Dimitropoulos, Georgios (2011): Vertrauen in und durch Recht. In: M. Weingardt (Hg.): Vertrauen in der Krise. Zugänge verschiedener Wissenschaften. Baden-Baden: Nomos Verlagsgesellschaft, 129–149.

Schreiber, Hans-Ludwig (1984): Notwendigkeit und Grenzen rechtlicher Kontrolle der Medizin. Göttinger Universitätsreden Bd. 71. Göttingen: Vadenhoeck & Ruprecht, 29–49.

Schüler-Springorum, Horst (1994): Kriminalprognose und Vertrauen. In: H. Hof/H. Kummer / P. Weingart (Hg.): Recht und Verhalten. Verhaltensgrundlagen des Rechts – zum Beispiel Vertrauen. Baden-Baden: Nomos Verlagsgesellschaft, 215–224.

Sowada, Christoph (2020): Strafrechtliche Probleme der Triage in der Corona-Pandemie. In: Neue Zeitschrift für Strafrecht (NStZ) 40: 452–460.

Spickhoff, Andreas (2022): Kommentierung des § 630c BGB. In: Spickhoff, A. (Hg.): Medizinrecht – Kommentar. München: C.H. Beck.

Steinfath, Holmer (2016): Das Wechselspiel von Autonomie und Vertrauen – eine philosophische Einführung. In: H. Steinfath et al. (Hg.): Autonomie und Vertrauen. Schlüsselbegriffe der modernen Medizin. Wiesbaden: Springer, 11–68.

Waldhoff, Christian (2022): Dogmatik, Kapitel I.: Juristisch. In: Görresgesellschaft (Hg.): Staatslexikon online. https://www.staatslexikon-online.de/Lexikon/Dogmatik [10.05.2022].

Wieland, Wolfgang (1986): Strukturwandel der Medizin und ärztliche Ethik. Heidelberg: Universitätsverlag Carl Winter.

Unbesorgt sein (lassen).
Im Zeichen ursprünglichen Anvertrautseins verlorenes und zu erneuerndes Vertrauen

Burkhard Liebsch

>>Bedürfnis nach unbegrenztem Vertrauen.<<

Friedrich Nietzsche[1]

>>Aufruf zum Mißtrauen!
Werden wir mißtrauisch gegen uns selbst,
um vertrauenswürdiger zu sein!<<

Ilse Aichinger[2]

Wenn – wie auch hier – viel von Vertrauen die Rede ist, kann das insofern kein gutes Zeichen sein, als anzunehmen ist, dass ungetrübtes Vertrauen gar keiner Thematisierung bedarf.[3] Wer es dennoch zur Sprache bringt, muss bereits aufgekeimte Zweifel an Vertrauen erläutern, begründen, ausräumen oder besänftigen und bringt dabei selbst Misstrauen ins Spiel – auch in das Vertrauen selbst. Dabei zeigt sich, dass Misstrauen nicht einfach als Gegenteil von Vertrauen gelten kann, zu dem es nur käme, wo Vertrauen geschwächt wird oder schließlich ganz verschwindet. Misstrauen richtet sich vielmehr auch auf das Vertrauen selbst und wohnt ihm womöglich inne.

---

1 Nietzsche, F. (1980), Bd. 11, 363.
2 Aichinger, I. (1946), 40 f.
3 Was nicht zu dem Umkehrschluss verleiten sollte, wo *nicht* von Vertrauen die Rede ist, müsse es zweifelsfrei vorliegen.

Das zeigt sich auch im Rahmen akademischer Veranstaltungen, in Konferenzen zum Thema, öffentlichen Vortragsreihen und aus ihnen hervorgehenden Schriften. Wenn sie dem Vertrauen selbst nicht generell das Vertrauen entziehen, wie es manche Theoretiker:innen tatsächlich getan zu haben scheinen (wie sich gleich zeigen wird), müssen sie es in gewisser Weise doch zumindest theoretisch suspendieren beziehungsweise »einklammern«, sich also in sozialphilosophischer *Epoché* üben. So Vertrauen erheischend die Rede von Vertrauen ihrerseits auch *prima facie* erscheinen mag – wird doch weitgehend und unbedacht unterstellt, Vertrauen sei allemal etwas Gutes, so dass auch die Rede davon nicht »schlecht« sein kann –, sie wird unvermeidlich nur bereits prekär, brüchig, ja unglaubwürdig gewordenes und insofern schon verlorenes Vertrauen zur Sprache bringen können. Unter dieser Voraussetzung fragt man sich, ob man (wieder) Vertrauen »schenken«, »riskieren« oder auch »investieren« soll – und geht auf diese Weise von der Souveränität und Ökonomie eines über Vertrauen wie über ein moralisches Kapital verfügenden Subjekts aus, dem es ganz frei zu stehen scheint, sich in diesen Fragen aus eigener Machtvollkommenheit so oder so zu verhalten.[4] Ich werde im Folgenden jedoch einen ganz anderen als diesen längst ausgetretenen Weg einschlagen, indem ich an eine *passive Stiftung* von Vertrauenswürdigkeit erinnere, die wir auch als moralische Subjekte gerade jenen verdanken, die uns anvertraut

---

4 Um Erwartungssicherheit »herzustellen«, wie es heißt, in dem generalisierten Glauben, dass die sozialen Verhältnisse im Prinzip durch Berechenbarkeit beherrschbar sind, usw. Genau das soll bewährtes Vertrauen dann auch in gewisser Weise bestätigen können. Solche von Max Weber über Niklas Luhmann bis hin zu Autoren der jüngeren Gegenwart vorherrschende Vorstellungen werde ich im Folgenden nicht bedienen, denn auch sie setzen fast durchgängig eine souveräne subjektive Ökonomie »kalkulierten« Vertrauens voraus, die weder mit Blick auf die passive Bestimmung zum Vertrauen selbst, um die es hier gehen wird, noch mit Blick auf die unaufhebbare Alterität Anderer zu halten ist.

sind. *Das* Paradigma ursprünglichen und rückhaltlosen Anvertrautseins ist das neugeborene Kind, das seinerseits noch gar nicht in der
Lage sein kann, Anderen zu vertrauen, schon gar nicht Anderen *als
solchen,* in Anbetracht ihrer Alterität, die sie als Andere geradezu
ausmacht.[5] Durch Verhältnisse zu Anderen kommt es allerdings zur
Welt, tritt in Erscheinung, zeigt sich überhaupt erst und lebt fortan
in »Vertrauensverhältnissen«, die sich von außen als Wirklichkei-
ten primären und weitgehend ungetrübten, vielfach als Urvertrauen
bezeichneten Vertrauens deuten lassen, vorausgesetzt, man vergisst
dabei nicht, dass das kleine Kind zunächst von sich aus weder *eigens*
vertrauen noch auch misstrauen kann. Beide Möglichkeiten treten
erst nachträglich auseinander und erfordern dann sekundäre Neu-
bestimmungen dessen, was und wer Vertrauen oder Misstrauen in
dieser oder jener Hinsicht verdient, rechtfertigt oder beweist (etc.).
Dabei kann es auch zu regelrechten Vertrauens*verweigerungen* auf-
seiten derer kommen, die sich einer mit Anderen geteilten Welt gar
nicht mehr aussetzen wollen und Vertrauen vor allem als eine Zumutung auffassen, die sie höchst skeptisch beurteilen oder sogar
ganz zurückzuweisen neigen. Dafür mag, besonders in historischer
Perspektive, tatsächlich vieles sprechen, wie nicht zuletzt eine einschlägige Geschichtskritik nach Weltkriegen und Völkermorden
eindringlich gezeigt hat, die jegliches Vertrauen in Andere, in künftige Verständigung, Wiedergutmachung, Versöhnung usw. zerstört
zu haben schienen;[6] *einschließlich des Vertrauens in sich selbst als eines*

---

5 Vgl. Liebsch, B. / Stegmaier, W. (2022).
6 Vgl. Liebsch, B. (i. E.). Dieser Zusammenhang klingt von Immanuel Kant bis hin zu Hannah Arendt an, wo bedacht wird, welche Formen von Gewalt nicht vorfallen dürfen (bzw.
   nicht hätten vorfallen dürfen), wenn das Zutrauen *in* oder die Hoffnung *auf* künftigen
   Frieden nicht ganz und gar unmöglich werden soll.

Anderen,[7] den man niemals genügend »kennen« kann, um zu verstehen, um wen es sich »wirklich« handelt. So gesehen steht es auch um das in sich selbst zu setzende Vertrauen nicht zum Besten. Doch ist nicht zu übersehen, dass Vertrauen immer wieder neu – und anscheinend »trotz allem« – zur Welt kommt, wenn nicht als eine außerordentlich anfechtbare geschichtliche Ignoranz, die einfach nicht zur Kenntnis nimmt, wie tiefgreifend vertrauensdestruktive Gewalt die menschlichen Verhältnisse längst erschüttert hat, dann doch als eine Weise des Sichaussetzens an Andere, denen man auf diese Weise die Gelegenheit gibt, Vertrauen nicht zu enttäuschen. Dabei geben sich diejenigen, die sich auf dieses Risiko beziehungsweise auf diese Gefahr einlassen, unvermeidlich eine *Blöße* und *entblößen* sich im Sinne ihrer Auslieferung an alle möglichen Formen des Vertrauensmissbrauchs, der Angreifbarkeit, des Lächerlichgemachtwerdens, der Hintergehbarkeit, des Ausgeschlossen- und Diskriminiertwerdens, der Demütigung und des Verrats selbst. So gesehen ist es außerordentlich erstaunlich, wenn das Anderen *ausgesetzte* Vertrauen *nicht* in derartige Formen der *Auslieferung* umschlägt. Ich lasse die spekulativ anmutende Frage dahingestellt, ob das daran liegen könnte, dass sich diejenigen, denen Andere anvertraut sind oder werden, ihrerseits als rückhaltlos auf Vertrauen angewiesen erfahren, das ihnen entgegengebracht wird.

---

7 *Soi-même comme un autre,* d.h. *man selbst,* aber auch *das Selbst als ein Anderer,* heißt es nicht umsonst bei Ricœur (1996).

1. Im Zeichen weitestgehenden Vertrauensverlusts

Mit dem Vertrauen haben sich inzwischen viele Jahre lang Forscher und Autorinnen von Niklas Luhmann über Annette Baier, Judith N. Shklar, Piotr Sztompka, Diego Gambetta und Francis Fukuyama bis hin zu Martin Endreß, Ute Frevert, Martin Hartmann, Jan P. Reemtsma und Shoshana Zuboff und viele andere mehr auseinandergesetzt – unter dem Eindruck brüchig gewordener Gesellschaften, deren inneren Zusammenhalt man bedroht sah, unter dem Eindruck prekärer Lebensverhältnisse, die in den Sog der Globalisierung geraten sind, im Zeichen der Digitalisierung, der Finanzkrise, die die Weltwirtschaft weiterhin zu ruinieren droht,[8] und immer neuer Kriege, bis hin zum vorläufig jüngsten, gegen die Ukraine geführten, der bei nicht wenigen angeblich jegliches Vertrauen in die Stabilität der politischen Verhältnisse erschüttert hat.[9] Und zwar ausgerechnet dort, wo man im Zuge des historisch gesehen bislang umfassendsten Pazifizierungsprozesses, für den die Europäische Union 2012 den Friedensnobelpreis erhalten hat, vergleichsweise größtes Vertrauen in befriedete politische Strukturen glaubte hegen zu können. Dem entsprechend reagierten viele geradezu ungläubig, als sie begriffen, dass man überall in Europa, nicht nur dessen Osten, auf Gewaltverhältnisse zurückgeworfen werden könnte, die dazu zwingen, zwischen Ruinen an Lagerfeuern ein kümmerliches Dasein zu fristen – wie gegenwärtig zivile Opfer des russischen Angriffskrieges in der Ukraine –, und eines vielleicht nicht so fernen Tages nicht mehr weit entfernt von steinzeitlichem Niveau, allerdings nicht mehr in einer seit alters wilden und insofern intakten Natur,

---

8 Le Goff, J. (2010), 244 f.; Mason, P. (2016), 41 f.
9 Liebsch, B. (2022a/b).

sondern in einer zerbombten, verseuchten, verminten und verstrahlten Mondlandschaft.

Mit derartigen apokalyptischen Aussichten lebt man gewiss nicht erst, seitdem Vladimir Putin im Frühjahr 2022 atomare Drohungen in die Welt gesetzt hat, um den Westen davor zu warnen, seine »Spezialoperation«, das heißt seinen verbrecherischen Überfall auf die Ukraine, zu behindern. Mit derartigen Aussichten lebten wir vielmehr spätestens seit Hiroshima und Nagasaki, seit dem Korea-Krieg, als die amerikanische Militärführung den erneuten Einsatz nuklearer Waffen in Betracht gezogen hat, im Zeichen des Kalten Krieges und der Doktrin der *mutually assured destruction*, die wie in der Kuba-Krise und anlässlich des NATO-Großmanövers *Arble Archer* im Herbst des Jahres 1983 zu versagen drohte – von zig nachgewiesenen Unfällen mit nuklearen Waffen einmal ganz abgesehen, die auch einen »Atomkrieg aus Versehen« hätten auslösen können. Und der »heiße« Krieg ist nicht erst seit 2014, als Putin die Ostukraine militärisch zu unterminieren begann, auch nach Europa »zurückgekehrt«, wie oft behauptet wird, wobei man nicht zuletzt den brutalen Zerfall des ehemaligen Jugoslawien vergisst. Ungeachtet all dessen glaubte man wenigstens den europäischen Westen auf dem besten Weg zu einer nachhaltigen Pazifizierung der internationalen Verhältnisse zu sehen.

»Wie kann es überhaupt (noch) sein, dass ein solcher Angriffskrieg geführt wird«, entfuhr es auch vielen jüngeren, sich eindeutig als Europäer verstehenden Ukrainer:innen, die ebenfalls daran geglaubt hatten; »wir leben doch im 21. Jahrhundert« – in dem sie dies offenbar für »nicht mehr möglich« gehalten hatten, zumindest nicht zwischen europäischen Nachbarn, mögen die historischen Uhren auf anderen Kontinenten auch anders gehen, wie sie wollen.

Besorgt fragen sich viele, worauf man »überhaupt noch« Vertrauen haben kann, wenn es genügt, dass ein einziger alle anderen mit seinen apokalyptischen Gewaltpotenzialen bedroht und sie insofern wissen lässt, dass abgesehen von der Ernsthaftigkeit seiner Drohung selbst – einschließlich des möglichen Einsatzes nuklearer Waffen – auf gar nichts mehr Verlass ist. Was auch immer vom Vertrauen zu halten ist, nach dem man jetzt wieder so viel fragt und verlangt, hindert nur die Verlässlichkeit jener Doktrin der gegenseitigen völligen Vernichtbarkeit auch Putin daran, mit seiner Aggression »zu weit zu gehen«? Oder erlaubt ihm gerade die erpresserische Drohung mit nuklearen Mitteln, einen »hybriden« Krieg ohne absehbares Ende fortzusetzen, nachdem er jegliches Vertrauen in die russische Politik ruiniert zu haben scheint?

Die besorgte Frage alarmierter Zeitgenossen, worauf man »überhaupt noch« Vertrauen haben und worauf man sich »überhaupt noch« verlassen kann in derart selbstdestruktiven Zeiten, signalisiert die Eventualität völligen Vertrauensverlusts. Aber haben wir es hier nicht mit bloßen Vorurteilen und mit bloßer »Rhetorik« zu tun? Ist es – abgesehen von angstpsychotischen Zuständen – *überhaupt möglich, gar kein* Vertrauen mehr zu haben und tatsächlich *alle(s) und jede(n)* für unzuverlässig zu halten? Und sind Vertrauen und »Verlass« dasselbe?[10]

Wie beides mit Blick auf das in Andere zu setzende Vertrauen und auf die Verlässlichkeit politischer Strukturen durcheinandergehen kann, wenn sich Vertrauen und Verlässlichkeit gewissermaßen über-

---

10 Ich glaube vor allem aus alteritätstheoretischen Gründen nicht; vgl. Liebsch, B. (2004); (2013); (2015a/b). Denn Anderen vertrauen wir gerade *angesichts ihrer epistemisch schlechterdings unkontrollierbaren Alterität*; nicht etwa bloß deshalb, weil Kontrolle, die angeblich allemal besser wäre, im Einzelfall nicht ausreichend möglich erscheint. Die besonders von Niklas Luhmann zur Geltung gebrachte Unterscheidung von persönlichem Vertrauen einerseits und Systemvertrauen andererseits diskutiere ich hier nicht erneut.

schneiden, zeigt, dass uns die normale Sprache, der wir uns zunächst ja auch dann bedienen müssen, wenn wir solche Schwierigkeiten aufzuklären versuchen, nicht mit einem klar geschnittenen Verständnis der fraglichen Begriffe ausstattet. So ist es leicht dahingesagt, man habe »keinerlei Vertrauen mehr« oder denke, dass »auf nichts mehr Verlass ist«. Aber kann man wirklich beziehungsweise im Ernst meinen, was man auf diese Weise sagt? Oder handelt es sich um bloße Redensarten, die schon dadurch unglaubwürdig zu werden drohen, dass man just in dem Moment, wo man sie äußert, Vertrauen darauf ins Spiel bringt oder sich darauf verlässt, dass der Adressat einen anhören, verstehen und seinem Gegenüber womöglich beipflichten wird?[11] Und wird man danach nicht seiner Wege gehen im Vertrauen darauf, nicht gleich tödlich bedroht zu werden wie in einem hobbesianischen Naturzustand, wo man – angeblich – jederzeit darauf gefasst sein müsste?[12] Ist das überhaupt möglich? Ist es möglich, in permanentem Misstrauen bar jeglichen Vertrauens zu leben? Müsste man nicht wenigstens dem eigenen Misstrauen vertrauen?

Im Folgenden werde ich mich vor diesem weiten, jedes normale Verständnis von Vertrauen zutiefst irritierenden Horizont auf einige wenige, allerdings radikale Fragen beschränken. Zunächst gilt es im Rekurs auf die normale beziehungsweise normalisierte Sprache das Reden *von* Vertrauen vom Leben *im* Vertrauen zu unterscheiden (2.), besteht doch der Verdacht, dass es in der Wirklichkeit gelebten Vertrauens nicht thematisch werden muss und in der Regel tatsächlich auch nicht thematisch wird. Erst wenn dieses Vertrauen gestört oder

---

11 So würde ich verstehen wollen, was Ricœur *en passant* dazu schreibt: »Il me semble que le phénomène sous-jacent, c'est la confiance dans la parole d'un autre«; Changeux, J.-P./ Ricœur, P. (1998), 281.

12 Hobbes, T. (1984), 96. Hobbes hatte mit dem Bürgerkrieg im England des frühen 17. Jahrhunderts den paradigmatischen Fall eines allgegenwärtigen tödlichen Bedrohtseins durch Andere vor Augen.

weitgehend abhandengekommen zu sein scheint, kommt es zur Sprache – und verweist dann, nachträglich, auf die *erste Wirklichkeit* des Vertrauens, die ich in ontogenetischer Perspektive auf das *Anvertrautsein* des Neugeborenen zurückführe, das seinerseits die Vertrauenswürdigkeit derer stiftet, in deren Hände es gefallen ist (3.). Kommt es dagegen zur Störung oder zum weitgehenden Verlust von Vertrauen, muss dieses sich in vielfältigen Hinsichten *selbst zur Frage werden* (4.), ohne dass dabei auf die normale Sprache beziehungsweise auf das gängige Reden von Vertrauen zureichend Verlass wäre. Abschließend versuche ich zu zeigen, was im trotz allem wiederzugewinnenden Vertrauen auf dem Spiel steht: eine radikale *Entblößung* nämlich, die weniger mit physischer Nacktheit, sondern damit zu tun hat, dass wir uns schutzlos exponieren oder schutzlos exponiert werden (5.).

Das Vertrauen bewährt sich dieser Hypothese zufolge darin, dass uns dennoch oder gerade deshalb (ungeachtet unserer Verletzbarkeit, Verwundbarkeit und Vernichtbarkeit[13]) »nichts geschieht« – dank Anderer, die sich dadurch des ihnen zugemuteten Vertrauens als würdig erweisen. Darin liegen allerdings auch abgründige Möglichkeiten eines Vertrauensmissbrauchs begründet, den wir in politischen Desastern kulminieren sehen. Ohne mich im verfügbaren Rahmen auf deren strukturelle und systemische Dimensionen einlassen zu können, beschränke ich mich im Weiteren auf die Quelle »persönlichen« Vertrauens im Anvertrautsein, das uns am Ende jeglichen Schutzes entblößt. Dass man uns wiederholt gerade *so* – *schutzlos* –, *als Entblößte,* »sein« und »in Frieden lässt«, verspricht selbst ein Vertrauen zu erneuern, das man bereits vollkommen verloren gegeben hat. Dieses Sein- und In-Frieden-Lassen hat allerdings

---

13 Vgl. Coors, M. (Hg.) (2022).

rein gar nichts mit Indifferenz oder Gleichgültigkeit zu tun, in der
man Andere auch unbeteiligt sich selbst überlassen kann.

2. Rekurs auf die »normale« Sprache? – Reden *von* versus Leben *im* Vertrauen

Jede sozialphilosophische Auseinandersetzung mit Vertrauen ist
außerordentlich dadurch erschwert, dass in diesem Fall der übliche
Sprachgebrauch, an den zu halten uns die *ordinary language philosophy* empfohlen hat, um nicht einer »Verhexung unseres Verstan-
des«[14] durch missbräuchliche Verwendung von Worten zum Opfer
zu fallen, seinerseits in die Irre zu führen droht. Denn nirgends werden wir zumindest indirekt *mehr* auf Misstrauen aufmerksam als gerade dort, wo von Vertrauen die Rede ist. »Verrät« gerade die Rede
von Vertrauen im Grunde Misstrauen? Und ist sie sprachanalytisch
allenfalls insofern ernst zu nehmen? In historischer Perspektive liegen diese Fragen auch deshalb nahe, weil wir es mit einer radikalen
Krisis des »Vertrauens in die Sprache« selbst zu tun haben, die Philosophen wie Emmanuel Levinas zu der anscheinend unüberbietbar
skeptischen Frage veranlasst hat, ob man überhaupt noch sprechen
könne in dieser gepeinigten Welt und ob nicht längst alle Worte um
ihre Glaubwürdigkeit gebracht worden seien.[15]

Das »volle« Vertrauen, das man jemandem gleichwohl nach wie
vor öffentlich ausspricht, soll erkennbar Misstrauen oder Vertrauens-

---

14 Wittgenstein, L. (1977), Nr. 109; Savigny, E. v. (1974).
15 Levinas, E. (1992), 128. Dieser historische, durch eine einschlägige Gewaltgeschichte
bedingte Vertrauensverlust geht weit über den Ausruf William Shakespeares bzw. Ham-
lets *Words, Words, Words!*, nichts als »leere Worte«, hinaus. Vgl. Ricœur, P. (1974a), 43;
Ricœur, P. (1974b), 33, 206.

verlust entgegenwirken, macht aber seinerseits misstrauisch (und wird nicht selten geradezu als Warnung vor weiterem Vertrauensverlust aufgefasst). Und Sprechakte wie »Ich vertraue dir!« oder die Aufforderung »Vertraue mir!« rufen die Frage auf den Plan, warum sie überhaupt nötig sind. Wer Andere ausdrücklich mit Vertrauen bedenkt, irritiert sie gerade dadurch, dass im gleichen Zuge suggeriert wird, dies sei nötig, der Andere also nicht auf gänzlich unproblematische Art und Weise vertrauenswürdig. Und wer Vertrauen für sich selbst reklamiert, bestätigt damit unfreiwillig im gleichen Zug, dass in Bezug auf ihn selbst kein »selbstverständliches« Vertrauen vorliegt.

Dagegen bedarf es mit Sicherheit *der Rede* von Vertrauen überhaupt nicht, wo man *in ungetrübtem Vertrauen lebt.* Wir haben allen Grund anzunehmen, dass Vertrauen gerade dort »wirklich« ist, wo keinerlei Anlass besteht, es als solches überhaupt zur Sprache zu bringen. Erst nachdem man solchen Anlass hatte, kann man sich auch fragen, was Vertrauen ist, wodurch es »wirklich« ist, wie es getrübt, brüchig und schließlich derart erschüttert werden kann, dass es sich davon womöglich nicht mehr erholen wird.

Statt mich nun meinerseits ebenfalls einer Rhetorik zu bedienen, die den mehr oder weniger weit gehenden Verlust jeglichen Vertrauens beklagt (*ohne* dass dabei sogleich davon auszugehen wäre, dass es dazu wirklich kommen könnte[16]), schlage ich im Folgenden einen anderen, geradezu entgegengesetzten Weg ein. Zwar kann auch ich nur im Horizont von mehr oder weniger weitgehendem Vertrauensverlust überhaupt nach der Wirklichkeit von Vertrauen fragen. Nur nachträglich ist auszuloten, was es mit der Wirklichkeit eines primären Vertrauens auf sich gehabt haben mag, das noch nicht getrübt, brüchig oder erschüttert war – eine Wirklichkeit, die dem mehr oder

---

16 Vgl. Liebsch, B. (2021a).

weniger weitgehenden Verlust von Vertrauen vorausgelegen haben muss. Anders würde die Rede von Vertrauensverlust gar keinen Sinn ergeben. Vertrauen verlieren können wir offenbar nur insofern, als wir es zuvor »hatten« – wobei wir uns im Nachhinein fragen müssen, was es überhaupt bedeutet, Vertrauen zu »haben«; und zwar gerade dann, wenn *nicht* von ihm die Rede ist.

Laut einschlägiger grammatikalischer Erläuterung zeigt das Vollverb »haben [...] vereinfacht ausgedrückt den Besitz einer Sache« an.[17] Alles, was man »haben« und im weitesten Sinne *als* oder *wie* eine Sache »besitzen« kann, kann man auch verlieren. Und verlieren kann man nur, was man zuvor »hatte«; also eine Sache, in deren »Besitz« man vorher war. Das lehrt zumindest die Grammatik der normalen Sprache, in diesem Falle des Deutschen.

Phänomenologisch droht indessen all dies in die Irre zu führen, so lehrreich es sein mag, sich zunächst vor Augen zu führen, wie man von Vertrauen redet. Dass es die Untersuchung dieses vielschichtigen Phänomens dabei nicht bewenden lassen darf, zeigt sich, wenn versucht wird, das dem Verlust von Vertrauen vorgängige Vertrauen nachträglich zur Sprache zu bringen (wie es auch schon Autoren wie Erik H. Erikson u. a. getan haben).[18] Das geht unvermeidlich nur im Zuge eines Perspektivenwechsels, denn diejenigen, die primäres oder ursprüngliches Vertrauen genießen mögen, können es als solches zunächst nicht zur Sprache bringen. Sie können nur im Nachhinein sagen, Vertrauen *gehabt* zu haben. Was es damit *zuvor* auf sich hatte, das müssen an ihrer Stelle Andere anzugeben versuchen. Wie, das möchte ich in ontogenetischer Perspektive skizzieren.

---

17 mein-deutschbuch.de/das-verb-haben.html [06.05.2022].
18 Erikson, E. H. (⁶1980); ders. (²1974), 81 f.; ders. (1966), 93. Hier verknüpft der Autor das sog. Urvertrauen mit der physiognomischen Vertrautheit (!) des menschlichen Gesichts als »ursprünglichem Zufluchtsort des Urvertrauens«.

3. Anvertrautsein stiftet Vertrauenswürdigkeit – Zur ontogenetisch ersten Wirklichkeit des Vertrauens

Als Geborene und so zur Welt Gekommene sind wir alle Abkömmlinge der vielleicht radikalsten und bedingungslosesten Realität des Vertrauens, nämlich fraglosen Anvertrautseins – auf Gedeih und Verderb. Das Neugeborene kommt unvermeidlich so zur Welt, *als ob* es größtes, vollstes und uneingeschränktes, ja absolutes Vertrauen[19] in diejenigen hätte, in deren Hände es fallen wird. Evidentermaßen kann es aber von sich aus, aktiv, gar niemandem vertrauen – so wenig, wie es jemandem sein Vertrauen zu entziehen vermag.[20] Und es kann die Betreffenden noch gar nicht kennen. Es weiß nicht, um wen es sich handelt. Vielleicht um Andere, die das Vertrauen gar nicht rechtfertigen können, das sie sich von denjenigen her gewissermaßen zuziehen, die ihnen anvertraut sind. Und vielleicht wird es sich um Andere handeln, denen es bezeichnenderweise gefallen wird, später im Geiste einer Schwarzen Pädagogik damit zu drohen: »Du wirst mich kennenlernen« …

Das neugeborene, adoptierte oder in Pflege genommene Kind kann anfangs von sich aus niemanden bereits kennen, niemandem von sich aus vertrauen und schon gar nicht beurteilen, ob irgendjemand überhaupt Vertrauen verdient, dem es *nolens volens* anvertraut wird. Aber kraft seines rückhaltlosen Angewiesen- und Ausgeliefertseins an Andere *stiftet es*, ohne davon das Geringste zu wissen,

---

19 Vgl. Marcel, G. (1964), 48.

20 Im Grimm'schen Wörterbuch (Bd. 25, Sp. 1958) wird das Verb »vertrauen« als intransitive Verstärkung von »trauen« eingeführt. Demnach traut man einem Menschen, wenn man ihm nichts Böses zutraut – und man vertraut ihm, wenn man, davon ausgehend, mit Sicherheit Gutes von ihm erwartet. Nichts dergleichen kann subjektiv im ursprünglichen Anvertrautsein vorliegen, das über diese Begriffe zunächst nicht verfügt und keine generalisierten Erwartungen an sie knüpfen kann.

deren Vertrauenswürdigkeit.[21] Sie sind es, durch deren Aufnahme des Kindes größtes, vollstes und uneingeschränktes Vertrauen mit zur Welt kommt – wie aus dem Nichts. Ihre Vertrauenswürdigkeit geht so oder so *passiv* aus dem radikalen Anvertrautsein des Kindes hervor, selbst dann, wenn sich alsbald zeigt, dass sie Vertrauenswürdigkeit eigentlich nicht verdienen, weil sie ihrer »Rolle« nicht gerecht werden. Wir können uns, so meine These, die originäre Aufnahme des Kindes durch Andere nicht anders als so denken, dass sie mit dessen radikalem Anvertrautsein einhergeht, aus dem die Zumutung an ihre Adresse liegt, dem Kind so gerecht zu werden, als ob es von sich aus uneingeschränktes Vertrauen in sie haben dürfte und als ob es sie von sich aus für unbedingt vertrauenswürdig halten würde. Ob dabei »leibliche« Verwandtschaftsverhältnisse vorliegen oder nicht, macht in diesem Punkt zunächst keinen erheblichen Unterschied. Die Aufnahme des Kindes ist in keiner Weise an derartige familiale Verwandtschaftsverhältnisse gebunden, welche sich vielmehr als eine spezielle Ausprägung passiver Stiftung der Vertrauenswürdigkeit Anderer deuten lassen, die auch anderswo anzutreffen ist.

Es würde sich lohnen, diese Verallgemeinerungsmöglichkeit zu prüfen: Wenn uns jemand anvertraut wird, werden wir als Vertrauenswürdige geradezu instituiert; und zwar jedes Mal neu. Uns wird oder ist jemand anvertraut, also sind wir zunächst auch dessen würdig, das auf diese Weise in uns gesetzte Vertrauen zu rechtfertigen, ob wir es faktisch können oder nicht. Wenn es sich so verhält, geht aus dem Anvertrautsein ursprünglich das Vertrauen hervor, das Andere sich zuziehen, ob sie es wollen oder nicht, ob sie es wirklich

---

21 Und deren Verantwortlichkeit – ein Thema, das hier nur zu streifen ist; vgl. Ricœur, P. (2003) im Anschluss an Hans Jonas.

rechtfertigen werden oder nicht. Sie geraten dadurch, dass ihnen jemand anvertraut ist, in die Lage, gewissermaßen Träger von Vertrauen beziehungsweise einer zwischenmenschlichen leibhaftigen Vertrauenspraxis zu sein – auch wenn niemand ihnen ausdrücklich vertraut, Vertrauen schenkt oder zuspricht –, und auch dann, wenn sie selbst zuvor jegliches Vertrauen verloren zu haben glauben. Durch das Anvertrautsein oder Anvertrautwerden Anderer kommt Vertrauen gleichsam neu zur Welt.

Fortan leben diejenigen, denen Andere anvertraut sind, im Zeichen des Vertrauens, das sie im Verhältnis zum Anderen – hier: ein Neugeborenes, in anderen Fällen aber vielleicht eine Fremde – geradezu ausmacht. Durch das ursprüngliche Anvertrautsein des Anderen werden sie selbst originär zu »Vertrauenspersonen«. Person sind sie nicht, weil sie irgendwelche spezifisch menschlichen »Eigenschaften« haben, wie es etwa die deskriptive Metaphysik Peter F. Strawsons (1972) glauben macht, sondern weil ihnen jemand anvertraut ist, anvertraut war und möglicherweise anvertraut bleibt.

Nichts davon wird sogleich erkennbar. Solange wir, sei es als Anvertraute, sei es als Träger des Vertrauens, *im Vertrauen leben*, wissen wir nichts davon. Wo man fraglos im Vertrauen lebt, ohne dass es zur Sprache kommen müsste, ist es nicht einmal von eingespielter Normalität, Verlässlichkeit und Gewöhnung klar zu unterscheiden.[22] Diese Frage stellt sich gar nicht – oder allenfalls von außen, aus der Perspektive Dritter.

Das ursprüngliche Anvertrautsein muss eine Störung, eine Unterbrechung oder einen regelrechten Abbruch erfahren, damit die Frage des Vertrauens überhaupt auftauchen kann. Das bedeutet,

---

22 Hegel, G. W. F. (1986), § 268; Urban Walker, M. (2006), 87.

dass uns das Vertrauen immer schon als teilweise bereits eingebüß-
tes, getrübtes, verlorenes zur Frage wird. So kann diese Frage auch
nur zum Vorschein kommen, wo das ursprüngliche Anvertrautsein
kein umfassendes mehr ist und infolgedessen die personale Vertrauenswürdigkeit des Anderen prekär erscheinen lässt. Es liegt dann
eine eigentümliche Störung vor, die in der Problematik der Frage
nach dem bereits eingebüßten, getrübten oder weitgehend verlorenen Vertrauen selbst zum Vorschein kommt.

Diese Vertrauens-Frage mag auf eine deutliche Irritation eines
ersten Anvertrautseins reagieren; das bedeutet aber nicht, dass sie
ohne weiteres eine klare Form annimmt. Es verhält sich offenbar
nicht so, dass jede(r) ohne weiteres wissen könnte, was Vertrauen ist,
wie es sich zeigt, was es bedeutet, von welcher Tragweite es ist, wie
man es verliert und gegebenenfalls wiedergewinnt etc. Im Gegenteil:
erweist sich das Vertrauen nachträglich als problematisch, steht es
sogleich *als solches selbst in Frage* und tendiert zu einer eskalierenden,
zunächst kaum zu begrenzenden Infragestellung seiner selbst *als Vertrauen*. Infolgedessen überschlagen sich die Fragen, wie sich gleich
zeigen wird.

4. Gestörtes Vertrauen, das sich selbst zur Frage wird

Wir »hatten« möglicherweise vollstes, ungetrübtes, uneingeschränktes, ja vermeintlich absolutes Vertrauen; aber es kommt uns
nicht als derartiges Vertrauen, das wir »haben«, zu Gesicht, sondern
immer schon als bereits getrübtes, brüchiges, verlorenes, zu »relati-
vierendes«. *Wenn* den Namen Vertrauen *streng genommen* nur das
volle und uneingeschränkte Vertrauen verdient, dann müssen wir zu
dem Schluss kommen, dass uns das fragliche Vertrauen *immer schon*

und *nur als bereits mehr oder weniger weitgehend verlorenes* zu Gesicht kommt. Wir haben in diesem Sinne also *kein* Vertrauen beziehungsweise *keines mehr*, wenn wir das Vertrauen als solches befragen. Was bedeutete es zuvor, Vertrauen gehabt zu haben? Kann man Vertrauen überhaupt »haben« – oder nur »hegen«? Von welcher Art ist dieses »Haben« wenn nicht von der Art des Besitzes einer Sache? Wenn wir Vertrauen – worauf auch immer, in wen auch immer – verloren haben, bedeutet das, dass wir es als etwas, was man »haben« kann, auch wiedergewinnen können, so wie man etwas wieder in seinen Besitz bringt? Ist der erste Verlust des Vertrauens dann vergessen? Oder gewinnt man Vertrauen je nur im Zeichen eines vorherigen, nicht zu tilgenden Vertrauensverlusts zurück? Bleibt das wiedergewonnene Vertrauen unvermeidlich davon auf Dauer getrübt? Wie zeigt sich diese »Trübung«? Werden wir je nur *zuvor bereits verlorenes* Vertrauen wiedergewinnen können? Muss auch dann gelten, *dass wir paradoxerweise insofern stets nur* »*verlorenes*« *Vertrauen werden* »*haben*« *können*? Und gewinnen wir es paradoxerweise gerade dadurch wieder, dass wir es uns glauben »leisten« zu können, es gewissermaßen zu vergessen und infolgedessen gar nicht mehr nach ihm zu fragen?

Auch wenn man über Vertrauen, das man »hat«, nicht wie über eine Art »Habe« verfügt, kann man sich Vertrauen »erwerben« und »verdienen« wie ein Guthaben? Kann, muss, sollte man es in einer Art moralischer Haushaltung[23] »vorenthalten«, damit »geizen«,[24] um nicht verschwenderisch mit ihm umzugehen, es unter Umständen auch »entziehen« oder »verweigern«? Ganz, radikal,

---

23 Gabriel Marcel spricht 1935 in seinen *Gifford-Lectures* tatsächlich vom Vertrauensschwund als einer Kreditkrise: Marcel, G. (1952) [1935], 53.
24 Klass, T. (2002), 403.

endgültig?[25] Würde das auf die *Zerstörung* allen Vertrauens und jeglicher Vertrauenswürdigkeit hinauslaufen? Könnte man dann *ohne jegliches Vertrauen leben* – in jemanden, in Andere im Allgemeinen, in die Welt? In der Tat war vom Verlust jeglichen Weltvertrauens, Grundvertrauens, Urvertrauens und Gottvertrauens[26] längst wie von einem historisch bereits eingetretenen, fortan unabwendbaren Verhängnis die Rede.

Ist Vertrauen aber möglicherweise trotz völligen Verlusts zu erneuern, aufs Neue zu stiften, zu schenken? Wenn ja: einem Einzelnen, Anderen, Dritten, Menschen im Allgemeinen? Wäre es naiv, außerordentlich unklug, ja sogar dumm, wieder Vertrauen zu schenken oder sich schenken zu lassen? »The trusting man is simply a fool«, liest man in den Schriften der Bostoner politischen Theoretikerin Judith N. Shklar.[27] Wer Anderen vertraut, macht sich jedenfalls verletzbar bzw. verwundbar – und kann hintergangen, bestohlen und schließlich vernichtet werden. Warum sollte man

---

25 Nietzsches Werk (hier zit. nach der Kritischen Studienausgabe; hg. von G. Colli / M. Montinari, München 1980; Bd. 1–15) ist in allen diesen Fragen nach wie vor eine Fundgrube, hatte er doch programmatisch erklärt, der Moral das Vertrauen »kündigen« zu wollen (Nietzsche, F. [1980], Bd. 11, 16), ungeachtet eines an anderer Stelle diagnostizierten »Bedürfnis[es] nach unbegrenztem Vertrauen« (Nietzsche, F. (1980), Bd. 11, 363), das in einer »unwahrhaftige[n], betrügerische[n], unredliche[n], unächte[n], unwesentliche[n]« Welt keinen Anhalt mehr findet (Nietzsche, F. [1980], Bd. 11, 351). Wo Nietzsche, statt sich am eigenen Misstrauen zu berauschen, nicht wieder vertrauen zu müssen (Nietzsche, F. [1980], Bd. 11, 409), dennoch »geschenktes Vertrauen« in Betracht zieht, stellt er fest, damit erwerbe man sich keine Rechte (Nietzsche, F. [1980], Bd. 11, 242).

26 Vgl. Zweig, S. (1919), 145; Fink, E. (1977), 107; Patočka, J. (1988), 92; Blumenberg, H. (²1983), 148, 161; ders. (1996), 804; Leinkauf, T. (2017), 29 f.; Frankenberg, G. (1997), 71, 73; Finkielkraut, A. (²1999), 158; Schockenhoff, E. (2019), 313 zum erschütterten »Grundvertrauen in die Rationalität des Weltverlaufs«. Ähnlich ist bei Blumenberg vom »unmöglich gewordene[n] Vertrauen in den Weltgrund« die Rede; Blumenberg, H. (2018), 354; vgl. Kertész, I. (2004), 86, 99, 143, 152; Kertész, I. (2006), 17; Liebsch, B. / Stegmaier, W. (2022), 63–113 (Kap. II); 147–183 (Kap. IV).

27 Shklar, J. N. (1998), 296.

dergleichen infolge eigenen Vertrauens selbst geradezu heraufbe-
schwören?

Sollte man sorgsam zwischen Vertrauen, wo es möglich, verdient
oder geboten erscheint, und Misstrauen unterscheiden, um angesichts solcher Risiken und Gefahren nicht naiv zu sein? Obsiegt in
der Unterscheidung zwischen Vertrauen und Misstrauen selbst insofern allemal das Misstrauen? Entbehrt das Misstrauen jeglicher
Naivität? Ist es insofern gar »der einzige Weg zur Wahrheit«, wie
Nietzsche im Gegensatz zu Hegel offenbar meinte?[28] Oder muss man
dabei Vertrauen in das eigene Misstrauen haben? Wäre es nicht auf
seine Weise wiederum naiv, dem eigenen Misstrauen in keiner Weise
zu misstrauen? Würde dann ungetrübtes Vertrauen ironischerweise
im eigenen Misstrauen wieder zum Vorschein kommen – weit entfernt, durch letzteres einfach überwunden zu werden?

Kann man aber überhaupt aus eigener Kraft Vertrauen und Misstrauen, Misstrauen in Vertrauen und Vertrauen in Misstrauen unterscheiden? Bedarf man dazu der Unterstützung Anderer? Stehen sie
nicht vor der gleichen Schwierigkeit? Und werfen unsere Beziehungen zu Anderen nicht die gleichen Probleme auf, ohne dass wir je
mit einer unzweideutigen Unterscheidbarkeit von Vertrauen und
Misstrauen rechnen könnten?

Erfordert die Bemühung um Unterscheidung nicht Spezifizie-
rungen und Regionalisierungen? (Misstrauen beziehungsweise Vertrauen in diese, aber nicht in jene Menschen, unter Bedingungen,
Vorbehalten, bis auf Weiteres?) Erfordert das zudem Modalisierun-
gen, also Antworten auf Fragen wie diese: ob man vertrauen kann,
darf, sollte oder vertrauen muss? Muss man unter Umständen vertrauen oder misstrauen, obgleich man es nicht möchte? Darf man

---

28 Yalom, I. D. (⁹1996), 103; Hegel, G. W. F. (⁴1980), 69.

vertrauen, obgleich man es im Einzelfall nicht kann? Sollte man womöglich keinesfalls vertrauen, obwohl es geradezu verlangt wird (wie im Fall eines »Führers«, der keinerlei Vertrauen verdient)?[29] Handelt es sich in jedem Fall um eine Art subjektiven Tuns? Was »tut« man eigentlich, wenn man vertraut, Vertrauen in jemanden setzt und hegt? Tut man überhaupt etwas im üblichen Verständnis von »Tun« oder »Handeln«? Und untersteht das eigener Verfügung? Steht es uns also frei, so weitgehend oder so begrenzt zu vertrauen, wie wir wollen? Hängt das allein von uns selbst ab? Und wäre es vorstellbar, dass wir es mit Anderen zu tun haben, die weiterhin – vielleicht naiverweise – volles Vertrauen haben (oder zu haben glauben); und mit Anderen, die jegliches Vertrauen verloren zu haben behaupten und sich weigern, überhaupt noch das geringste Vertrauen zu schenken? Dann hätten die einen nach wie vor oder wieder vollstes Vertrauen, andere dagegen gar keines mehr. Was bedeutet das für deren Verhältnisse untereinander? Kann man Vertrauen in

---

29 Ich kann den entsprechenden historischen Rahmen der Befragung des Vertrauens hier nur andeuten. Zweifellos ist gerade ihm – abgesehen von der aktuellen, kurz angeschnittenen Krise der Gegenwart – die nachhaltigste Erschütterung des Vertrauens zu verdanken, die es heute geradezu verbietet, im Vertrauen eine unambivalent gute Sache zu sehen. Mit Recht wies Martin Endreß auf der von Giovanni Maio ausgerichteten Freiburger Konferenz zum »Vertrauen in der Medizin« (im Mai 2022) darauf hin, dass seit der radikalen Infragestellung politischen Vertrauens durch Autokratien und Diktaturen demokratische Institutionen geradezu als Formen geregelten Misstrauens zum Zweck der Ermöglichung von Vertrauen zu verstehen sind. In diesem Kontext ist auch die Diskussion des Zusammenhangs von Vertrauen und Transparenz zu sehen; vgl. Liebsch, B. (2013); Hirsch, A. / Bojanic, P. / Radinkovic, Z. (2014). Die Rede von Vertrauen »in« der Medizin lässt sich im Übrigen in zweierlei Hinsicht deuten: als »regionales« Problem der Medizin als eines gesellschaftlichen Systems (»Gesundheitssystem« etc.) oder als Hineinwirken des Vertrauens als eines »Grundphänomens menschlicher Existenz« (so lautete der Untertitel der Tagung), das auf keine Weise auf »Medizin« beschränkt ist, in letztere hinein. Genauso verstehe ich das Thema hier mit Absicht so, dass es keine auf Medizin zu beschränkende Bedeutung hat. Es versteht sich von selbst, dass dieser Rahmen eigens zu bedenken wäre, wie es in anderen Beiträgen ja auch geschieht, sei es mit Blick auf Verhältnisse zu Patienten, sei es mit Bezug auf das gesellschaftliche System Medizin selbst.

Andere haben oder stiften, die ihrerseits jegliches Vertrauen von sich weisen?

Führt die Rede von Vertrauen vielfach auf die Spur von Störungen des Vertrauens, wie erfassen wir dann praktisch und theoretisch die Realität »sprachlosen« Vertrauens beziehungsweise eines *Zusammenlebens im Vertrauen*? Erschöpft es *sich im bloßen Fehlen von Misstrauen* beziehungsweise von Gründen dazu? Wäre Vertrauen dann *nur privativ*, aber gar nicht mit eigenem Recht zu begreifen, nämlich nur als Abwesenheit von Misstrauen? Wäre dann nicht jegliche direkte Thematisierung von Vertrauen, die vom Misstrauen absieht, ihrerseits vollkommen verfehlt? Sprechen aber nicht *alle Formen sozialen Verhaltens*, in denen sich die Betreffenden *eigens*, nicht nur »dummerweise« oder aufgrund fehlender Alternativen, *Anderen ausliefern*, mehr oder weniger dafür, dass Vertrauen im Spiel ist?

5. Trotz allem: wieder vertrauen? – Auslieferung, Entblößung und »in Frieden (sein) lassen«

Genau diese These möchte ich zur Diskussion stellen: Wo immer man Anderen ausgesetzt ist und wo dies gegebenenfalls als Auslieferung erfahren werden kann, ist *zumindest die Frage* des Vertrauens im Spiel, das, wenn man sich zu ihm durchringt,[30] dahin führt, dass man *sich selbst* Anderen anvertraut und geradezu ausliefert oder *ihr Anvertrautsein* annimmt – um *sie* daraufhin davor zu bewahren, das An-

---

30 So weit ich sehe, ist die Zeitstruktur des Prozesses, in dem man neues Vertrauen »fasst«, wie man sagt, bislang noch wenig bedacht worden. Offenbar kann man sich zwar dazu entschließen, sich Anderen auszusetzen und auszuliefern. Aber man kann sich nicht einfach dazu entschließen, dabei Vertrauen zu »haben« beziehungsweise sich dessen zu »trauen«.

vertrautsein als gewaltsame Auslieferung erfahren zu müssen. Aus dem Anvertrautsein, das diese Folge *nicht* hat, geht im besten Falle die wiederholte Erfahrung hervor, dass einem »nichts geschieht«, jedenfalls nichts Gewaltsames, und dass man insofern *jegliche Vorsicht »sein lassen« kann.* Diejenigen, denen Andere anvertraut sind, *lassen sie sein,* ohne dass letztere dabei zu irgendwelcher Vorsicht angehalten wären.

So gesehen gleicht die ursprüngliche Wirklichkeit des Vertrauens, die ich hier vom ersten Anvertrautsein des Kindes her verstehe, der Struktur eines Versprechens – so als ob diejenigen, die für das Vertrauen praktisch bürgen, sagen würden: »Du kannst dich ohne die geringste Vorsicht in meiner Nähe aufhalten, dir wird nichts geschehen; sei unbesorgt.«[31] Im Zeichen dieses Versprechens ist ihnen das Kind anvertraut, ohne dass dieses sich ihnen eigens »anvertrauen« müsste.

Allerdings kann das Kind anfangs niemals Adressat eines solchen Sprechaktes werden. Es vertraut *sich* auch nicht an, sondern *ist* von Anfang an, auch schon vor der Geburt, anvertraut und stiftet seinerseits das gelebte, niemals in der Form eines Sprechaktes begegnende Versprechen des Anderen, sich als vertrauenswürdig zu erweisen. Allenfalls im Nachhinein wird es sagen können: »Ich war Anderen rückhaltlos anvertraut – und mir ist nichts geschehen«,[32] das heißt, sie haben das Versprechen, das in der Aufnahme eines Kindes als solcher liegt, gehalten.

Um Missverständnissen vorzubeugen: Es geht hier in keiner Weise um fragwürdige Idealisierungen ontogenetischer Voraus-

---

31 Zum Zusammengang von Versprechen und Vertrauen vgl. Liebsch, B. (2004).

32 In diese Richtung dachten auch Martin Buber (2010), 676, und Vladimir Jankélévitch (2005), 112, ohne aber dabei die ontogenetisch elementare und grundlegende Situation im Blick zu haben, wie sie hier skizziert wird.

setzungen dessen, was wir familiale Sozialisation, Individuierung oder Vergesellschaftung nennen. Wie wir wissen, stellen familiale Lebensformen den ersten Ort tiefgreifendster Gewalt dar. Nicht zuletzt traumatischer sexueller »Missbrauch« spielt sich nicht allein, aber doch vor allem dort, im viel zitierten »Schutz des Privatlebens« ab,[33] wo man mit den brutalsten Folgen jenes Versprechen bricht, dem ursprünglichen rückhaltlosen Angewiesensein des Kindes so gerecht zu werden, dass es später sagen könnte: »Ich war radikal auf euch angewiesen, euch ausgesetzt und ausgeliefert, aber mir ist nichts geschehen, zumindest nichts, was mich auf irreversible Weise verletzt, verwundet oder vernichtet hätte« – »nichts oder ›so gut wie nichts‹, ›fast‹ nichts«, muss man einschränkend in dem Wissen hinzufügen, dass die verbreitete Rede von »gewaltfreier« Erziehung etwa vollkommen weltfremd zu sein scheint. Es besteht realistischerweise überhaupt keine Aussicht darauf, jenes Versprechen *so* halten zu können, dass es zu überhaupt keiner verletzenden, verwundenden oder geradezu vernichtenden Erfahrung kommt.[34]

Jenes »fast« deutet eine Differenz an, an der sich jahrelange Konflikte, Bemühungen um Ausgleich und Prozesse der Wiederversöhnung abarbeiten müssen, wie wir wissen, nachdem man sich von der Vorstellung verabschieden musste, so etwas wie »gewaltfreie Erziehung« sei wirklich möglich. Nach Lage der Dinge ist das für eine abenteuerliche Beschönigung zu halten, der hier in keiner Weise Vorschub geleistet werden soll.

---

33 Vgl. Liebsch, B. (2021b).

34 Wer die Rede von »vernichtenden« Erfahrungen an dieser Stelle für übertrieben hält, möge nachlesen in der einschlägigen Literatur dazu von Karl Philipp Moritz' *Anton Reiser* über Georg Büchners *Lenz* bis hin zu Georges-Artur Goldschmidts autobiografisch grundierten Romanen.

Welche Gewaltgeschichte auch immer auf die Geburt des Einzelnen folgen wird, wir könnten sie kritisch nicht daraufhin beurteilen, inwiefern ihm Gewalt angetan wurde, wenn wir nicht von jenem ursprünglichen, im Angewiesensein des Kindes liegenden Versprechen ausgehen und gleichsam an ihm Maß nehmen könnten. Ich spreche hier nicht in erster Linie vom bürgerlichen Recht, das jedem Kind bestimmte Ansprüche einräumt – auf der Basis der Menschenrechte, die es verbieten, ihm Gewalt anzutun. Ich werfe hier vielmehr die Frage auf, ob nicht aus der Faktizität des Geborenwerdens selbst das beschriebene radikale Anvertrautsein hervorgeht, das im besten Fall in der Wirklichkeit primären Vertrauens Gestalt annimmt. Können wir uns, mit anderen Worten, wirklich ein *sozial indifferentes* Zur-Welt-Kommen vorstellen, das *nicht* mit dem einzulösenden Versprechen einherginge, dem Leben der Anvertrauten gerecht zu werden? Verhalten sich das Zur-Welt-Kommen einerseits und dieses Versprechen andererseits nicht wie Vor- und Rückseite derselben Medaille zueinander? Und täuscht darüber nicht der vorherrschende Rekurs auf Rechte hinweg, die man Kindern zuschreibt?

Ohnehin kann das Recht nicht vom Vertrauen handeln, denn dieses ist in keiner Weise juridisch fassbar und regelbar. Dem Kind stehen gewiss elementare Rechte zu;[35] aber ob und wie garantiert wird, dass es in primärem Vertrauen darauf *wirklich leben* kann, ist eine andere Frage. Jedem Recht zuvor müssen diejenigen, denen es anvertraut ist, für die Wirklichkeit eines Vertrauens bürgen, von der das Kind später müsste sagen können: »Ich war den Anderen anvertraut und dabei zugleich unvermeidlich radikal ausgeliefert, doch mir ist nichts geschehen.«

---

35 Die UNICEF, die Kinderrechtsorganisation der UNO, statuiert zehn Grundrechte auf der Basis der 54 Artikel der Vereinten Nationen; siehe bes. den Art. 19, der den Schutz vor Gewaltanwendung, Misshandlung und Verwahrlosung betrifft.

Als weitere Hypothese möchte ich die Vermutung zur Diskussion stellen, dass auf dieser Grundlage jedes spätere Vertrauen in Andere beruht, denen man sich *vorsichtslos* anvertraut und denen sich dabei jede Gelegenheit bietet, das in sie (unausdrücklich) gesetzte, selbstverständliche Vertrauen zu missbrauchen. Sie tun es aber nicht, wo sie Andere, ihnen Anvertraute, »sein lassen« – ohne besondere Vorsicht und ohne Vorbehalte.

Diejenigen, die sich darauf wieder und wieder einlassen, stiften ihrerseits immer wieder neu die Vertrauenswürdigkeit Anderer, wie auch immer es um deren Vorgeschichte bestellt gewesen sein mag. Letztere mögen infolge einschlägiger Erfahrungen subjektiv keinerlei Vertrauen mehr haben und an jeglicher Verlässlichkeit sozialer Verhältnisse radikale, anscheinend durch nichts und niemanden mehr auszuräumende Zweifel hegen – sie können trotz allem nicht ausschließen, dass ihnen selbst *durch Andere* wieder Vertrauen zugemutet wird; ein Vertrauen, das nach dem hier entfalteten Verständnis seine Wirklichkeit in der wiederholten Erfahrung hat, radikal anvertraut gewesen und dabei »sein gelassen« – beziehungsweise »in Frieden gelassen« – worden zu sein, was nichts mit bloßer Passivität, Gleichgültigkeit, Desinteresse oder Indifferenz zu tun hat. »In Frieden lassen« heißt vielmehr (mindestens): dafür bürgen, dass der beziehungsweise die Andere unter unserem Schutz jegliche Vorsicht fahren lassen kann. Insofern ist unsere eigene Umsicht die aktive, für das praktische Sein-Lassen bürgende Form unseres Verhaltens, die die Andere in Frieden (sein) lässt.

Mit Blick auf die skizzierten ontogenetischen Voraussetzungen wiederholt sich bei jedem späteren Sich-wieder-Einlassen darauf, Anderen anvertraut zu sein, in gewisser Weise die Urszene der Stiftung von Vertrauen durch ein originäres Anvertrautsein, in dem bereits die gleiche Gefahr liegt: die Gefahr der weitestgehenden Auslieferung an Andere, das heißt an ihre Macht und Gewalt.

Die oben bereits zitierte amerikanische Politikwissenschaftlerin Judith N. Shklar legte wie schon Niccolò Machiavelli und andere ihrer Vorgänger den Gedanken nahe, dabei könne es sich nur um eine Unklugheit handeln.[36] Und der französische Philosoph Jean-Luc Nancy suggerierte, eine solche Unklugheit könne man sich nur dort erlauben, wo es angeht, dass man sich entblößt.[37] Letzteres würde demnach die Möglichkeit des Vertrauens stiften, könnte aber auch selbst schon als Ausdruck eines vorgängigen Vertrauens aufgefasst werden. Umgekehrt lässt sich allerdings das Vertrauen selbst als eine gewisse Entblößung deuten. Es gibt *kein Vertrauen, in dem man sich nicht in gewisser Weise entblößt*[38] – das heißt, in dem man sich nicht Anderen schutzlos ausliefert. Vertrauen macht insofern jede(n) »nackt«. Allerdings zweifellos nicht in dem Sinne der Entkleidung. Levinas schreibt mit Recht, dass man auch bekleidet sehr wohl nackt sein kann und dass man unbekleidet keineswegs nackt sein muss.[39] Um was für eine Art Nacktheit, Entblößung und Blöße aber handelt es sich dann?

Sie liegt in der Auslieferung derer, die vertrauen, an Andere. Im Verhältnis zu ihnen lassen sie sich auf Vertrauen ein, ohne dass ihnen »etwas geschieht« – im rückhaltlosen Vertrauen bar jeglicher Vorsicht.[40] So geben sie sich eine Blöße und entblößen sich bis zur Nacktheit auf eine Weise, die sie außerordentlich verletzbar,

---

36 Es sei »eine Klugheitsregel, niemals denen volles Vertrauen zu schenken, die uns auch nur ein einziges Mal getäuscht haben«, liest man auch bei Descartes (1985), 38.

37 Nancy, J.-L. (2007), 44.

38 Vgl. Liebsch, B. (2018), 870.

39 Levinas, E. (2005), 43 ff.

40 Giovanni Maio hat darauf aufmerksam gemacht, dass der Psychologe Uwe Laucken in einem verwandten Zusammenhang von einer »Schneise der Sorglosigkeit« gesprochen hat, die Vertrauen gleichsam in eine Topografie schlägt, in der es ansonsten nicht möglich zu sein scheint, die »Vertrauensfrage« mit der ihr eigenen multiplen Fraglichkeit von Vertrauen als Vertrauen (s. o.) zu »vergessen«. Vgl. Laucken, U. (2001), 25.

verwundbar und vernichtbar macht. Das ist in gewisser Weise die unaufhebbar »kindliche« (nicht: kindische) Dimension jeglicher Sozialität in wie auch immer beschränktem, spezifiziertem und lokalisiertem Vertrauen – eine Dimension, ohne die auch keine Philosophie auskommt, wenn es denn stimmt, was Hans Blumenberg feststellte: dass Theorie dazu führt, »sich der Welt [...] auszusetzen«.[41] Doch er irrt meines Erachtens, wenn er sogleich hinzufügt, das bedeute, sich *unnötigerweise* »Blößen zu geben«.[42] Wer das ganz und gar vermeiden wollte, könnte am Ende jedenfalls gar keine *theoría* betreiben, also keine Philosophie als theoretische Lebensform praktizieren, in der das zu Denkende niemals nur monologisch zu gewinnen und für sich zu behalten ist. Es erfordert vielmehr, dass man *einander zu denken gibt*. Und es leuchtet nicht ein, wie das je möglich sein sollte, ohne sich verletzbar zu machen durch zunächst »ungeschützt« Gedachtes, Geschriebenes, Gesagtes, schließlich zu Überlieferndes, das man wie eine Flaschenpost einem unabsehbaren Schicksal überlässt.

Alles, was wir äußern, muss zunächst »ungeschützt« sein – von mit angeblich unwiderstehlich »zwingenden« Argumenten ausgestatteten Disputanten und von rhetorisch bewaffneten Polemikern vielleicht abgesehen. Ungeschützt muss es sich Anderen aussetzen und ausliefern, darauf angewiesen, nicht missbraucht zu werden. Wie oft und ausnehmend auch immer dies dennoch geschehen mag, ist eine Sache. Eine andere aber, infolge von Vertrauensmissbrauch weder länger Vertrauen hegen noch auch sich erneut Vertrauen schenken lassen zu wollen. Mit beiden Zumutungen wäre der einzige erkennbare Weg dahin verbaut, es zurückzugewinnen, dank

---

41 Blumenberg, H. (1987), 40.
42 Blumenberg, H. (1987), 40.

Anderer, wenn auch nicht als eine Habe, die man hüten könnte wie einen kapitalträchtigen Besitz.

Literatur

Aichinger, Ilse (1946): Aufruf zum Mißtrauen! In: Klaus Wagenbach (Hg.): Vaterland, Muttersprache. Deutsche Schriftsteller und ihr Staat seit 1945. Berlin: Wagenbach.

Baier, Annette (1991): Trust. In: The Tanner Lectures on Human Values, Princeton, 6.–8. März 1991; tannerlectures.utah.edu/_documents/a-to-z/b/baier92. pdf

Blumenberg, Hans (²1983): Säkularisierung und Selbstbehauptung. Frankfurt am Main: Suhrkamp.

Blumenberg, Hans (1987): Das Lachen der Thrakerin. Eine Urgeschichte der Theorie. Frankfurt am Main: Suhrkamp.

Blumenberg, Hans (1996): Höhlenausgänge. Frankfurt am Main: Suhrkamp.

Blumenberg, Hans (2018): Phänomenologische Schriften 1981–1988. Berlin: Suhrkamp.

Buber, Martin (2010): Politische Schriften. Frankfurt am Main: Zweitausendeins.

Changeux, Jean-Pierre, Ricœur, Paul (1998): Ce qui nous fait penser. La nature et la règle. Paris: Odile Jacob.

Coors, Michael (Hg.) (2022): Moralische Dimensionen der Verletzlichkeit des Menschen. Interdisziplinäre Perspektiven auf einen anthropologischen Grundbegriff und seine Relevanz für die Medizinethik. Berlin / Boston: de Gruyter.

Descartes, René (1985): Meditationen über die Erste Philosophie. Stuttgart: Reclam.

Erikson, Erik H. (1966): Einsicht und Verantwortung. Die Rolle des Ethischen in der Psychoanalyse. Stuttgart: Klett-Cotta.

Erikson, Erik H. (²1974): Jugend und Krise. Die Psychodynamik im sozialen Wandel. Stuttgart: Klett-Cotta.

Erikson, Erik H. (⁶1980): Identität und Lebenszyklus. Frankfurt am Main: Suhrkamp.

Fink, Eugen (1977): Hegel. Eine phänomenologische Interpretation der »Phänomenologie des Geistes«. Frankfurt am Main: Klostermann.

Finkielkraut, Alain (²1999): Verlust der Menschlichkeit. Versuch über das 20. Jahrhundert. Stuttgart: Edition Tiamat.

Frankenberg, Günther (1997): Die Verfassung der Republik. Frankfurt am Main: Suhrkamp.

Fukuyama, Francis (1996): Trust. Social Virtues and the Creation of Prosperity. London: Penguin.

Gambetta, Diego (Hg.) (1988): Trust. Making and Breaking Cooperative Relations. Oxford: Blackwell.

Grimm, Jakob u. Wilhelm (1852 ff.): Deutsches Wörterbuch; digitalisierte Fassung im Wörterbuchnetz des Trier Center for Digital Humanities, Version 01/21, www.woerterbuchnetz.de/DWB [17.05.2022].

Hegel, Georg W. F. (⁴1980): Phänomenologie des Geistes. Frankfurt am Main: Suhrkamp.

Hegel, Georg W. F. (1986): Grundlinien der Philosophie des Rechts. Werke 7, hg. von E. Moldenhauer / K. M. Michel. Frankfurt am Main: Suhrkamp.

Hirsch, Alfred / Bojanic, Petar / Radinkovic, Željko (Hg.) (2014): Vertrauen und Transparenz – Für ein neues Europa. Belgrad: Institut für Philosophie und Gesellschaftstheorie Belgrad.

Hobbes, Thomas (1984): Leviathan oder Stoff, Form und Gewalt eines kirchlichen und bürgerlichen Staates. Frankfurt am Main: Suhrkamp.

Jankélévitch, Vladimir (2005): Der Tod. Frankfurt am Main: Suhrkamp.

Kertész, Imre (2004): Die exilierte Sprache. Frankfurt am Main: Suhrkamp.

Kertész, Imre (2006): Dossier K. Eine Ermittlung. Reinbek: Rowohlt.

Klass, Tobias N. (2002): Das Versprechen. München: Fink.

Laucken, Uwe (2001): Zwischenmenschliches Vertrauen. Rahmenentwurf und Ideenskizze. Oldenburg: Bibliotheks- und Informationssystem.

Le Goff, Jacques (2010): La Pensée sociale. In: J. Porée / G. Vincent (Hg): Paul Ricœur. La pensée en dialogue. Rennes: Presses Universitaires de Rennes, 195–214.

Leinkauf, Thomas (2017): Grundriss. Philosophie des Humanismus und der Renaissance (1350–1600), Bd. 1, 2. Hamburg: Meiner.

Levinas, Emmanuel (2005): De l'évasion. Ausweg aus dem Sein (frz./dt.). Hamburg: Meiner.

Levinas, Emmanuel (1992): Schwierige Freiheit. Versuch über das Judentum. Frankfurt am Main: Jüdischer Verlag.

Liebsch, Burkhard (2004): Das Selbst im Missverhältnis zwischen Erzählung und Bezeugung. Versprechen – Vertrauen – Verrat. In: S. Orth / P. Reifenberg (Hg.): Facettenreiche Anthropologie. Ricœurs Reflexionen auf den Menschen. Freiburg / München: Alber, 49–78.

Liebsch, Burkhard (2013): Ausgesetztes und sich aussetzendes Vertrauen – in historischer Perspektive. In: Archiv für Rechts- und Sozialphilosophie 99 (2), 152–172.

Liebsch, Burkhard (2015a): Transparenz und/oder Vertrauen. Revisionen zeitgemäßer Ideen öffentlicher Sichtbarkeit in Zeiten gesellschaftlichen Unfriedens. In: A. Hirsch / P. Delhom (Hg.): Friedensgesellschaften – zwischen Verantwortung und Vertrauen. Freiburg / München: Alber, 125–155.

Liebsch, Burkhard (2015b): Zu einem »positiven« Verständnis von Nicht-Wissen in sozialphilosophischer Perspektive – am Beispiel des Vertrauens. In: P. Wehling (Hg.): Vom Nutzen des Nicht-Wissens. Sozial- und kulturwissenschaftliche Perspektiven. Bielefeld: Transcript, 171–202.

Liebsch, Burkhard (2018): Einander ausgesetzt. Der Andere und das Soziale. Bd. II: Elemente einer Topografie des Zusammenlebens. Freiburg / München: Alber.

Liebsch, Burkhard (2021a): Desillusioniertes Vertrauen – in ontogenetischer und geschichtlicher Perspektive. In: Archiv für Rechts- und Sozialphilosophie 107 (1), 90–113.

Liebsch, Burkhard (2021b): Gewalt als Herausforderung des Politischen heute. Mit Blick auf die neueste Politisierung des kindlichen Körpers. In: Zeitschrift für Politik 68 (1), 48–68.

Liebsch, Burkhard (2022a): Was lehrt der russische Angriffskrieg über uns selbst? Zum drohenden Rückfall in ein fatales Staatsverständnis – anlässlich des jüngsten Desasters der Macht (Teil 1). In: Telepolis (26. April 2022): www.heise.de/tp/features/Was-lehrt-der-russische-Angriffskrieg-ueber-uns-selbst-6603528.html [04.05.2022].

Liebsch, Burkhard (2022b): Wir waren längst auf dem Weg zu einem besseren Verständnis staatlicher Stärke! Zum drohenden Rückfall in ein fatales Staatsverständnis – anlässlich des jüngsten Desasters der Macht (Teil 2 und Schluss). In: Telepolis (27. April 2022): www.heise.de/tp/features/Wir-waren-laengst-auf-dem-Weg-zu-einem-besseren-Verstaendnis-staatlicher-Staerke-6603538.html [04.05.2022].

Liebsch, Burkhard (i.E.): Geschichtskritik nach 1945. Hamburg: Meiner.

Liebsch, Burkhard / Stegmaier, Werner (2022): Orientierung und Ander(s)heit. Spielräume und Grenzen des Unterscheidens. Hamburg: Meiner.

Marcel, Gabriel (1952): Das Geheimnis des Seins [1935]. Wien: Herold.

Marcel, Gabriel (1964): Philosophie der Hoffnung. Überwindung des Nihilismus. München: List.

Mason, Paul (2016): Postkapitalismus. Gundrisse einer kommenden Ökonomie: Berlin: Suhrkamp.

Nancy, Jean-Luc (2007): Die herausgeforderte Gemeinschaft. Berlin: diaphanes.

Nietzsche, Friedrich (1980): Sämtliche Werke. Kritische Studienausgabe in 15 Bänden, hg. von G. Colli / M. Montinari. München: dtv.

Patočka, Jan (1988): Ketzerische Essays zur Philosophie der Geschichte. Stuttgart: Klett-Cotta.

Ricœur, Paul (1974a): Die Interpretation. Ein Versuch über Freud [1965]. Frankfurt am Main: Suhrkamp.

Ricœur, Paul (1974b): Geschichte und Wahrheit [1955]. München: List.

Ricœur, Paul (1996): Das Selbst als ein Anderer. München: Fink.

Ricœur, Paul (2003): Responsabilité et fragilité. In: Autres Temps. Cahiers d'éthique sociale et politique (76/7), 127–141.

Savigny, Eike von (1974): Die Philosophie der normalen Sprache. Frankfurt am Main: Suhrkamp.

Schockenhoff, Eberhard (2019): Kein Ende der Gewalt? Friedensethik für eine globalisierte Welt. Freiburg / Basel / Wien: Herder.

Shklar, Judith N. (1998): Political Thought and Political Thinkers. Chicago: Chicago University Press.

Strawson, Peter F. (1995): Einzelding und logisches Subjekt (Individuals). Stuttgart: Reclam.

Urban Walker, Margaret (2006): Moral Repair. Cambridge: Cambridge University Press.

Wittgenstein, Ludwig (1977): Philosophische Untersuchungen. Frankfurt am Main: Suhrkamp.

Yalom, Irvin D. ([9]1996): Und Nietzsche weinte. Roman. Berlin: btb.

Zuboff, Shoshana (2019): The Age of Surveillance Capitalism. London: Profile Books.

Zweig, Stefan (1919): Die Tragik der Vergeßlichkeit. In: Die schlaflose Welt. Aufsätze und Vorträge aus den Jahren 1909–1941. Frankfurt am Main: Fischer 1990, 141–146.

Internetquelle

mein-deutschbuch.de/das-verb-haben.html [04.05.2022].

Verzeichnis der Autorinnen und Autoren

Dr. Gerd B. Achenbach
Gründer der Philosophischen Praxis, Vorstandsvorsitzender und Lehrpraktiker der Gesellschaft für philosophische Praxis (GPP), Lehraufträge an mehreren Universitäten im In- und Ausland

Prof. Dr. med. Joachim Bauer
Prof. em. an der Universität Freiburg und Gastprofessor an der Berliner International Psychoanalytic University

Prof. Dr. rer. pol. Fritz Böhle
Langjährige Forschungstätigkeit am Institut für sozialwissenschaftliche Forschung e. V. München und von 1998 bis 2018 Vorsitzender des Vorstands. Bis 2008 Professur für Sozioökonomie der Arbeits- und Berufswelt an der Universität Augsburg und seit 2009 Leiter der gleichnamigen Forschungseinheit

Prof. Dr. phil. Brigitte Boothe
Em. Lehrstuhlinhaberin für Klinische Psychologie, Psychotherapie und Psychoanalyse an der Universität Zürich

Prof. Dr. iur. Gunnar Duttge
Leiter der Abteilung für strafrechtliches Medizin- und Biorecht an der Georg-August-Universität Göttingen und Vorstandsmitglied des Göttinger Zentrums für Medizinrecht

Prof. Dr. phil. Martin Endreß
Professor für Allgemeine Soziologie an der Universität Trier und Sprecher der DFG-Forschungsgruppe »Resilienz – Gesellschaftliche Umbruchphasen im Dialog zwischen Mediävistik und Soziologie« sowie Sprecher des Forschungskonsortiums der Polizeistudie für das Land Rheinland-Pfalz

Prof. Dr. med. Dr. phil. Thomas Fuchs
Karl-Jaspers-Professor für Philosophische Grundlagen der Psychiatrie und Psychotherapie am Philosophischen Seminar der Universität Heidelberg und der Klinik für Allgemeine Psychiatrie am Universitätsklinikum Heidelberg

Dr. med. Matthias Girke
Internist, Diabetologe, Palliativmediziner, Anthroposophische Medizin (GAÄD) und Leiter der Medizinische Sektion der Freien Hochschule für Geisteswissenschaft am Goetheanum, Dornach (Schweiz)

Prof. Dr. phil. Burkhard Liebsch
Professor für Praktische Philosophie an der Ruhr-Universität Bochum

Prof. Dr. Giovanni Maio
Studium der Philosophie und der Medizin; Habilitation für Ethik in der Medizin, Inhaber des Lehrstuhls für Medizinethik und Direktor des Instituts für Ethik und Geschichte der Medizin der Albert-Ludwigs-Universität Freiburg

Prof. Dr. rer. soc. Rosemarie Mielke
Em. Professorin für Pädagogische Psychologie der Universität Hamburg

Greta Müller
Studentin der Psychologie (B.Sc.) an der Universität Göttingen, Schwerpunkt Klinische Psychologie. Bachelorarbeit zum Thema »Confirmation Bias bei der Diagnose psychischer Störungen«

Prof. Dr. phil. Christina Schües
Professorin für Philosophie am Institut für Medizingeschichte und Wissenschaftsforschung der Universität zu Lübeck und apl. Professorin am Institut für Kulturtheorie, Kulturforschung, Künste (IKKK), Abteilung Philosophie, Leuphana Universität, Lüneburg

Prof. Dr. phil. Wilhelm Schmid
Lebt als freier Philosoph in Berlin. Er lehrte bis zur Altersgrenze Philosophie an der Universität Erfurt und war zeitweilig als philosophischer Seelsorger an einem Krankenhaus in der Nähe von Zürich tätig. 2021 erschien *Heimat finden – Vom Leben in einer ungewissen Welt* (Suhrkamp Verlag), 2014 sein Bestseller *Gelassenheit. Was wir gewinnen, wenn wir älter werden* (Insel Verlag). www.lebenskunstphilosophie.de. YouTube: Wilhelm Schmid – Philosophische Spaziergänge.

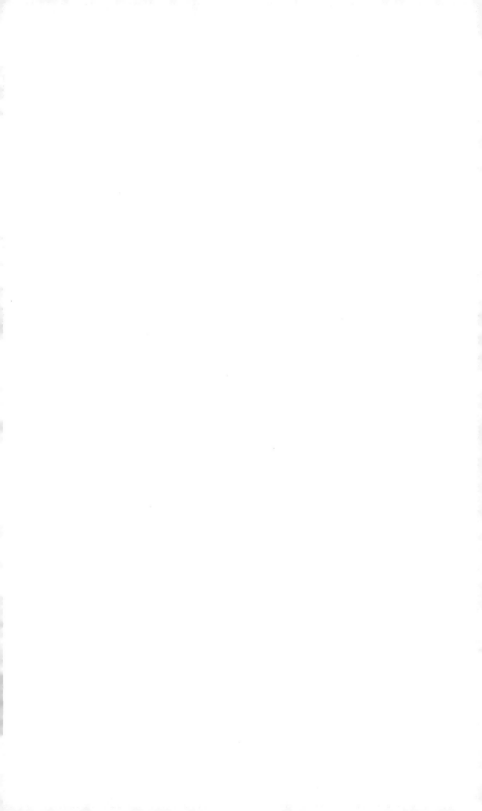